生物材料科学与工程丛书

王迎军　总主编

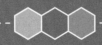

自适应性生物材料

高长有　陈　红　徐福建　周　峰等　著

科学出版社

北　京

内 容 简 介

本书为"生物材料科学与工程丛书"之一。生物材料的迅速发展推动了其在再生医学、药物传递、抗菌、诊断、治疗等诸多领域的广泛应用。其中，生物材料的表界面与生命体直接接触，从而影响蛋白质黏附、细胞响应和生物学功能。本书依托作者项目组"十三五"期间承担的国家重点研发计划项目"生物材料表面/界面及表面改性研究"（2016YFC1100400）来撰写。全书共分为 11 章。绪论重点阐述生物材料的表界面及自适应性生物材料的定义。后续章节分别介绍生物材料的表界面改性技术、蛋白质吸附行为及高通量研究技术。本书重点阐述自适应性生物材料，包括自适应性纤溶功能材料和自适应性抗凝血材料，自适应性抗组织增生涂层和自适应性组织再生材料，以及自适应性抗菌材料。对抗菌材料及其与材料矿化的结合也进行了介绍。

本书可供生物材料、再生医学等专业本科生、研究生作为教材使用，也可供相关专业教师和工程技术人员参考。

图书在版编目（CIP）数据

自适应性生物材料/高长有等著. —北京：科学出版社，2021.4
（生物材料科学与工程丛书/王迎军总主编）
ISBN 978-7-03-065844-9

Ⅰ．自… Ⅱ．①高… Ⅲ．①自适应性-生物材料 Ⅳ．①R318.08

中国版本图书馆 CIP 数据核字（2020）第 147438 号

丛书策划：翁靖一
责任编辑：翁靖一 付林林 / 责任校对：王萌萌
责任印制：吴兆东 / 封面设计：东方人华

科学出版社 出版
北京东黄城根北街 16 号
邮政编码：100717
http://www.sciencep.com

北京建宏印刷有限公司 印刷
科学出版社发行 各地新华书店经销

*

2021 年 4 月第 一 版 开本：B5（720×1000）
2023 年 6 月第二次印刷 印张：19 1/2
字数：325 000

定价：149.00 元
（如有印装质量问题，我社负责调换）

生物材料科学与工程丛书

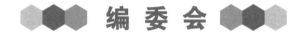 编 委 会

■■ 总　　序 ■■

　　生物材料科学与工程是与人类大健康息息相关的学科领域，随着社会发展和人们对健康水平要求的不断提高，作为整个医疗器械行业基础的生物材料，愈来愈受到各国政府、科学界、产业界的高度关注。

　　生物材料及其制品在临床上的应用不仅显著降低了心血管疾病、重大创伤等的死亡率，也大大改善了人类的健康状况和生活质量。因此，以医治疾病、增进健康、提高生命质量、造福人类为宗旨的生物材料也是各国竞争的热点领域之一。我国政府高度重视生物材料发展，制定了一系列生物材料发展战略规划。2017 年科技部印发的《"十三五"医疗器械科技创新专项规划》将生物材料领域列为国家前沿和颠覆性技术重点发展方向之一，并将骨科修复与植入材料及器械、口腔种植修复材料与系统、新型心脑血管植介入器械及神经修复与再生材料列为重大产品研发重点发展方向，要求重点开展生物材料的细胞组织相互作用机制、不同尺度特别是纳米尺度与不同物理因子的生物学效应等基础研究，加快发展生物医用材料表面改性、生物医用材料基因组学、植入材料及组织工程支架的个性化 3D打印等新技术，促进生物材料的临床应用，并从国家政策层面和各种形式的经费投入为生物材料的大力发展保驾护航。

　　生物材料的发展经历了从二十世纪的传统生物材料到基于细胞和分子水平的新型生物材料，以及即将突破的如生物 3D 打印、材料基因组等关键技术的新一代生物材料，其科学内容、研究范围和应用效果都发生了很大的变化。在科技快速迭代的今天，生物材料领域现有的重要专著，已经很难满足我国生物材料科学与工程领域科研工作者、教师、医生、学生和企业家的最新需求。因此，对生物材料科学与工程这一国际重点关注领域的科学基础、研究进展、最新技术、行业发展以及未来展望等进行系统而全面地梳理、总结和思考，形成完整的知识体系，对了解我国生物材料从基础到应用发展的全貌，推动我国生物材料研究与医疗器械行业发展，促进其在生命健康领域的应用，都具有重要的指导意义和社会价值。

　　为此，我接受科学出版社的邀请，组织活跃在科研第一线的生物材料领域刘昌胜、陈学思、顾宁等院士，教育部"长江学者"特聘教授、国家杰出青年科学基金获得者等近四十位优秀科学家撰写了这套"生物材料科学与工程丛书"。丛书内容涵盖了纳米生物材料、可降解医用高分子材料、自适应性生物材料、生物医用金属材料、生物医用高分子材料、生物材料三维打印技术及应用、生物材料表界面与表面改性、生物医用材料力学、生物医用仿生材料、生物活性玻璃、生物材料的生物相容性、基于生物材料的药物递送系统、海洋生物材料、细菌纤维素生物材料、生物医学材料评价方法与技术、生物材料的生物适配性、生物医用陶瓷、生物医用心血管材料及器械等生物材料科学与工程的主要发展方向。

　　本套丛书具有原创性强、涵盖面广、实用性突出等特点，希望不仅能全面、新颖地反映出该领域研究的主流和发展趋势，还能为生物科学、材料科学、医学、生物医学工程等多学科交叉领域的广大科技工作者、教育工作者、学生、企业家及政府部门提供权威、宝贵的参考资料，引领对此领域感兴趣的广大读者对生物材料发展前沿进行深入学习和研究，实现科技成果的推广与普及，也为推动学科发展、促进产学研融合发挥桥梁作用。

　　在本套丛书付梓之际，我衷心感谢参与撰写、编审工作的各位科学家和行业专家。感谢参与丛书组织联系的工作人员，并诚挚感谢科学出版社各级领导和编辑为这套丛书的策划和出版所做出的一切努力。

中国工程院院士

亚太材料科学院院士

华南理工大学教授

◆◆◆ 前　言 ◆◆◆

　　生物材料的产生及发展是为了满足生产生活中的健康需要。在其发展过程中，最重要的一个指导思想是仿生，即仿造生命体、细胞外基质的结构和组成，制备满足不同应用需求的材料，获得性能更接近天然组织的人工支架，从而更好地促进组织修复和再生。然而，在仿生指导思想下得到的材料具有特定的组成、结构和功能，无法适应生命体在时间和空间上存在不断演化这一动态过程的需要。近年来的一些研究表明，单一修复材料系统移植到动物体内后，可以同时实现两种以上的组织（软骨-软骨下骨，含毛囊和皮脂腺皮肤）的一体化修复和再生。当前这一过程难以通过工程化的手段在体外实现，也就是说，该过程只有在宿主的特定组织、器官环境下，通过植入修复体与宿主的相互作用才能够实现，即材料具有自适应性。

　　自适应性生物材料的特征表现在：材料的性能不是静态和固定的，而是根据生理环境不同阶段的需求随时间和空间进行动态演化的，并且具有一定的回馈调节能力，能够实现抗凝血、促组织生长、抗菌等生物功能，以更好地适应创伤修复和组织再生过程，达到理想的修复效果。根据材料的结构和性能，自适应性生物材料可以涵盖以下种类的材料：①具有选择性功能的生物材料，如细胞（细菌）选择性、组织选择性等；②响应疾病微环境的刺激响应性生物材料；③具有回馈机制的高级刺激响应性生物材料；④基于动态可逆化学键的生物材料；⑤影响/调控生物体内免疫过程的生物材料。自适应性在控制、计算机、人工智能领域已经较为成熟，但在材料领域则需要不断探索和诠释，对自适应性生物材料的理解和内涵的诠释更是处于不断发展和完善的阶段。我们期望以此抛砖引玉，给读者以启迪和思考，共同推动我国生物材料科学与技术的发展。

　　本书的主体内容依托项目组承担的"十三五"国家重点研发计划项目"生物材料表面/界面及表面改性研究"（2016YFC1100400）来撰写。为保持内容的完整性，撰写过程中也参考了相关领域中的其他文献资料。本书的所有章节均由项目承担人员撰写，包括中国科学院兰州化学物理研究所周峰，苏州大学陈红，北京化工大学徐福建，四川大学李建树和蓝芳，西南交通大学王进，中国科学院长春应用化学研究所石强，华东理工大学刘润辉，浙江大学邹晓辉、高长有等团队及其部分成员。

尽管项目团队及撰写人员努力诠释自适应性生物材料的内涵，但是鉴于时间和能力所限，不足与疏漏之处实属难免，请广大读者批评指正。

高长有

2020 年 11 月

目　　录

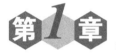

第 **1** 章

>>

绪　论

生物材料概述及发展

　　生物材料（biomaterials）是近年来材料科学中快速发展的多学科交叉领域，涉及材料学、化学、生物学、解剖学、病理学、临床医学、药物学、工程学，甚至管理科学等学科范畴[1]。狭义上的生物材料是指生物医用材料（biomedical materials），是一类用于诊断、治疗、药物传递、修复、替换或再生人体组织、器官或增进其相关功能的新型高技术材料，在临床中转化为医疗器械而最终得到应用，具有特定的医用功能性和良好的生物相容性。医用功能性是指满足某种特定的医疗需求，可根据具体使用部位及要求进行材料的特殊性能开发与设计；生物相容性包括血液相容性和组织相容性，是指生物材料在具体使用过程中，与机体及其主要成分蛋白、细胞与组织等长期接触时相互容纳，不产生凝血、炎症、畸变及癌变等反应[2]。广义上的生物材料还包括生物仿生材料（biomimetic materials），是指受生物启发或者模仿生物的各种特性而设计开发的具有超高性能或特殊功能的新型结构或功能材料，可应用于电子信息、能源、环境、光学、医疗等各种领域。21 世纪，生物材料已成为材料学科的重要前沿方向，同时也推动着新材料产业的结构调整与快速发展，为国民经济的腾飞和人民健康贡献力量。

　　生物材料的发展有着古老而悠久的历史，可追溯到史前文明。在理论知识和医疗器械产业严重缺乏、科学评价体系尚未建立时，人类就已经开始使用各类生物材料。早在公元前 3500 年，古埃及人就将棉花纤维、马鬃用作伤口缝合线。公元 600 年，玛雅人使用贝壳制作牙齿植入体。第二次世界大战促进了生物材料的快速发展。战争时军用的高性能金属、陶瓷、高分子等材料开始纷纷转向民用，使得生物材料的种类和数量有了爆炸式增长。由于战后伤病患者激增、医疗水平低下、政府监管松懈，外科医生冒险尝试各种新型材料来置换或修复患者的组织和器官。他们探索了硅橡胶、聚氨酯、聚四氟乙烯、聚乙烯、尼龙、涤纶、有机玻璃、钛和不锈钢等在临床上的应用，如关节假体、牙种植体、人工心脏、血管支架、心脏瓣膜、人工晶状体等，为生物材料学科的建立奠定了坚实的基础[3]。

经历了漫长的发展和累积后，生物材料才逐渐成为一门独立的学科体系。生物材料学的建立始于20世纪60年代，作为新兴的前沿学科方向，开始出现了专门从事生物材料设计的研发机构和从业人员，并逐渐和材料学、医学、工程学汇聚成一个新的领域。目前，生物材料学科不仅建立了涉及毒理学、病理学、生物相容性、伦理学等相关学科理论，在法律法规、医疗器械产业管理等方面也均逐渐成熟与完善。在过去半个多世纪，生物材料学的发展主要经历了四个阶段。第一阶段是20世纪60~70年代发展起来的第一代生物材料，即惰性生物材料，如用作骨钉、假牙的金属等，其特点是不可降解，具有良好的生物安全性，植入体内后几乎没有毒性和免疫排斥反应，目前在临床仍然被大量使用。第二阶段是20世纪80年代发展起来的第二代生物材料，包括生物活性材料或生物可吸收材料。生物活性材料植入体内可以和周围环境发生良性生理作用，如生物活性玻璃、生物陶瓷等。生物可吸收材料，如壳聚糖、聚乳酸、聚羟基乙酸、聚己内酯、聚碳酸酯等可降解医用高分子，在生理环境下可缓慢降解并被人体吸收。在这一时期，美国麻省理工学院教授 Robert Langer 和哈佛医学院 Joseph P. Vacanti 提出"组织工程"（tissue engineering）概念至今，组织工程材料已逐渐发展成为生物材料领域独立的学科方向。90年代后期，随着再生医学和干细胞的发展，开发了第三代生物材料，即具有生物应答和细胞或基因激活特性的功能化生物材料，该类材料既具有生物活性又可被降解吸收。这类生物材料可在体内生理环境中激发特定的细胞响应，从而调控细胞的各种行为，如黏附、铺展、迁移、增殖、分化、蛋白表达、细胞外基质形成等，并可通过诱导组织再生实现损伤组织的修复和功能重建。目前，该类材料已成为生物材料领域的研究热点，并有部分成果应用于临床试验与治疗。随着现代生物学和现代材料学的快速发展，生物材料也进入了新的发展阶段。纳米技术、表面改性技术、3D 打印技术、干细胞技术等前沿科学技术与生物材料的制造及临床转化密切结合，进入智能化生物材料时代。此外，生物材料学科的研究领域日益扩展[4]。药物递送、肿瘤诊疗、分子影像及诊断等也成为生物医用材料研究的前沿新领域；同时，受生物启发的材料仿生制备技术也为新材料的开发提供了新颖的思路[5]。

展望未来，生物材料领域的重点发展方向为自适应性智能材料，结合体内环境的动态演化，使得材料根据需要适当地调控细菌、细胞、微环境，甚至整个组织的功能，与创伤修复和组织再生过程有更强的适应性。生物材料的设计将具有分子化、仿生化、智能化及个性化等特点。分子化是指材料的开发从宏观构建进入微观设计层面，即从分子水平上对生物材料的设计、制备、改性进行精确控制，赋予生物材料特有的精细结构、性能特点和生物活性。仿生化是指从简单的成分仿生、结构仿生、功能仿生进入多层次、全方位仿生。智能化是指生物材料能够对其所处的微环境进行感知和智能响应，具有自修复或自适应等特点。此外，生物医用材料还将根据患者的医疗数据进行量身定制，不仅满足几何外形和化学成分的完全匹配，更能达到功能匹配及个性化适应。

1.2 生物材料表界面及其重要性

本书中的生物材料主要指狭义上的生物医用材料。生物材料在应用时首先通过其表界面与接触的生物环境发生相互作用。生物材料的表界面会影响小分子物质（如水、氨基酸等）、蛋白质（如血浆蛋白及各类因子等）和细胞（包括免疫细胞、成体细胞、干细胞等）的行为，进而影响材料在宿主体内的免疫反应、血液相容性、组织相容性，最终影响组织的修复与再生效果。生物材料表界面作为材料和细胞相互作用的桥梁，其物理性质和化学性质十分重要。物理性质包括硬度、粗糙度、亲疏水性、表面电荷及拓扑结构等；化学性质包括材料表面的化学组成或功能性分子的种类、密度、活性等。

通过构筑特定结构的表界面可实现生物材料的功能化，如促进组织再生、提高血液相容性、抗菌性能等。通常，具有适度的粗糙度或/和亲水性表面更利于细胞黏附和铺展；材料表面带正电利于其和细胞发生静电吸引，促进细胞的黏附、铺展；材料表面的生物活性物质（如多肽、蛋白质、生长因子等）可有效促进细胞的黏附、分化等。适度的信号刺激（如梯度的生长因子、蛋白质等）可有效调控细胞的定向迁移。因此，可通过生物材料的表界面调控细胞行为，进而有利于组织再生。另外，利用抗蛋白吸附的生物惰性表面（如聚乙二醇、两亲性高分子）可使材料具备抗凝血、抗溶血等功能。通过构建极度亲水或疏水、带正电荷、含有抑菌或杀菌的官能团或化学药物的材料表界面可实现抗菌杀菌，预防植介入器械引发的感染。

目前已发展出多种生物材料表界面的构筑策略，以提高材料表面的生物功能，主要分为物理方法和化学方法两大类。其中，物理方法包括物理拓扑形貌构筑法（如图案化）、活性物质物理涂覆法和物理共混法。化学方法主要包括表面化学接枝（如硅烷化、点击化学、光化学接枝等）、超分子组装（如层层组装技术）和通用性聚合物涂层（如聚多巴胺）等。通过各种改性和修饰技术来改善材料的表界面性能，使得材料具有优异的组织相容性、血液相容性和抗菌性能，同时能赋予材料特定的生理功能，从而实现组织再生性修复。

1.3 自适应性生物材料及其特征

组织缺损或功能障碍是影响人类生命健康的主要危害之一。作为世界人口大国，我国因创伤、疾病、遗传和衰老等原因导致的组织缺损和病变的人数位居世界前列。面对上述挑战，发展新一代高性能组织修复再生材料具有重要的社会意义和经济价值。目前，基于组织工程和再生医学原理的组织修复与再生技术及产品得到迅速发展和广泛关注。组织或器官的修复再生强烈依赖于具有特定组成、结构和生物活性的材料体系。材料为细胞增殖提供了赖以附着的物理支撑，支持和促进细胞生长，调控和诱导细胞分化，是实现组织再生修复的物质基础与关键。

以往的研究更强调再生材料从结构到功能的仿生，尤其是仿制细胞外基质。然而，按照这个思路，最多仅仅能够得到一个特定组成、结构和功能的材料，无法适应组织或器官修复动态变化过程的需要。然而，组织和器官的修复过程是动态的，同样的组织在身体的不同部位也存在差异，因此存在所谓的"时空演化"现象。空间上的变化主要表现为不同组织或器官的再生微环境具有显著的差异，如转化生长因子-β1（TGF-β1）表达水平的升高有利于软骨修复，而在皮肤修复中却会导致非正常修复和瘢痕化。时间上的变化体现在组织缺损后的微环境随时间不断发生改变，如在组织再生过程中的早期、中期和晚期炎症反应的特征明显不同。此外，对于肝、肾、心脏等具有复杂组成与结构的组织或器官而言，其再生修复过程需要多种细胞的参与和协同，涉及一系列复杂生物信号的调控，难以在体外条件下完全模拟。因此，以人体组织微环境动态特征为启示，构筑具有自适应调控特征的生物材料体系，对深入理解材料-细胞相互作用，发展高性能组织再生材料具有重要意义。

近年来浙江大学的研究表明，单一修复材料系统移植到动物体内后，可以同时实现两种以上组织（软骨-软骨下骨，含毛囊和皮脂腺皮肤）的一体化修复[6-11]，文献中也有少量报道证明单一修复材料体系可以实现心肌、血管和神经的同时修复[12-14]。这一过程当前难以通过工程化的手段在体外实现，也就是说，该过程只有在宿主的特定组织、器官环境下，通过植入修复体与宿主的相互作用才能够实现，即材料具有自适应性。进一步的研究发现，将同一种支架材料分别植入缺损的软骨、眼睑板等不同组织中，均能实现相应组织的原位再生[15]。这一结果说明生物体内不同组织的再生微环境能够感知和调控材料，使其利于组织再生，最终形成与原组织类似的结构和功能。因此，赋予材料体系关键启动信号（生长因子、基因、细胞因子、干细胞募集因子等），通过与机体再生微环境的协同作用，获得原位激活或沉默组织再生修复关键生物信号的性能，从而有效调控细胞生长、迁移及分化等行为。在此，材料不仅起到为细胞生长提供物理空间、力学支撑和宏观塑形等作用，更重要的是，材料可激活并利用机体自身再生修复潜能，从而实现具有复杂结构和功能的组织或器官的修复与再生。

自适应性生物材料的特征表现在：材料的性能不是静态和固定的，而是根据生理环境不同阶段的需求随时间和空间进行动态演化，并且具有一定的回馈调节能力，能够实现抗凝血、促组织生长、抗菌等生物功能，以更好地适应创伤修复和组织再生过程，达到理想的修复效果。根据材料的结构和性能，自适应性生物材料可以分为以下类型。①具有选择性功能的材料，如细胞（细菌）选择性、组织选择性等。例如，在阻抗蛋白吸附和细胞黏附的亲水聚合物刷表面固定特异性作用于内皮细胞或上皮细胞的功能多肽或黏附蛋白，选择性诱导相关细胞的黏附和增殖，促进上皮/内皮组织结构和功能的重建，同时减少促疤痕生成的成纤维细胞的黏附与增殖。②响应疾病微环境的刺激响应性材料，如可在组织微环境 pH 或特定酶作用下释放药物的纳米材料等。③具有回馈机制的高级刺激响应性材料。在刺激响应材料的基础上更进一步，材料能够针对生物体信号的强弱进行响应和反馈，并根据疾病部位的具体情况实现快速的正或负反馈调节。④基于动态可逆化学键的材料，如超分子作用和可逆共价键。在组织修复过程中，常常伴随着细胞的动态募集、黏附、铺展、迁移、增殖等行为。基于超分子作用或可逆共价键的材料在满足材料基本强度要求的同时，能够对细胞的多种行为产生的动态作用力进行反馈，使得材料能更好地促进组织的修复和功能重建。⑤调控生物体内免疫过程的材料。在机体组织受损后，首先到达缺损部位的是迁移能力较强的巨噬细胞、中性粒细胞、平滑肌细胞和成纤维细胞。中性粒细胞的过度聚集、巨噬细胞不可控分化、平滑肌细胞过度增殖或成纤维细胞数量过多常会导致过度炎症反应、凝血、组织过度增生及瘢痕性愈合等。在材料表面固定细胞因子如白介素，可诱导巨噬细胞向利于组织修复的 M2 表型分化；同时固定多肽或血管形成因子等生物活性信号诱导内皮细胞或上皮细胞的迁移。这一作用随着材料表面的巨噬细胞逐渐被组织细胞取代而消失，具有自适应性。

1.4 自适应性生物材料的应用

自适应性生物材料能够对组织生理环境进行动态响应，可应用于生物分子浓度调控、抗菌、抗凝血、调节免疫作用、促进组织生长等各种生理过程。

自适应性生物材料的经典案例是调控胰岛素释放的血糖响应材料。血糖浓度水平需要通过胰岛素来调控。由于葡萄糖上的顺式邻二醇基团可以与多种分子进行作用，其作为刺激信号用于材料设计成为可能。首例葡萄糖响应的胰岛素控释系统于 1979 年研发，使用伴刀豆球蛋白 A（ConA，一种糖结合凝集素）作为载体。葡萄糖能竞争性地与 ConA 结合，使 ConA/聚合物解离从而释放出胰岛素[16]，降低血糖。随着血糖浓度的降低，材料的响应变弱并最终停止，从而降低胰岛素的释放量，具有显著的回馈调节特征。通常可以将血糖响应的自适应性胰岛素递送系统分为两类：一种是直接由高浓度的血糖触发胰岛素的释放，如 ConA、苯硼酸类材料[17-19]；另一种则需利用葡萄糖氧化酶，在其作用下引起葡萄糖反应分解，使高浓度血糖区域的 pH 或氧含量降低，结合低 pH 或低氧响应的材料，继而促进胰岛素的释放[20, 21]。

在组织缺损导致的炎症反应中，常伴随着局部 pH 降低、活性氧表达升高和基质降解酶过量表达。因此，可以使用低 pH、活性氧[1]、金属基质蛋白酶（MMP）[2] 或水解酶[3]等响应的材料来实现对缺损或炎症部位的靶向调控与刺激响应；若释放的功能物质在发挥治疗效果的同时能够反过来抑制刺激信号的表达，即可以构成自我调节的循环，真正实现"按需治疗"[2]。

凝血是导致心血管支架、人工心脏和人工血管等心血管植入手术失败的主要原因。抗凝血可以通过阻止血栓产生或溶解新形成的初级血栓实现。血栓生成时会产生特征性标志物凝血酶，利用其催化作用，采用凝血酶能够降解的多肽作为材料的交联点，同时在材料中包埋能够溶解新生血栓的组织型纤溶酶原激活物（t-PA）。当血栓生成时，释放的凝血酶切断多肽交联点，材料涂层中会释放 t-PA，激活血液纤溶系统，从而溶解纤维蛋白凝块（初生血栓），达到自我反馈调节治疗血栓的目的[4]。除了酶等活性生物因子外，血管病变还会引起血液微环境其他多种特征变化，如血管狭窄导致血流剪切力的增大。针对这些微环境的变化，通过表面微/纳结构加工技术、化学改性及生物修饰技术，设计材料表面使其能够对剪切力产生响应，并激发抗凝血、溶栓及抗增生等生物功能，最终获得具有自适应性的血液相容材料和器件。此外，还可以构建原位催化内源性一氧化氮（NO）释放的催化活性涂层使其具有类似天然内皮细胞 NO 释放速率，实现材料和器械表面的抗凝血、抗增生和内皮化的多功能性及各功能间的可调控和选择性。

细菌感染发生时往往伴随着 pH 的降低和一些水解酶的高表达。利用感染区域局部低 pH 的特性，将含有羧基的两性离子聚合物修饰到金纳米粒表面：在感染组织中，低 pH 引起羧基质子化导致纳米粒团聚，从而使粒子具有光热治疗的效应；而在正常组织中由于 pH 为中性，粒子分散良好，不具有显著的光热治疗的效应。这种 pH 响应的金纳米粒具有特异性针对感染区域治疗的特性。另外，针对细菌分泌的酯酶，可以设计出细菌响应的材料涂层，在没有细菌存在时材料表面的多肽能够促进细胞黏附与组织生长；感染发生时在细菌分泌酯酶作用下，多肽脱离表面暴露出基底阻黏层，阻止细菌在材料表面的黏附[5]。

在创伤修复过程中，涉及的免疫细胞主要是中性粒细胞、巨噬细胞、树突状细胞等，而对应的组织微环境中存在着大量免疫细胞分泌的促炎或抑炎的细胞因子和分子，如白介素-6（IL-6）、肿瘤坏死因子-α（TNF-α）、活性氧（ROS）等，二者互相影响，协同作用。近年来，已有相关研究构建可以通过调控免疫反应促进组织修复再生的生物材料。概括来说，主要是从调控免疫细胞和改变微环境两个方面入手，具体表现为三个策略：调节材料的理化性能，如尺寸、孔隙率、表面拓扑结构等，以及化学性能，如降解性、表面化学修饰、化学组成等；材料包埋或结合一些抗炎药物及分子；材料中引入单核细胞、巨噬细胞或干细胞等细胞共同促进组织修复再生。

参 考 文 献

[1] Chung M, Chia W, Wan W, et al. Controlled release of an anti-inflammatory drug using an ultrasensitive ROS-responsive gas-generating carrier for localized inflammation inhibition. Journal of the American Chemical Society, 2015, 137（39）：12462-12465.

[2] Purcell B P, Lobb D, Charati M B, et al. Injectable and bioresponsive hydrogels for on-demand matrix metalloproteinase inhibition. Nature Materials, 2014, 13（6）：653-661.

[3] Zhang S, Ermann J, Succi M D, et al. An inflammation-targeting hydrogel for local drug delivery in inflammatory bowel disease. Science Translational Medicine, 2015, 7（300）：128-300.

[4] Li C, Du H, Yang A, et al. Thrombosis-responsive thrombolytic coating based on thrombin-degradable tissue plasminogen activator（t-PA）nanocapsules. Advanced Functional Materials, 2017, 27（45）：1703934.

[5] Li L, Qi G, Yu F, et al. An adaptive biointerface from self-assembled functional peptides for tissue engineering. Advanced Materials, 2015, 27（20）：3181-3188.

[6] Dai Y, Liu G, Ma L, et al. Cell-free macro-porous fibrin scaffolds for *in situ* inductive regeneration of full-thickness cartilage defects. Journal of Materials Chemistry B, 2016, 4（25）：4410-4419.

[7] Dai Y, Shen T, Ma L, et al. Regeneration of osteochondral defects *in vivo* by a cell-free cylindrical poly(lactide-*co*-glycolide)scaffold with a radially oriented microstructure. Journal of Tissue Engineering and Regenerative Medicine, 2018, 12（3）：1647-1661.

[8] Dai Y, Gao Z, Ma L, et al. Cell-free HA-MA/PLGA scaffolds with radially oriented pores for *in situ* inductive regeneration of full thickness cartilage defects. Macromolecular Bioscience, 2016, 16（11）：1632-1642.

[9] Wang W, Li B, Li Y, et al. *In vivo* restoration of full-thickness cartilage defects by poly(lactide-*co*-glycolide)sponges filled with fibrin gel, bone marrow mesenchymal stem cells and DNA complexes. Biomaterials, 2010, 31（23）：5953-5965.

[10] Wang W, Li B, Yang J, et al. The restoration of full-thickness cartilage defects with BMSCs and TGF-beta 1 loaded PLGA/fibrin gel constructs. Biomaterials, 2010, 31（34）：8964-8973.

[11] Kolakshyapati P, Li X, Chen C, et al. Gene-activated matrix/bone marrow-derived mesenchymal stem cells constructs regenerate sweat glands-like structure *in vivo*. Scientific Reports. 2017, 7：17630.

[12] Chattopadhyay S, Raines R T. Collagen-Based biomaterials for wound healing. Biopolymers, 2014, 101（8）：821-833.

[13] Kew S J, Gwynne J H, Enea D, et al. Regeneration and repair of tendon and ligament tissue using collagen fibre biomaterials. Acta Biomaterialia, 2011, 7（9）：3237-3247.

[14] Wangensteen K J, Kalliainen L K. Collagen tube conduits in peripheral nerve repair: a retrospective analysis. Hand, 2010, 5 (3): 273-277.

[15] Dai Y, Jin K, Feng X, et al. Regeneration of different types of tissues depends on the interplay of stem cells-laden constructs and microenvironments *in vivo*. Materials Science & Engineering C: Materials for Biological Applications, 2019, 94: 938-948.

[16] Mo R, Jiang T, Di J, et al. Emerging micro- and nanotechnology based synthetic approaches for insulin delivery. Chemical Society Reviews, 2014, 43 (10): 3595-3629.

[17] Matsumoto A, Ishii T, Nishida J, et al. A synthetic approach toward a self-regulated insulin delivery system. Angewandte Chemie International Edition, 2012, 51 (9): 2124-2128.

[18] Lin K, Yi J, Mao X, et al. Glucose-sensitive hydrogels from covalently modified carboxylated pullulan and concanavalin A for smart controlled release of insulin. Reactive and Functional Polymers, 2019, 139: 112-119.

[19] Yin R, Bai M, He J, et al. Concanavalin A-sugar affinity based system: binding interactions, principle of glucose-responsiveness, and modulated insulin release for diabetes care. International Journal of Biological Macromolecules, 2019, 124: 724-732.

[20] Podual K, Doyle F J, Peppas N A. Glucose-sensitivity of glucose oxidase-containing cationic copolymer hydrogels having poly(ethylene glycol)grafts. Journal of Controlled Release, 2000, 67 (1): 9-17.

[21] Satish C S, Shivakumar H G. Formulation and evaluation of self-regulated insulin delivery system based on poly(HEMA-*co*-DMAEMA)hydrogels. Journal of Macromolecular Science, Part A, 2007, 44 (4): 379-387.

（张德腾　张昊岚　毛峥伟　高长有）

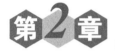

生物材料的表面改性及其构建技术

生物材料和医疗器械的表面性质在实际使用过程中至关重要，而大多数生物材料（聚合物和合金类材料）和器械表面性质并不能达到临床所需的要求，因此往往需要采用相应的技术对其表面进行改性修饰，赋予其必要的生物活性[1, 2]。目前，生物材料表面改性的方法主要包括化学和物理两种手段。传统的化学修饰改性方法种类较多、优势性较强，但操作较为烦琐，通常涉及有毒化学试剂，容易对生物活性基材造成损伤。相比之下，物理改性方法具有工艺简单、操作方便、对基材或人体无损害等优点，但可采用的技术方法不多，特别是表面改性处理后的修饰层稳定性有待进一步提升。本章主要围绕生物材料表面改性的相关技术展开系统综述，重点介绍表面接枝聚合物刷、等离子体表面处理技术、电化学沉积技术、材料表面肝素化、材料表面生物化及表面生长水凝胶涂层技术等相关技术，希望能够对从事生物材料表界面修饰改性的研究人员提供相应的技术指导。

2.1 表面接枝聚合物刷

通过表面引发自由基聚合技术在材料表面接枝聚合物刷，已经成为生物材料表面化学修饰改性的必要手段之一[3-5]。如图 2-1 所示，材料表面接枝聚合物刷通常有两种方法："grafting to"和"grafting from"。"grafting to"的基本定义如下：即将含有端基活性基团的聚合物链与材料表面的特定化学官能团进行反应，在材料表面修饰不同性能的高分子聚合物链。此方法的优点在于：针对生物功能性需求，可以提前设计聚合物链分子结构和性能，得到结构明确、分子量分布窄的接枝链；但同时也有突出的缺点，例如，在化学接枝反应过程中，已生长到材料表面的聚合物链会对邻近表面的活性点产生立体屏蔽和位阻效应，阻碍体系中的聚合物向膜表面扩散，影响聚合物链对待修饰基材表面的覆盖度，导致表面接枝效率一般不是很高。"grafting from"的基本定义如下：先在材料表面化学修饰一层引发剂，形成自由基活性引发接枝位点，再将组装了引发剂的材料浸没到单体溶液中，引发乙烯基单体的接枝聚合，即从材料表面可控生长出纳米级别厚度的聚合物链层。这种方法的优点在于有效地克服了"grafting to"中聚合物链接近邻近表面位点时的立体障碍，可以在基材表面形成共价键合、高接枝密度的聚合物刷；缺点为难以精确控制接枝链的结构和分子量，同时体系中单体往往会发生均聚。其中，采用"grafting from"法在材料表面可控接枝聚合物刷的活性/可控自由基聚合（CRP）技术很多，如氮氧转移自由基调控聚合（nitroxide-mediated polymerization，NMP）[6]、可逆加成断裂链转移聚合（reversible addition fragmentation chain transfer polymerization，RAFTP）[7]、原子转移自由基聚合（atom transfer radical polymerization，ATRP）[8]和开环易位聚合（ring opening metathesis polymerization，ROMP）[9]等。其中，表面引发原子转移自由基聚合（SI-ATRP）技术自发现以来受到了研究人员广泛的关注。然而，传统 SI-ATRP 技术中通常使用有毒金属催化剂，反应完成后残留的催化剂往往难以完全除去，故其在生物领域中的应用受到限制。基于此，通过电化学、光、超声及化学试剂等来调控 ATRP 的链引发与聚合的新技术相继被报道，并被成功用于制备具有复杂表面结构的聚合物刷材料。这些技术的催化剂毒性低、生物相容性好，有可能在生物领域得到广泛应用。相比于 SI-ATRP 技术，光引发接枝聚合技术和等离子体接枝聚合技术等由于不涉及金属催化剂的使用，在生物领域的应用更广。特别是更加温和的表面接枝改性技术，如可见光引发的表面化学修饰技术，由于反应条件温和，对基材无损伤，在生物医疗器械领域将会受到更为广泛的关注。

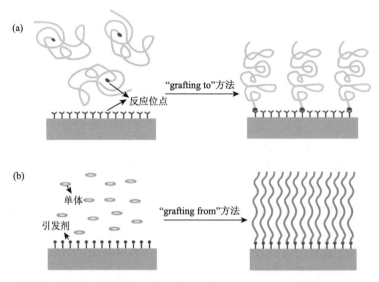

图 2-1　材料表面接枝聚合物刷使用的两种通用方法："grafting to"和"grafting from"

2.1.1 SI-ATRP 接枝

ATRP 全称"原子转移自由基聚合",由于该方法同时具备了活性自由基聚合的特点及"grafting from"技术的灵活性,导致其是材料表面可控修饰聚合物刷层的最常用的方法之一。与其他修饰技术相比,SI-ATRP 具有一些明显的优势,例如:①材料表面修饰聚合物的分子量及聚合物刷厚度线性可控;②聚合适用的单体种类较多;③材料表面聚合物刷的接枝密度高度可控,已经成为生物材料表面化学修饰改性的必要手段之一。使用 SI-ATRP 技术能够有效改善生物材料表面的生物相容性、浸润性、水润滑性能、防污性能、抗菌性能及血液相容性等。表面接枝聚合物刷是一种改善生物材料表面理化性质、防止蛋白质等生物大分子和其他污损生物吸附的有效方法。美国华盛顿大学的 Jiang 教授研究团队在这方面做出了重要的贡献,采用 SI-ATRP 技术在生物材料表面修饰了一系列不同电荷密度的聚合物刷层,系统研究了聚合物刷层的电荷密度和水化度与蛋白质吸附特性之间的相关性[10]。研究结果表明两性聚电解质刷呈现出较电中性和离子型刷更为优异的防污性能[11, 12],在生物医疗器械材料表面防污处理方面展现出较好的应用前景。与此同时,研究者广泛采用 SI-ATRP 技术在生物材料表面接枝阳离子性或者两性聚电解质刷,考察改性材料表面的抗菌活性。例如,Matyjaszewski 等采用 SI-ATRP 技术首先在基材表面接枝了聚甲基丙烯酸 N, N-二甲基氨基乙酯(PDMAEMA)刷,然后通过氨基与烷基溴的季胺化反应,制备得到阳离子型聚电解质刷改性的表面,改性材料表面呈现出优异的抗菌特性[13]。Jiang 等采用 SI-ATRP 技术在基材表面接枝了两性聚电解质刷——聚甲基丙烯酰乙基磺基甜菜碱(PSBMA),改性材料表面呈现出较单分子层和电中性聚合物刷——聚甲基丙烯酸寡聚乙二醇酯(POEGMA)更加优异的抗菌性能[14]。

SI-ATRP 技术也能够被用作在材料表面连接生物活性分子的间隔壁[15],以此来改善生物材料表面的黏附特性。例如,Iwasaki 等采用 SI-ATRP 技术在硅胶纳米纤维表面接枝了聚 2-甲基丙烯酰氧乙基磷酰胆碱(PMPC)和聚甲基丙烯酸缩水甘油酯(PGMA)的无规共聚物刷,随后通过 PGMA 上的环氧基团与抗体片段的化学反应,制备得到了既能够排斥非特异性蛋白质吸附又能够实现对抗原特异性结合的生物活性表面[16]。苏州大学陈红教授研究团队多年来致力于研究适用于生物材料表面内皮化和抗凝血的新方法,他们采用 SI-ATRP 技术在硅模型表面接枝了聚甲基丙烯酸寡聚乙二醇酯和聚甲基丙烯酸缩水甘油酯的双嵌段共聚物刷(POEGMA-*b*-PGMA),利用 PGMA 中的环氧基团开环固定对内皮细胞具有特异选择性的多肽分子 GREDVY。实验结果表明改性表面既能够有效排斥成纤维细胞的黏附,又能够促进内皮细胞的选择性黏附[17]。Wei 等采用 SI-ATRP 技术在钛合金表面接枝了聚甲基丙烯酸寡聚乙二醇酯和聚甲基丙烯酸-2-羟乙酯的共聚物刷（POEGMA-*r*-PHEMA），随后将纤连蛋白（FN）和重组人骨形态发生蛋白（rhBMP-2）化学反应到聚合物刷层表面，改性的钛合金表面对 MC3T3 细胞呈现出较好的黏附特性，使得其呈现出优异的成骨潜力[18]。Klok 等采用 SI-ATRP 技术分别在基材表面接枝了聚甲基丙烯酸-2-羟乙酯（PHEMA）和聚甲基丙烯酸寡聚乙二醇酯刷，并利用羟基和精氨酸-甘氨酸-天冬氨酸（RGD）三肽的化学偶联反应成功制备得到具有优异血液相容性的生物材料，人脐静脉内皮细胞（HUVECs）能够在改性材料表面很好地黏附、生长和增殖[19]。然而，需要强调的是人体生理环境较为复杂，生物材料表面对蛋白质和细胞的非特异性作用机理也十分复杂，通常在材料表面修饰单一功能聚合物刷预期得到非特异性抗污和选择性黏附效果比较困难。因此，实现生物材料表面对内皮细胞的选择性黏附，进而实现内皮化功能仍然是一项极具挑战的任务，未来需要开发更为优越的界面化学改性修饰手段。

此外，研究表明动物关节的超低摩擦系数和长耐磨寿命主要归功于关节软骨生化结构及关节滑液中呈"刷"型结构的生物大分子。人工仿制的表面接枝聚合物刷不仅可以对关节润滑功能进行模拟和认识，而且有助于改善现有人工关节材料表面的水润滑性能。受此启发，采用 SI-ATRP 技术在生物材料表面接枝亲水性聚电解质刷也是改善其水润滑性能的有效手段之一。例如，Zhou 等采用 SI-ATRP 技术将阴离子型聚电解质刷聚甲基丙烯酸 3-磺酸丙酯钾盐（PSPMA）接枝到修饰了仿生多巴胺引发剂的类金刚石薄膜（DLC）涂层表面，经聚电解质刷改性后的 DLC 涂层表面呈现出了十分优异的水润滑性能，摩擦系数可低至约 0.006，在医疗器械领域展现出重要的应用前景[20]。

2.1.2　光引发接枝

关于光引发聚合接枝反应的研究最早是由 Oster 等提出[21]，并在近三十年得到迅速发展。区别于传统的 SI-ATRP 技术，表面光引发接枝聚合是制备聚合物刷较为简单的方法，而且光引发聚合反应可聚合的单体范围更广，可在低温条件下引发聚合，尤其适合引发热稳定性较差的单体，不仅可以制备各种功能性聚合物，也可用来制备共聚物。将具有光活性官能团的引发剂（如过氧化物、偶氮二异丁腈、苯甲酮等）锚固或植入基底表面，便可在各类基底（如有机/无机、橡胶等）表面引发制备聚合物刷，赋予基材表面新的理化性能。

光引发接枝聚合的基本原理如下：化学键合或者物理吸附在材料表面的光引发剂吸收光产生活性中心（如自由基、阳离子和阴离子等），单体碰到活性中心引发聚合，该技术特别适用于塑料和橡胶等惰性材料表面的修饰改性。光引发接枝技术的优势在于接枝聚合在材料表面或者亚表面进行，不会影响材料的本体性能；步骤简单、反应活化能低、反应时间/区域易于控制；反应条件温和、副反应少，特别适用于生物材料的表面改性。在国际上，研究光引发接枝的课题组主要有：Hawker、Matyjaszewski、Haddleton、Yagci、Lalevee、Jordan、Dyer等研究团队。就光引发接枝的具体方法而言，主要分为气相接枝和液相接枝两种。气相接枝法，即含单体、溶剂和光引发剂的溶液被加热蒸发，以气体的形式进行光反应。其优点在于单体消耗量少、接枝率高；缺点是反应时间较长，聚合物层与基底的结合力较差。液相接枝法，即通过有机溶剂溶胀或物理旋涂方式，将光引发剂优先锚固在待修饰基材表面，而后将样品浸没到单体反应溶液中进行光聚合反应。其优点在于聚合物层接枝厚度可控、聚合物层与基底的结合力较强；缺点在于仅有少数单体在基材表面光引发聚合形成修饰膜，大量单体溶液被浪费。

采用光引发接枝聚合很容易对高分子材料表面进行化学改性，目前其用途主要包括以下几个方面：① 利用光接枝技术可以将亲水性基团引入工业包装膜的表面，有效解决这些基材表面的印刷和黏接问题。② 利用光接枝技术在塑料薄膜上修饰不同功能特性的高分子链，获得具有防水、防指纹、防雾、保温、生物降解等性能的功能性膜。③ 利用光接枝技术可以把具有不同性能但难于黏合的膜复合在一起，制成具有多种性能的复合膜。④ 表面光接枝反应可以对纤维产品表面进行化学改性，如实现酸性染料染色。⑤ 实现对聚合物基生物医疗材料表面的化学改性，赋予其亲水、生物相容、润滑、抗菌、抗凝血等功能。

Yang 等首次在国际上提出了两步法活性光接枝聚合的理念。具体反应机理如下：半频哪醇光敏基团被引入系列聚合物基材表面，在紫外光辐射下，光引发剂被激发断裂产生自由基，引发活性接枝聚合[22]。通过光引发接枝聚合在基材表面修饰一层亲水性高分子，是改善器件组织相容性或血液相容性的必要手段之一。例如，Magoshi 等首先在聚氨酯表面修饰樟脑酮光引发剂，而后通过光引发表面接枝聚合丙烯酸，接着在表面吸收苯乙烯化肝磷脂、苯乙烯化清蛋白和羧基化光引发剂，再通过光引发聚合，在聚氨酯表面修饰了共价连接且密实的生物活性层[23]。Kawaguchi 等在人工关节材料——超高分子量聚乙烯（UHMWPE）表面引入二苯甲酮光引发剂，而后通过光引发接枝聚合技术在其表面接了两亲性聚 2-甲基丙烯酰氧基乙基磷酸胆碱刷，改性后的人工关节材料表面减摩和抗磨性能均大大改善[24]。基于此技术，日本京瓷公司已经成功开发出了一种新型人工关节替代产品（Aquala-KYOCERA）。Feng 等通过紫外光聚合接枝改性法在聚碳酸酯聚氨酯（PCU）材料表面接枝聚 2-甲基丙烯酰氧乙基磷酸胆碱刷，实验结果表明改性后的 PCU 材料表面亲水性和血液相容性大大改善；与改性前相比，改性样品表面血小板吸附数量显著减少，PCU 材料的血液相容性提高[25]。Xin 等首先通过紫外光引发聚合的方法将乙烯基吡咯烷酮与甲基丙烯酸缩水甘油酯同时接枝聚合到聚丙烯无纺布上,再利用甲基丙烯酸缩水甘油酯分子结构中的环氧基团与聚六亚甲基胍盐酸盐分子结构中的氨基反应,将抗菌剂引到聚丙烯无纺布上。实验结果表明,化学改性的无纺布具有优良的抗菌和杀菌的性能,以及良好的抗血小板黏附和红细胞黏附的性能[26]。然而,需要指出的是紫外光的辐射能量较高,不适合涉及生物活性物质的材料表面修饰改性。光照时间较长不仅造成基材破坏,而且会造成生物活性物质失活(如蛋白质)或死亡(如细胞)。针对这一问题,杨万泰院士研究团队近年来开发了基于硫杂蒽酮(TX)光引发剂的可见光表面接枝聚合新体系。此接枝聚合方法对生物活性物质无损害,在酶固定化、生物芯片及细胞包覆等生物领域展现出更广阔的应用前景[27]。

2.1.3 等离子体接枝

等离子体表面改性发展于 20 世纪 60～70 年代,其接枝聚合机理如下:以 He 或者 Ar 等非反应气体对高分子材料表面进行等离子体处理,使其表面原位产生活性自由基,再将特定性能的乙烯基单体聚合接枝于高分子材料表面,进而赋予材料表面相应的功能。同传统的等离子体聚合方法相比,采用等离子体接枝聚合生成的有机修饰膜化学稳定性更强。近十几年来,等离子体接枝技术在生物高分子材料表面改性方面的研究越来越广泛。目前,等离子体接枝法主要分为脱气液相法、有氧接枝法、气相法和一步接枝法四种。脱气液相法:将表面等离子体处理过的材料放入单体溶液中进行接枝聚合。有氧接枝法:材料表面经等离子体处理后与大气反应形成过氧化物,再放入单体溶液中引发聚合。气相法:高分子材料表面经低温等离子体处理后直接进入气相单体中接枝聚合。一步接枝法:单体吸附于材料表面,再暴露到等离子体气氛中进行接枝聚合。气相等离子体接枝聚合技术使用颇多,其过程可概括为两个阶段:首先是材料表面经低温等离子体处理产生活性自由基,然后再接触单体,利用表面的活性自由基引发接枝聚合。特别是通过选择不同功能性的单体,可以赋予生物高分子材料表面优异的理化性能,如改善生物材料表面的亲水性、黏附性、生物相容性、透气性和抗凝血性等性能,以达到作为生物医用材料或器械使用的目的。

Hsiue 等采用等离子体接枝聚合技术在硅橡胶(SR)表面接枝了 PMPC 刷,生物实验结果表明蛋白质在 PMPC 改性橡胶表面上的吸附量明显减少,显著提高了材料的血液相容性(blood compatibility)[28]。左文瑾等采用等离子体接枝聚合技术在医用导管表面可控修饰了聚乙烯基吡咯烷(PVP)高分子涂层。实验结果表明,接枝的 PVP 涂层在水中具有良好的稳定性,PVP 改性处理的导管呈现出较好的抗凝及促内皮化功能[29]。殷海燕采用低温等离子体汽化接枝法在聚砜(PSF)

平板膜表面修饰聚丙烯酸刷，改性后的 PSF 膜具有较好的亲水性，牛血清蛋白吸附量和血小板黏附量明显减少；此外，改性膜的传输性质也明显改善，展现出很好的生物应用前景[30]。刘耀东等以 PSF 中空纤维膜作为基膜，通过低温等离子体接枝改性技术，在基膜表面分别接枝丙烯酸（AA）-肝素、磷酰胆碱和胶原蛋白，有效改善了 PSF 膜材料的血液相容性，并且维持了基膜材料优良的气体传输性能，达到了相关医用器械的指标要求[31]。Wei 等采用气相等离子体接枝改性技术在聚甲基丙烯酸甲酯人工晶状体（PMMAIOL）表面接枝聚甲基丙烯酸-β-羟乙酯，改性后的 PMMAIOL 材料表面亲水性能大幅度改善，透光率基本保持，且展现出良好的生物适应性和血液兼容性，对眼科类生物医用材料的研发具有一定指导意义[32]。

2.2　等离子体表面处理技术

等离子体技术是在多种学科如物理学、化学、电子学、真空技术等交叉基础上发展起来的新兴学科，等离子体被认为是除固、液、气之外的第四种状态（电离气体），由带电粒子和中性粒子组成[33]。当有足够的能量诱导分子与电子发生碰撞时，电离气体可以产生等离子体。近年来研究表明：等离子体技术在人体血管材料、软组织材料、医用膜材料、生物传感器材料、齿科材料和骨头替换材料等生物材料表面改性中的应用已成为研究的热点[34-36]。主要体现在以下几个方面：改善血液相容性和组织相容性、表面清洗和消毒控制、药物释放等。例如，可以将等离子体技术与紫外接枝方法相结合，应用在医用高分子材料表面固定具有抗凝血性能的生物大分子[37]。等离子体可以作为一种非常有效和新颖的无污染技术，可以在不使用任何溶剂和改变材料固有性能的前提下，对固体材料进行表面改性[38]。与化学湿法技术相比，等离子体表面改性是一种干法技术，具有耗能低、对环境没有污染等优点[39-42]。通常，等离子体可分为低温等离子体和高温等离子体，低温等离子体按照温度和热力学平衡程度又可分为热等离子体和冷等离子体。而在材料表面改性方面主要应用的是冷等离子体，又称低温等离子体。它可以通过紫外辐射、加热、气体放电、X 射线、冲击波、激光照射等方法产生，其电离时会产生电子、离子和大量的中性粒子（如原子、分子和自由基等）。目前等离子体表面处理技术主要包括：等离子体喷涂技术、等离子体表面注入技术和等离子聚合技术。

等离子体喷涂技术属于等离子体加工技术的一种，是现代金属表面强化和防护的新手段。它是利用等离子体的高速、高温、高焓和温度梯度大的特点，将各种金属陶瓷、塑料复合材料加热到熔化或半熔化状态，然后将其喷向已经处理过的工件表面，这样在其表面会形成坚固的喷涂层。该技术是一种热喷涂技术，所产生的喷涂层可以使工件满足耐高温、抗氧化、耐腐蚀、抗磨损等要求，从而成倍地延长工件的使用寿命，适用于医用合金材料表面改性，制备的涂层具有各自不同的微观组织特点，从而具有不同的物理化学性能，带来独特的生物功能性，未来在生物医疗器械领域具有广阔的应用前景。等离子体表面注入技术是指当一个载能离子进入固体材料表面时，可以改变靶材附近表面区域的原子组成及结构，进而使材料表面的物理化学性能发生改变。当离子注入金属表面以后，金属化合物和合金相析出形成离散的强化相和错位网，同时还可以方便地引入各种强化因子，即掺杂强化和固溶强化。通过离子注入的方法，可以减少表面的黏着和扩散，增强氧化膜，提高润湿性。该技术是一种新兴的技术，可以改善合金材料表面的亲和性、耐磨性、腐蚀性和抗疲劳等性能，在生物医疗领域应用前景可观。

2.3 电化学沉积技术

电化学沉积是指在外电场作用下电流通过电解质溶液中正负离子的迁移在电极上发生得失电子的氧化还原反应而形成镀层的技术。电化学沉积技术较为温和，通常在室温或者稍高于室温的条件下进行，因而有利于保持生物分子的活性；适用于各种复杂结构的基体沉积；涂层厚度可调控；适用于多种组分的共沉积，可以用来制备多功能的生物涂层[43]。Rakngarm 和 Mutoh 用钛合金作为阴极，利用恒电流沉积法在过饱和磷酸钙溶液中制备磷酸钙涂层，用此方法制备的生物活性陶瓷既具有良好的生物活性又具有一定的结合强度[44]。He 等利用水热-恒电压化学沉积法在 Ti 合金材料表面制备羟基磷灰石（HA）涂层，水热环境在很大程度上降低了 HA 的结晶温度，形成结晶性良好的 HA 涂层。但是用这个方法得到的涂层，因存在热应力而导致涂层和基板间的结合力相对较差[45]。陈晓明等[46]和Stojanovic 等[47]通过电泳法将玻璃悬浮液和 HA 颗粒悬浮液分别覆盖在 Ti6Al4V合金上，制备得到功能梯度玻璃-磷灰石涂层。Zhang 等[48]通过恒电流沉积法将Zn 复合在多孔二氧化钛表面，相比于单纯的二氧化钛，复合抗菌涂层对阳性菌和阴性菌都显示出更好的抑制作用。

目前，应用比较广泛的植入体表面生物活性涂层是生物活性陶瓷和生物活性玻璃。通过电化学沉积技术制备生物陶瓷和生物玻璃涂层，在增强涂层的结合强度和生物活性的同时还可以复合沉积其他无机或有机材料，赋予植入体生物活性外的其他功能，提高细胞组织诱导性。采用电化学沉积技术制备涂层最大的优点是在常温下可对涂层微结构和组成进行精确调控。生物陶瓷涂层可在温和条件下进行，基体和涂层界面不存在热应力问题，避免了高温喷涂引起的相变和脆性断裂，同时有利于增强基体与涂层之间的结合强度。因此电化学沉积技术必定会在生物材料表面功能化修饰及其临床应用方面做出更大的贡献。

2.4　材料表面肝素化

肝素，因首先从肝脏中发现而得名，是一种天然的磺酸多糖类物质。肝素带有很强的负电荷，各链之间可产生较强的排斥力，使肝素链不易卷曲和交叉联结，分子呈线性分布结构。肝素通过和抗凝血酶III、肝素结合蛋白与血小板因子等活性物质结合而发挥其生理功能，具有强的抗凝血作用[49]。临床上把它作为一种抗凝剂而广泛应用于防治血栓性疾病。肝素的抗凝血机制主要是肝素与血浆中的一些抗凝蛋白质结合，增强抗凝蛋白质的抗凝活性。制造抗凝血高分子材料的关键在于如何把肝素牢牢结合在基材的表面。只有当肝素的一端与材料保持牢固的化学键而不脱落，并且另一端保持活性和运动能力时，接枝肝素才能发挥生物活性功能。目前，材料表面肝素化方法可以分为物理吸附、构建肝素缓释涂层和化学结合三种方法。

其中，物理吸附法是指肝素通过弱相互作用，如静电作用、疏水作用、氢键和范德瓦耳斯力（van der Waals force）与材料表面结合。其中，层层自组装是一种典型的通过物理吸附作用在材料表面修饰肝素分子的技术。具体是指将表面带电荷的基片浸入含有带相反电荷的聚电解质溶液中，静置一段时间，取出并清洗去掉吸附不牢的分子，再浸入带相反电荷的聚电解质溶液中，循环以上过程，可以制得多层膜。由于空间构象未受限，物理吸附法固定的肝素生物活性很高，但是极不稳定，很容易受所处溶液环境如 pH 和离子强度的影响，进而从基材表面脱落，导致表面失去抗凝血能力。在材料表面构建肝素缓释涂层，使得一定量的肝素持续地从表面涂层释放至与材料接触的血液边界层，能最大限度地利用肝素的抗凝血性能。目前针对肝素缓释涂层的研究主要是将肝素与聚合物混合后涂覆在材料表面，能与肝素结合的聚合物包括壳聚糖、聚氨酯和聚己内酯等。肝素缓释涂层的优点在于其释放的自由肝素集中在材料表面，分子的活性高，肝素用量少，可以避免直接注射肝素带来的一系列副作用。然而，由于肝素分子与聚合物基材分子链之间可能存在较强的作用力，并且分子链之间很有可能机械缠绕在一起，因此传统肝素缓释涂层存在缓释速率过快或缓释效率低的问题。根据化学结合作用的方式不同，化学结合法可以分为离子型肝素结合法和共价型肝素结合法。肝素分子在结构上含有两种活性基团，一种是 $—SO_3^-$ 和 $—COO^-$ 等负离子基团，另一种是 $—OH$ 和 $—NH—$。负离子上的抗衡离子可以进行离子交换；

而—OH 和—NH—上的活泼氢可以发生一系列特定的反应。因此，利用离子交换反应和活泼氢的反应可以把肝素分别以离子键或共价键固定在材料表面上，下面进行简要概述。

2.4.1 离子键合法

高分子材料的基体表面与肝素进行离子型聚合，制成肝素化的亲水性高分子材料，这样肝素可以持续性地释放出来，起到抗凝血作用。离子结合法中最早使用石墨-氯化苄胺盐肝素法，即 GBH 法[50]。用 GBH 法处理的材料表面虽有优异的抗凝血性，但由于它是通过石墨涂层对氯化苄胺盐-肝素的吸附而实现的，因此只适用于聚碳酸酯、有机玻璃等塑料，而不适用于弹性体。Linhardt 等[51]用三十二烷基甲基氯化铵（TDMAC）作偶联剂，将长链烷基混合在高分子材料中，季铵盐暴露在材料表面，然后通过季铵盐与肝素间的离子键，将肝素固定在材料表面。该方法既可用于塑料，又适用于有机硅橡胶等弹性体的表面肝素化。但是由于低分子量季铵盐有毒，在肝素化材料与血液接触过程中季铵盐会不断地被释放到血液中，对人体产生危害。另一种方法是使材料与含有羧基的季铵盐及肝素钠的溶液接触，发生表面肝素化反应。该方法中肝素与材料表面结合力较弱，容易被血流冲走或与血液成分发生离子交换，使材料失去抗凝血性。

2.4.2 共价键合法

用离子型方法将肝素与高分子材料表面结合的材料，经长时间使用后会逐渐脱落，因此这类肝素化材料只能在一段时间内有抗凝血作用。如果把肝素与高分子材料通过化学共价键相结合，则可形成不会脱落的永久性的抗凝血材料。这种方法可以通过简便的化学反应操作，既不损害高分子材料的机械性能，又能使肝素在其表面形成牢固的化学结合，是比较理想的方法。主要步骤是对材料表面进行预处理，使其具有和肝素反应的活性，然后利用酰胺键或生成席夫碱等共价键偶联肝素分子。酰胺键是常见的连接方式之一，通常利用 *N*-（3-二甲氨基丙基）-*N*'-乙基碳二亚胺盐酸盐（EDC）催化肝素含有的羧基或磺胺基并与材料表面的氨基或羧基进行反应。由于化学共价改性后的表面更稳定，因此被广泛使用，但是共价键合的肝素分子由于空间构象受到限制，其活性可能有所降低。总体而言，共价键结合的表面肝素化不仅可以提高肝素的利用率和固定化肝素的稳定性，而且还可能做到把材料原有的力学性能与肝素化后抗凝血性的提高更有效地统一起来。

2.5　材料表面生物化

生物材料是一种可植入人体代替缺损组织、器官并发挥一定生理功能的材料。现有的生物材料如硅橡胶、聚氨酯、钛等越来越引起医学、材料学和生物学领域的广泛研究。目前生物材料所涉及的产品如人工心脏瓣膜、齿科种植体、人工血管等，不但需要具有良好的生物相容性，而且还应具有一定的生物活性。当生物材料被植入体内后，其表面首先被一层薄的胶原囊所包裹，随着植入时间的增加，在植入体周围依次发生经典的炎症反应。这些反应要求植入的产品不仅不给机体带来损害，而且能在应用的过程中主动激发宿主恰当的应答反应，与组织长效稳定地进行完美的生物化结合。因此，良好的生物活性是植入材料与机体组织之间快速、稳定和长期结合的关键。

材料表面生物化是指将具有促活性效应的活性因子（如天然生物材料）制成的人工器官或用如蛋白质（纤维粘连蛋白、胶原蛋白、层粘连蛋白等）、多肽（RGD等）、酶、明胶、细胞生长因子（类胰岛素生长因子-1、成纤维生长因子、血小板衍生生长因子 BB、转化生长因子-β、骨形成蛋白-2 等）等大分子物质固定于生物材料表面，充当邻近细胞、基质、可溶性因子的配基或受体[52]。材料表面形成一个能与生物活体相适应的过渡层，从而使表面的蛋白层促进细胞附着和功能表达，实现生物材料与组织反应的特异性调控，提高材料的生物活性。材料表面经过精确的设计可吸附特定的蛋白质，则必须具有对某一种蛋白质的亲和力、辨别能力和取向性能。固定蛋白质和细胞生长因子对材料表面生物化具有显著的效果。对材料表面进行生物化会获得生物相容性更好、具有优异生物活性的生物材料。这是改善和促进生物体与材料表面之间相互作用的有效途径之一，同时也会减少生物体发生过敏、炎症、血栓等不良反应。目前，材料表面生物化的方法有物理吸附法、化学键合法等。

2.5.1　物理吸附法

材料表面生物化最简单的方法就是物理吸附法，具体是指首先将材料与具有生物活性的分子充分接触，然后通过物理吸附（范德瓦耳斯力、静电作用、亲/疏水相互作用等）使生长因子自然附着于材料上。对于表面粗糙且多孔的材料，可以将其置于具有生物活性的大分子溶液中，充分接触、透析和冻干。对于表面光滑且多孔的材料，可先将具有生物活性的大分子制备成凝胶，然后灌入材料孔内，最后冻干即可。使用此方法可增加材料与组织界面的活性因子的浓度，加速细胞的黏附、铺展和生物合成。廖湘凌等将多孔中空钛种植体与牛骨结合后形成复合蛋白种植体，并将此种植体植入后明显提高了骨性结合率、新生骨小梁面积百分比、骨充填率及结合强度[53]。同时，相关研究证明将碱性磷酸酶固定于等离子体喷涂处理的钛种植体表面后植入兔子的股骨，也能明显促进种植体周围骨组织的形成[54]。然而，由于物理吸附是一种弱相互作用，材料与生物分子间的结合力不牢，表面吸附的生物分子在体内容易稀释扩散或吸收降解，生物分子的固定/释放及定位难以控制，无法长期充分发挥其生物学作用。目前，该方法仍处于基础研究阶段，需要寻找更合适的固定方法。

2.5.2 化学键合法

相对物理吸附法而言，键合法是一种化学方法[55]，具体来说是指将生物活性分子中的某些基团与材料表面的反应性基团通过化学键合牢固地固定于生物材料表面，可使材料长时间具有生物活性。该方法可增强生物分子与表面的结合稳定性，克服了物理吸附中生物分子易脱离的缺陷。化学键合法虽然操作复杂，但固定于材料表面的分子表现出与生物活性分子相同甚至更高的活力。事实证明固定于生物材料表面的生物活性分子可以在模拟的生理条件下存活数天[56]。

共价键的形成需要生物材料表面的反应功能基团和生物活性分子的氨基酸侧链或氨基、羧基末端的参与。因此，生物大分子的化学键合主要分为两步：材料表面活化和活化的表面与蛋白质的反应。材料表面的活化可采用等离子体处理、自聚体单分子层沉积等方法。而活化的表面与蛋白质的反应主要通过传统的碳二亚胺法或马来酰亚氨基类活泼酯法进行。例如，研究人员通过氨丙基三氧乙基硅烷（APTES）活化钛表面或用等离子沉积含官能团的分子链后，得到表面带有氨基的钛基体；然后利用碳二亚胺盐使氨基修饰的钛基体与生物活性因子完美共价键合[57]。Cui 等首先采用氢氧化钠溶液表面水解聚乳酸（PLLA），而后通过 EDC 活化表面羧基，再通过共价键偶联壳聚糖（CS）分子，以提高材料表面的细胞亲和性；并在所得材料表面培养牛软骨细胞，实验结果发现细胞活性和增殖率均比未改性的 PLLA 显著提高[58]。

2.6 表面生长水凝胶涂层技术

针对不同的功能需求，使用上述方法和技术基本能够实现生物材料表面的改性修饰。然而，就表面接枝聚合物刷而言，其高分子修饰层厚度仅在纳米量级，弱的力学强度基本无法满足生物医疗器械对修饰层机械耐受性能的要求。与纳米厚度的高分子修饰层相比，水凝胶材料除了具备传统高分子修饰层所特有的功能外，还兼具较强的力学耐受性。而且，水凝胶作为一种特殊的湿-软材料，其保水性和弹性模量与生物组织有极高的匹配性,将水凝胶作为涂层修饰到生物材料和医疗器械表面能够极大地满足其与接触表面的力学适用性,成为最近几年国际上的研究热点。

表面修饰的水凝胶层可极大地降低植介入支架材料的表面力学刚性,缓解支架在使用过程中因应力集中创伤而诱发血栓及细菌感染等问题。例如,Liu 教授团队在多孔 NiTi 合金表面修饰水凝胶涂层,显著提升了支架和接触面的力学适应性,并展现出很好的防污性能,有望解决此类医疗器械的抗血栓问题[59]。另外,美国麻省理工学院(MIT)Zhao 教授团队报道将水凝胶涂层修饰到导尿管基材表面,可有效降低导尿管表面的摩擦系数[60, 61],同时也为发展新型仿生关节润滑材料、其他低摩擦植介入医疗器械提供了思路 [图 2-2 (a)]。近期,针对目前血管介入微创手术存在的弊端,研究人员在打印的磁性导丝表面修饰了亲水的水凝胶润滑涂层,有效降低导丝与血管模型体内腔表面的摩擦系数;在外加磁场的遥控下,负载涂层的铁磁软体导丝机器人可以向任意方向偏折、旋转,快速巡航复杂血管网络 [图 2-2 (b)];以此开发的磁控软体导丝机器人有望为缺血性中风的治疗提供重要的潜在工具[62]。

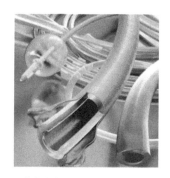
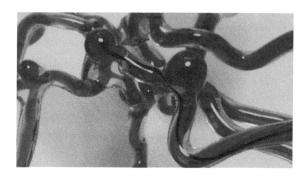

(a) 修饰水凝胶润滑层的 PVC 导尿管　　　　(b) 修饰水凝胶润滑层的磁性驱动导丝

图 2-2　表面生长水凝胶涂层技术用于制备水润滑医疗器械

2.7　小结

就生物材料表面修饰改性技术而言,该领域未来应关注的问题如下:① 所有改性方法都必须以不改变生物材料本体的理化性能为前提条件,仅对材料表面性能进行改善,以赋予基材更多的功能性,如防污、抗菌、抗凝血及润滑等。② 根据改性方法对基材表面理化性能的要求,应恰当选择适用于相应体系的化学或物理修饰方法。化学改性方法操作烦琐,但所形成的涂层稳定性较强;物理改性方法虽操作简单,但所形成的活性层耐久性较差。③ 就化学修饰改性方法而言,开发能够在常温或低温、多相介质和氧气存在的条件下进行的表面引发接枝聚合方法，将会是该领域未来的重点研究方向。即在不影响基材（包括生物活性物质和非生物活性物质）本身理化性能的前提下实现表面可控修饰反应，以便更好地拓展其在生物医疗领域的应用，如光引发接枝聚合技术。④ 就物理改性方法而言，表面等离子体处理技术仍然会是未来生物领域所关注的热点。⑤ 通过自主研发，发展适用于生物医疗器械表面的防污、抗菌、水润滑及抗凝血功能涂层和新技术，打破国外企业和机构对这一领域的垄断局面。

参 考 文 献

[1] Liu X, Chu P K, Ding C. Surface modification of titanium, titanium alloys, and related materials for biomedical applications. Materials Science and Engineering R：Reports, 2004, 47（3-4）：49-121.

[2] Goddard J M, Hotchkiss J H. Polymer surface modification for the attachment of bioactive compounds. Progress in Polymer Science, 2007, 32（7）：698-725.

[3] Zhao B, Brittain W J. Polymer brushes：surface-immobilized macromolecules. Progress in Polymer Science, 2000, 25（5）：677-710.

[4] Edmondson S, Osborne V L, Huck W T S. Polymer brushes via surface-initiated polymerizations. Chemical Society Reviews, 2004, 33（1）：14-22.

[5] Barbey R, Lavanant L, Paripovic D, et al. Polymer brushes via surface-initiated controlled radical polymerization：synthesis, characterization, properties, and applications. Chemical Reviews, 2009, 109（11）：5437-5527.

[6] Billon L, Save M, Cunningham M F. Surface-initiated nitroxide-mediated polymerization//Gigmes D. Nitroxide Mediated Polymerization: From Fundamentals to Applications in Materials Science. Cambridge：The Royal Society of Chemistry, 2005.

[7] Perrier S, Takolpuckdee P, Mars C A. Reversible addition-fragmentation chain transfer polymerization：end group modification for functionalized polymers and chain transfer agent recovery. Macromolecules, 2005, 38（6）：2033-2036.

[8] Fristrup C J, Jankova K, Hvilsted S. Surface-initiated atom transfer radical polymerization：a technique to develop biofunctional coatings. Soft Matter, 2009, 5（23）：4623-4634.

[9] Rutenberg I M, Scherman O A, Grubbs R H, et al. Synthesis of polymer dielectric layers for organic thin film transistors via surface-initiated ring-opening metathesis polymerization. Journal of the American Chemical Society, 2004, 126（13）：4062-4063.

[10] Jiang S, Cao Z. Ultralow-fouling, functionalizable, and hydrolyzable zwitterionic materials and their derivatives for biological applications. Advanced Materials, 2010, 22（9）：920-932.

[11] Ladd J, Zhang Z, Chen S, et al. Zwitterionic polymers exhibiting high resistance to nonspecific protein adsorption from human serum and plasma. Biomacromolecules, 2008, 9（5）：1357-1361.

[12] Cheng G, Xue H, Zhang Z, et al. A switchable biocompatible polymer surface with self-sterilizing and nonfouling capabilities. Angewandte Chemie International Edition, 2008, 47（46）：8831-8834.

[13] Murata H, Koepsel R R, Matyjaszewski K, et al. Permanent, non-leaching antibacterial surfaces-2：how high density cationic surfaces kill bacterial cells. Biomaterials, 2007, 28（32）：4870-4879.

[14] Cheng G, Zhang Z, Chen S, et al. Inhibition of bacterial adhesion and biofilm formation on zwitterionic surfaces. Biomaterials, 2007, 28（29）: 4192-4199.

[15] Puppulin L, Takahashi Y, Zhu W, et al. Polarized Raman analysis of the molecular rearrangement and residual strain on the surface of retrieved polyethylene tibial plates. Acta Biomaterialia, 2011, 7（3）: 1150-1159.

[16] Iwasaki Y, Omichi Y, Iwata R. Site-specific dense immobilization of antibody fragments on polymer brushes supported by silicone nanofilaments. Langmuir, 2008, 24（16）: 8427-8430.

[17] 郑军, 李丹, 袁琳, 等. 表面接枝嵌段共聚物刷实现内皮细胞的选择性黏附. 高分子学报, 2013(8): 1108-1114.

[18] Ren X, Wu Y, Cheng Y, et al. Fibronectin and bone morphogenetic protein-2-decorated poly(OEGMA-r-HEMA) brushes promote osseointegration of titanium surfaces. Langmuir, 2011, 27（19）: 12069-12073.

[19] Tugulu S, Silacci P, Stergiopulos N, et al. RGD-functionalized polymer brushes as substrates for the integrin specific adhesion of human umbilical vein endothelial cells. Biomaterials, 2007, 28（16）: 2536-2546.

[20] Wei Q, Pei X, Hao J, et al. Surface modification of diamond-like carbon film with polymer brushes using a bio-inspired catechol anchor for excellent biological lubrication. Advanced Materials Interfaces, 2014, 1（5）: 1400035.

[21] Oster G, Shibata O. Graft copolymer of polyacrylamide and natural rubber produced by means of ultraviolet light. Journal of Polymer Science, 1957, 26（113）: 233-234.

[22] Yang W, Rånby B. Radical living graft polymerization on the surface of polymeric materials. Macromolecules, 1996, 29（9）: 3308-3310.

[23] Magoshi T, Matsuda T. Formation of polymerized mixed heparin/albumin surface layer and cellular adhesional responses. Biomacromolecules, 2002, 3（5）: 976-983.

[24] Moro T, Takatori Y, Ishihara K, et al. Surface grafting of artificial joints with a biocompatible polymer for preventing periprosthetic osteolysis. Nature Materials, 2004, 3（11）: 829-836.

[25] Feng Y K, Yang D Z, Zhao H Y, et al. Grafting sulfoammonium zwitterionic brushes onto polycarbonateurethane surface to improve hemocompatibility. Advanced Materials Research, 2011, 306: 1631-1634.

[26] Xin Z, Du S, Zhao C, et al. Antibacterial performance of polypropylene nonwoven fabric wound dressing surfaces containing passive and active components. Applied Surface Science, 2016, 365: 99-107.

[27] 王印典, 赵长稳, 马育红, 等. 可见光引发的活性接枝聚合及其生物应用. 北京化工大学学报（自然科学版）, 2018, 45（5）: 46-53.

[28] Hsiue G H, Lee S D, Chuen-Thuen C P, et al. Surface characterization and biological properties study of silicone rubber membrane grafted with phospholipid as biomaterial via plasma induced graft copolymerization. Journal of Biomedical Materials Research: an Official Journal of the Society for Biomaterials, the Japanese Society for Biomaterials, and the Australian Society for Biomaterials, 1998, 42（1）: 134-147.

[29] 左文瑾, 王进, 杨志禄, 等. 聚乙烯吡咯烷酮等离子体接枝改性聚丙烯的亲水性及抗凝血性研究. 功能材料, 2009, 40（4）: 667-669.

[30] 殷海燕. 聚砜平板膜的低温等离子表面改性及其在膜式人工肺中的应用. 南京: 南京大学, 2014.

[31] 刘耀东, 黄鑫, 王伟平, 等. 聚砜中空纤维膜式人工肺的等离子体改性研究. 膜科学与技术, 2015, 35（4）: 35-39.

[32] Wei Y, Chen Y, Liu P, et al. Surface modification of hydrophobic PMMA intraocular lens by the immobilization of hydroxyethyl methacrylate for improving application in ophthalmology. Plasma Chemistry and Plasma Processing, 2011, 31（6）: 811-825.

[33] Duan S, Liu X, Wang Y, et al. Plasma surfaces modification of materials and their entrapment of water contaminant: a review. Plasma Processes and Polymers, 2017, 14（9）: 1600218.

[34] Dwivedi N, Yeo R J, Satyanarayana N, et al. Understanding the role of nitrogen in plasma-assisted surface modification of magnetic recording media with and without ultrathin carbon overcoats. Scientific Reports, 2015, 5: 7772.

[35] Bazaka K, Jacob M V, Crawford R J, et al. Plasma-assisted surface modification of organic biopolymers to prevent bacterial attachment. Acta Biomaterialia, 2011, 7（5）: 2015-2028.

[36] Reis R, Dumée L F, He L, et al. Amine enrichment of thin-film composite membranes via low pressure plasma polymerization for antimicrobial adhesion. ACS Applied Materials & Interfaces, 2015, 7（27）: 14644-14653.

[37] Hsu S H S, Chen W C. Improved cell adhesion by plasma-induced grafting of L-lactide onto polyurethane surface. Biomaterials, 2000, 21（4）: 359-367.

[38] Guo Q, With P, Liu Y, et al. Carbon template removal by dielectric-barrier discharge plasma for the preparation of zirconia. Catalysis Today, 2013, 211: 156-161.

[39] Yu Y, Li Y, Pan Y, et al. Fabrication of palladium/graphene oxide composite by plasma reduction at room temperature. Nanoscale Research Letters, 2012, 7（1）: 234.

[40] Yu X, Zhang F, Wang N, et al. Plasma-treated bimetallic Ni-Pt catalysts derived from hydrotalcites for the carbon dioxide reforming of methane. Catalysis Letters, 2014, 144（2）: 293-300.

[41] Chen Y, Wang H, Liu C J, et al. Formation of monometallic Au and Pd and bimetallic Au-Pd nanoparticles confined in mesopores via Ar glow-discharge plasma reduction and their catalytic applications in aerobic oxidation of benzyl alcohol. Journal of Catalysis, 2012, 289: 105-117.

[42] Xie Y, Wei Z, Liu C, et al. Morphologic evolution of Au nanocrystals grown in ionic liquid by plasma reduction. Journal of Colloid and Interface Science, 2012, 374（1）: 40-44.

[43] 翁文剑, 庄均珺, 林素雅, 等. 电化学沉积生物功能涂层的研究进展. 硅酸盐学报, 2017, 45（11）: 1539-1547.

[44] Rakngarm A, Mutoh Y. Electrochemical depositions of calcium phosphate film on commercial pure titanium and Ti-6Al-4V in two types of electrolyte at room temperature. Materials Science and Engineering: C, 2009, 29（1）: 275-283.

[45] He D, Liu P, Liu X, et al. Hydroxyapatite bioceramic coatings prepared by hydrothermal-electrochemical deposition method. Journal of Wuhan University of Technology: Materials Science Edition, 2014, 29（2）: 398-400.

[46] 陈晓明, 李世普, 韩庆荣, 等. 在非水溶液体系中电泳沉积 Ti6Al4V/BG/HA 梯度涂层. 硅酸盐学报, 2001（6）: 565-568.

[47] Stojanovic D, Jokic B, Veljovic Dj, et al. Bioactive glass—apatite composite coating for titanium implant synthesized by electrophoretic deposition. Journal of the European Ceramic Society, 2007, 27（2-3）: 1595-1599.

[48] Zhang X, Wang H, Li J, et al. Corrosion behavior of Zn-incorporated antibacterial TiO₂ porous coating on titanium. Ceramics International, 2016, 42（15）: 17095-17100.

[49] Yamaguchi N, Chae B S, Zhang L, et al. Rheological characterization of polysaccharide-poly(ethylene glycol)star copolymer hydrogels. Biomacromolecules, 2005, 6（4）: 1931-1940.

[50] Gott V L, Whiffen J D, Datton R C. Heparin bonding on colloidal graphite surface. Science, 1963, 142: 1297-1300.

[51] Linhardt R J, Murugesan S, Xie J. Immobilization of heparin: approaches and applications. Current Topics in Medicinal Chemistry, 2008, 8（2）: 80-100.

[52] Winger T M, Ludovice P J, Chaikof E L. Lipopeptide conjugates: biomolecular building blocks for receptor

activating membrane-mimetic structures. Biomaterials, 1996, 17（4）: 437-441.

[53] 廖湘凌, 李声伟, 田卫东. 中空多孔钛种植体复合牛骨形成蛋白的实验研究——即刻植入的组织学观察. 中国口腔种植学杂志, 2000, 5（2）: 73-76.

[54] Piattelli A, Scarano A, Corigliano M, et al. Effects of alkaline phosphatase on bone healing around plasma-sprayed titanium implants: a pilot study in rabbits. Biomaterials, 1996, 17（14）: 1443-1449.

[55] Hersel U, Dahmen C, Kessler H. RGD modified polymers: biomaterials for stimulated cell adhesion and beyond. Biomaterials, 2003, 24（24）: 4385-4415.

[56] Puleo D A, Kissling R A, Sheu M S. A technique to immobilize bioactive proteins, including bone morphogenetic protein-4（BMP-4）, on titanium alloy. Biomaterials, 2002, 23（9）: 2079-2087.

[57] Morra M, Cassinelli C, Cascardo G, et al. Surface engineering of titanium by collagen immobilization. Surface characterization and *in vitro* and *in vivo* studies. Biomaterials, 2003, 24（25）: 4639-4654.

[58] Cui Y L, Di Qi A, Liu W G, et al. Biomimetic surface modification of poly(L-lactic acid)with chitosan and its effects on articular chondrocytes *in vitro*. Biomaterials, 2003, 24（21）: 3859-3868.

[59] Zang D, Yi H, Gu Z, et al. Interfacial engineering of hierarchically porous NiTi/hydrogels nanocomposites with exceptional antibiofouling surfaces. Advanced Materials, 2017, 29（2）: 1602869.

[60] Parada G A, Yuk H, Liu X Y, et al. Impermeable robust hydrogels via hybrid lamination. Advanced Healthcare Materials, 2017, 6（19）: 1700520.

[61] Yu Y, Yuk H, Parada G A, et al. Multifunctional "hydrogel skins" on diverse polymers with arbitrary shapes. Advanced Materials, 2019, 31（7）: 1807101.

[62] Kim Y, Parada G A, Liu S, et al. Ferromagnetic soft continuum robots. Science Robotics, 2019, 4（33）: eaax7329.

（麻拴红　周　峰）

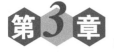

第3章

>>

生物材料表面蛋白质吸附行为

3.1 　蛋白冠及其生物学效应

近年来生物医学材料的研究和应用获得了广泛的关注，特别是用于创伤修复的组织工程支架材料和用于诊断与治疗的纳米生物材料。生物材料一旦进入体内，首先是与血液发生接触，血液中存在的上千种蛋白质不可避免地会吸附于材料表面，而所吸附的蛋白质的组成、吸附后蛋白质空间构象的改变等信息决定了生物材料与机体发生反应的真实界面情况，从而影响或决定材料与机体的进一步反应。因此，探究生物材料表面蛋白质吸附对深入探究生物材料的临床应用具有极其重要的意义。

3.1.1　蛋白冠的定义及驱动力

1. 蛋白冠的定义

生物材料一旦进入生物体内，其表面会快速吸附各种生物分子（以蛋白质为主，还包括脂质、糖等），形成"生物分子晕"[1]。一般而言，蛋白质是细胞组分中含量最为丰富、功能最多的大分子物质，在生命活动中起着各种生命功能执行者的作用，其也是机体体液中最主要的生物大分子。2007 年，K. A. Dawson 将材料表面吸附的这一层"生物分子晕"定义为"蛋白冠"[2]。蛋白冠具有超分子结构，当材料与生物流体接触的时间改变时，蛋白冠的组成也随之变化，这种效应被称为"弗罗曼效应"（Vroman effect）[3]。与材料亲和力低、在体液中含量高的蛋白质最先吸附到材料表面上，但随着时间的推移，亲和力高但含量低的蛋白质会逐渐替代低亲和力的蛋白质。也就是说，蛋白冠中的蛋白质与其周围环境中游离的蛋白质会发生动态交换，经过一段时间（几分钟、几小时甚至几天）最终达到一个相对平衡的状态。通常，研究者将蛋白冠分为疏松蛋白冠（soft protein corona）和致密蛋白冠（hard protein corona）[4]。疏松蛋白冠位于蛋白冠的最外围，一般由亲和力较弱但丰度较高的蛋白质组成，在材料表面停留的时间较短，容易被亲和力较强的蛋白质所替代，其成分和含量常常容易发生变化，且在整个蛋白冠中所占的含量相对较低（图 3-1）。如白蛋白在血清中的含量最多，但是在许多材料表面的吸附量却很低。一旦生物流体中的游离蛋白质含量降低，疏松蛋白冠中的蛋白质便会从材料表面解离下来。致密蛋白冠中的蛋白质与材料表面具有较强的亲和力，在材料表面的停留时间较长，且含量较高，是蛋白冠的主要组成成分，也是研究者广泛关注的蛋白质层。例如，血浆中含量较低的免疫球蛋白、载脂蛋白与纳米材料表面的亲和力较强，常常是各种纳米粒致密蛋白冠的重要组成成分，决定着材料真实的生物学身份[5]。

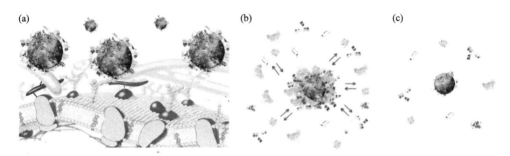

图 3-1　（a）细胞与纳米粒表面形成的蛋白冠的相互作用；（b）疏松蛋白冠和环境中游离蛋白质交换；（c）致密蛋白冠的稳定性

2. 蛋白冠的驱动力

蛋白质-材料的相互作用受各种作用力的影响，如范德瓦耳斯力、静电相互作用力、氢键、疏水作用及 π-π 堆叠作用等[6]。一般而言，材料与蛋白质在接触界面上发生相互作用时，如果两者的结构能很好匹配，范德瓦耳斯力就是蛋白质-材料相互作用的主要驱动力。在接触界面上两者之间的原子对接触越紧密，范德瓦耳斯力的作用就越强。理论上，范德瓦耳斯力作用可以持续很长时间，且材料表面和蛋白质的原子对该作用力均有贡献。但是，材料与溶液接触界面的周围常常有溶剂分子的存在，这样就只有紧密接触的原子才对结合力有贡献。因此，范德瓦耳斯力实际上是蛋白质与材料表面相互作用的一个短距离作用力。当接触的原子离开时，范德瓦耳斯力会急剧减小。对于单组原子对，范德瓦耳斯力较弱。然而，由于蛋白质和材料都含有大量的原子，总的范德瓦耳斯力可能成为影响其相互作用的主导作用力[7]。范德瓦耳斯力倾向于使接触界面最大化，因此材料和蛋白质的形态互补是首要考虑的指标。对于纳米材料而言，纳米粒的粒径越大，其潜在接触界面越大，与蛋白质的范德瓦耳斯力相互作用就越强。对于蛋白质而言，具有更多柔性构象的蛋白质往往与纳米粒能更好地接触，而且可能与纳米粒之间具有更强的范德瓦耳斯力[6]。

静电相互作用力作为一种以电场为媒介传递的长距离作用力（作用力大小与距离的平方成反比），是蛋白质和材料之间的另一种最重要且常见的作用力。蛋白质和材料通过表面电荷保持它们在水相中的稳定性。溶液的 pH 决定了蛋白质和材料表面所带的电荷状态，从而影响它们之间的静电相互作用力[8]。

氢键是分子间相互作用的另一种重要的作用力。蛋白质表面有许多氢的供体和受体，而不同的材料表面氢的供体和受体的数量有很大差异。虽然氢键比范德瓦耳斯力的作用力更强（5～30kJ/mol），但蛋白质和材料之间相互作用的氢键数量比范德瓦耳斯力少。其中水分子是良好的氢供体/受体，在水溶液中氢键对蛋白质与材料相互作用的净贡献通常较小。但是，由于氢键是定向的，它可能为蛋白质与材料的相互作用提供特殊的作用位点[9]。

疏水作用是一种源自将有序水分子排除在非极性表面的熵效应，倾向于使非极性表面的能量最小化，在暴露于亲水介质时通过疏水基团的聚集来产生作用。蛋白质与材料表面之间的疏水作用通常是一种蛋白质的天然结构舒展力，这是因为疏水性材料表面与舒展的蛋白质结合更紧密，而舒展后的蛋白质相较于其原始状态能暴露出更多的疏水残基[10]。

π-π 堆叠是具有芳香环的物质之间的一种相互作用力。芳香环的两种最理想的构象是平行构象和 t 形构象。π-π 堆叠的平均距离比范德瓦耳斯力的作用半径稍大，实验和理论计算均表明 π-π 堆叠是广泛存在的，且有助于蛋白质和 sp^2 杂化碳纳米管之间的相互作用。蛋白质氨基酸残基上的芳香环与富勒烯笼的芳香环平行，由于蛋白质中只有少数几个氨基酸残基含有芳香环，且很大一部分都被埋在蛋白质的疏水核心中，π-π 堆叠是蛋白质与材料表面相互作用的一种特殊作用力[10]。

3.1.2 蛋白冠的生物学效应

纳米级的生物材料，因其具有较小的尺度、较大的比表面积和多种不同于常规生物材料的特殊的力学、光学、磁学、热学、生物学等性能，已被广泛应用于生物医学领域。蛋白冠的形成改变了纳米粒表面的物理化学性质，从而赋予合成纳米粒一个新的生物学身份。细胞、组织所能感知的真实界面是材料表面吸附的蛋白冠，而不是最初合成的裸露的材料表面。也就是说，蛋白冠的形成决定了纳米粒在生物体内的生物学行为，包括纳米粒的生物相容性、靶向性及体内动力学过程等（图 3-2）[11]。

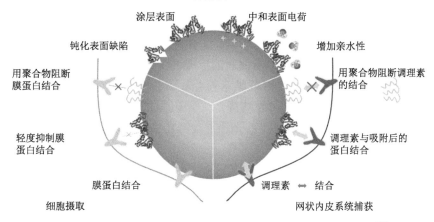

图 3-2　通过蛋白质-纳米粒的相互作用改变纳米材料生物学行为[11]

生物相容性是指材料与生物体之间相互作用后产生的各种生物、物理、化学等反应，包括细胞吞噬、细胞毒性、炎症反应、补体系统激活、血液相容性等。材料植入人体后与人体组织的相容程度，在一定程度上反映了材料对人体组织所造成的影响。生物相容性好的材料一般对机体是无毒的，即不引起炎症反应及细胞损伤。蛋白冠的研究可以为纳米粒的生物相容性提供重要的信息[11]。

1. 细胞吞噬与毒性

纳米粒表面蛋白冠会影响细胞对纳米粒的吞噬，因此，对蛋白冠的深入研究有利于进一步探究细胞吞噬纳米粒的相关机理。纳米粒一旦与细胞发生接触，其表面所形成的动态蛋白冠便会对随后发生的一系列反应产生影响，包括细胞摄取、内化和信号通路的激活等。细胞生长介质和抗凝剂的选择也会影响纳米粒被细胞摄取和蛋白冠的形成，研究显示由于培养基中肝素的影响，巨噬细胞对纳米粒的吞噬量增加，而 HeLa 细胞对纳米粒的吞噬量减少[12]。在蛋白冠的定性和定量研究中，蛋白冠的形成不仅依赖于纳米粒的物理化学性质，还取决于所使用的血清和血浆的浓度，研究发现血清浓度影响氨基改性聚苯乙烯纳米粒的内化程度[13]；与血浆蛋白浓度为 10%的血浆相比，在 100%血浆中纤维蛋白原在沸石纳米粒表面结合的蛋白质数量要少得多[14]。纳米粒在细胞微环境中的浓度直接影响其胶体稳定性、表面所吸附蛋白质的构象及细胞对纳米粒的摄取。阳离子金纳米粒在 1%（W/V）牛血清白蛋白（BSA）溶液中预孵育后与在 10%胎牛血清中孵育的纳米粒相比，MCF-7 细胞对纳米粒的吞噬量增加 3 倍[15]。

在纳米医学中，影响纳米材料应用的一个最关键的问题就是纳米材料的毒性问题，即纳米毒性。而在纳米毒性研究中，一个被经常忽略的因素是培养基中存在的蛋白质等生物分子的影响，因此，在纳米毒性的研究过程中应充分考虑纳米粒自身的物理化学性质及其所处的生物环境。一般情况下，纳米粒所引起的细胞毒性受蛋白冠的组成和细胞类型的影响[16]。纳米粒的细胞毒性依赖于其表面所吸附的特异性蛋白质。一般来说，蛋白冠的形成会降低纳米粒的细胞毒性，例如，当纳米粒预吸附白蛋白后，与裸的纳米粒相比，纳米粒对不同细胞系（A549、HepG2 和 L929 细胞）的细胞毒性均降低[17]。研究显示，TiO_2 纳米管表面形成的蛋白冠能够有效地捕获 TiO_2 所致的光诱导羟基自由基，从而降低 TiO_2 纳米管对 MCF-7 细胞的光毒性[18]。

2. 炎症反应

材料所引发的炎症反应，通常被认为是由于材料表面吸附了特异性蛋白质或者被吸附蛋白质的结构改变所引发的。在那些被认为是介导了组织对聚合物涂层表面反应的蛋白质中，纤维蛋白原（fibrinogen，Fib）是最重要的一种蛋白质。研究表明，纳米粒引发的炎症反应与 Fib 的吸附及其暴露的特定表位的构象变化密切相关。暴露的 Fib 表位可促进其与整合素受体、Mac-1 或被激活的 Mac-1 相互作用，并反向激活 NF-κB（NF-kappa B）信号通路，从而导致炎性细胞因子的释放。然而并不是所有的 Fib 与纳米粒结合后都显示出这样的效果[19]。研究显示血小板在生物材料表面的黏附与被吸附的 Fib 的舒展状态相关，而与 Fib 的吸附量无关[20]。此外，Fib 分子与 SiO_2、碳和 TiO_2 纳米粒表面结合后，通过增强肺泡巨噬细胞的细胞毒性和炎症介质的表达，从而诱导炎症反应。例如，TiO_2 纳米粒的浓度也影响巨噬细胞分泌的细胞因子的类型[21]，而促炎三嵌段共聚物聚环氧乙烷-聚环氧丙烷-聚环氧乙烷表面吸附 Fib 后，细胞所产生的炎症细胞因子的量与 Fib 的吸附量存在相关性[22]。

3. 补体系统激活

结合和激活补体系统是先天免疫系统识别和消除纳米粒等外来物的一个重要途径。在补体活化过程中，纳米粒的物理化学性质决定了补体系统激活的途径和程度，纳米粒的表面形貌、基团、电荷等特性又是蛋白冠组成的主要决定因素。因此，蛋白冠可以被认为是补体系统激活和放大的识别系统[23]。有研究表明，由含糖共聚物接枝的纳米粒对补体系统的影响，是其表面蛋白冠中两种补体蛋白（补体因子 B 和补体蛋白 C3）的含量升高所导致的，而这两种补体蛋白的含量往往取决于纳米粒表面含糖共聚物的接枝密度。同时，纳米粒的表面形貌对补体系统的激活也有着十分重要的影响，如多糖（右旋糖酐和壳聚糖）和白蛋白包覆纳米粒可降低补体活性，延长纳米粒的体内循环时间[24]。此外，纳米粒对补体系统的激活还可通过控制其表面官能团来进行调节，用甲氧基、羧基和氨基等基团修饰纳米粒后，可以有效调控补体系统的活化。一般而言，表面带负电荷的脂质体通过经典途径激活补体系统[25]，而表面带正电荷的脂质体则是通过替代途径来激活补体系统[26]。

4. 血液相容性

蛋白冠的形成还影响着材料的促凝血活性。将氨基修饰的二氧化硅纳米粒与未修饰的纳米粒通过尾静脉注射到小鼠体内进行全身暴露实验，发现氨基修饰的二氧化硅纳米粒能够有效地阻止凝血级联的异常激活，而未经修饰的二氧化硅纳米粒则与内在的凝血因子（如 XII 因子）相互作用，引起急性毒性、肝损伤及血小板衰竭等症状[27]。此外，鼻内暴露实验结果显示，未经修饰的二氧化硅纳米粒会激活固有凝血级联，导致凝血系统异常激活，经过氨基修饰的材料能有效抑制凝血因子 XII 的吸附[28]。

血液相容性是纳米粒经静脉注射进入体内时必须考虑的问题之一，纳米粒引起的溶血会导致内皮细胞的功能紊乱、血栓形成及血红蛋白释放等一系列的临床表现[29]。为了降低纳米粒的溶血性，一般会在纳米粒表面修饰血液相容性好的功能分子，使其表面形成蛋白冠后显著降低疏水性或亲水性纳米粒的溶血活性[30]。传统的溶血实验一般是在没有血浆的情况下进行的，而纳米粒在有/无血浆存在的情况下会表现出完全不同的溶血活性[31]，因此，传统的溶血实验结果可能会与实际应用产生偏差。当不考虑二氧化硅纳米粒表面电荷时，在有血浆的条件下进行溶血实验，介孔二氧化硅纳米粒对红细胞的细胞毒性作用较小，而在磷酸盐缓冲溶液中进行实验时，二氧化硅纳米粒会引起严重的溶血反应。其原因可能是纳米粒表面吸附血浆中的蛋白质而屏蔽了纳米粒原来的表面特性，从而改善了纳米粒的溶血性[32]。而在真实的体内环境中，纳米粒和血细胞都处于动态流动的血液中，截至目前，还没有在真实的体内环境进行纳米粒的血液相容性实验的报道，但是已有研究表明，即使在体外流动的条件下研究纳米粒的血液相容性也表现出与静态环境中明显的差异。

血小板是血液的重要组成部分，血液微环境的改变、进入体内的纳米粒的不同性质等因素都会导致血小板的活化。有研究显示，吸附在纳米粒表面的血浆蛋白的种类不同，会显著影响血小板在羧基功能化的多壁碳纳米管表面的聚集[33]。未表面改性的纳米粒会诱导血小板聚集，而表面修饰白蛋白后能明显减弱这种聚集效应。此外，表面吸附不同的蛋白质对碳纳米管生物功能的影响也各不相同，例如，免疫球蛋白 G（IgG）会引起血小板破碎，而组蛋白则引起血小板聚集[34]。

5. 体内分布、降解

用于药物递送的纳米载体材料通过静脉注射进入体内后表面所形成的蛋白冠

也会改变所载药物的释放行为及材料的靶向性、体内分布和转化、体内循环时间。例如，将介孔二氧化硅纳米粒在细胞培养基中孵育后，其表面形成的蛋白冠会抑制喜树碱（CPT，一种疏水抗肿瘤药物）从其孔隙中释放[35]。然而，装载阿霉素的脂质体阿霉素（doxove，Dox）置于人血浆后，其表面形成的蛋白冠则会引发脂质体膜破裂，最终导致 Dox 药物的泄漏[36]。

在对恶性肿瘤组织的诊断和治疗中，通常将叶酸、转铁蛋白和针对特定受体的抗体修饰于纳米载体材料表面，实现药物的靶向传递。然而，被注射到体内的纳米药物载体仅有很少的一部分能够到达实体肿瘤部位。例如，Dawson 等将转铁蛋白修饰到二氧化硅纳米粒表面，首次研究了纳米粒表面蛋白冠的形成对靶向材料靶向性的影响，考察了在有无血清的情况下纳米粒对 A549 细胞系的靶向能力。结果表明，蛋白冠的形成导致纳米药物载体丧失了靶向性[37]。将超顺磁性氧化铁纳米粒与单克隆抗体偶联后，虽然体外试验结果表明该纳米粒具有良好的靶向性，但是在体内由于其表面吸附了调理素蛋白而导致其靶向能力的丧失[38]。虽然纳米粒表面的靶向配体可能被蛋白冠屏蔽，但由于蛋白质的吸附是一个动态变化的过程，纳米粒的靶向性还是有可能得以保持的。然而，纳米粒靶向性的保留取决于靶向配体与纳米粒之间的结合方式。将抗体通过共价偶联的方式修饰到纳米粒表面，纳米粒表面形成的蛋白冠会完全覆盖共价修饰的靶向配体的表面，进而导致纳米粒原有的靶向性丧失[39]；而通过简单预吸附的方式将抗体与纳米粒结合可以保留抗体的靶向性[40]。此外，蛋白冠的形成对纳米粒靶向效率的影响还与纳米粒表面修饰的靶向配体和目标受体的亲和力有关。如将靶向表皮生长因子受体的多肽 D4、GE11 和小骆驼单域抗体（small camelid single-domain antibody，sdAb）配体修饰到二氧化硅纳米粒表面，在体外通过受体 RNA 沉默技术和增加血清浓度的方式来研究具有不同亲和力的配体的靶向能力。结果显示，即使在高浓度的牛和人血清中小骆驼单克隆抗体修饰的二氧化硅纳米粒仍能有效地靶向表皮生长因子受体（epidermal growth factor receptor，EGFR）[41]。

通过静脉注射的纳米材料与血液中的调理素蛋白结合后导致纳米材料被吞噬系统吞噬，是影响纳米材料体内循环时间的一个关键因素。通过调控纳米材料的表面结构，控制其与体内调理素蛋白的相互作用已成为纳米材料体内功能优化的最有效策略之一[42]。在纳米材料表面修饰聚乙二醇（polyethylene glycol，PEG）是目前公认的抗调理素蛋白吸附策略的金标准，可使纳米粒在体内的循环时间延长。然而，材料表面修饰过多的 PEG 会抑制载体对靶细胞的吞噬，降低载体的靶向性。因此，需要充分考虑材料表面 PEG 化的程度及其所形成的表面蛋白冠的性质，以达到 PEG 的接枝密度与抗调理素作用之间的平衡。"隐身效应"的概念被认为是抗污表面的一种特性。蛋白质在纳米材料表面的吸附为纳米材料提供了一种"隐身"效果。研究显示，蛋白冠中蛋白质能否被接触及其构象的改变可能是纳米粒在血液中能否获得隐身特性的原因[43]。纳米材料表面的蛋白冠有效减小了初始纳米材料和巨噬细胞膜之间的非特异性相互作用，导致细胞对纳米材料的摄取减少，从而延长纳米材料在体内的循环时间。不同的生物分子与纳米材料表面的结合方式不同，会引起纳米材料被网状内皮系统吞噬及在血液中的循环时间不同。有研究表明，白蛋白和载脂蛋白聚集在纳米材料表面可显著减少免疫细胞对纳米材料的摄取。例如，牛血清白蛋白吸附在纳米材料表面会减少单核细胞和巨噬细胞对纳米材料的吞噬，而当纳米材料与人血清白蛋白孵育后，树突状细胞对纳米材料的吞噬会显著减少[44]。Schöttler 等发现，蛋白冠中的团簇蛋白（也称为ApoJ）能减少巨噬细胞对材料的非特异性吞噬[45]；吸附在银纳米粒和二氧化硅纳米粒表面的团簇蛋白会抑制 THP-1 细胞对纳米粒的摄取能力[46]。然而，调理素蛋白，如补体和免疫球蛋白，则会导致纳米材料被体内的单核吞噬细胞系统（mononuclear phagocyte system，MPS）吞噬和清除[47]。Saha 等报道了纳米粒表面补体蛋白吸附量与巨噬细胞对纳米粒的吞噬能力有关[48]。Bertrand 等[47]进行了体内研究，揭示了补体蛋白 3（C3）和载脂蛋白 E（ApoE）在聚乙二醇-聚乳酸乙醇酸共聚物（PEG-PLGA）纳米粒清除中的作用。在缺乏 C3 的动物体内，MPS 对纳米粒的清除率与 C3 无关，而与载脂蛋白 E 相关。此外，蛋白冠也影响细胞对纳米材料的吞噬机制，在巨噬细胞表面表达的清道夫受体（scavenger receptors，SRs）可识别白蛋白和载脂蛋白-纳米复合物，在纳米粒的清除方面起着主导作用。因此，在设计生物医学材料时应控制生物流体中的蛋白质在材料表面的吸附，延长材料在体内的血液循环时间。

纳米材料通过血液循环在不同的组织和器官中聚集。纳米材料表面吸附的蛋白质也会影响材料的生物分布，这是纳米材料在医学应用中的一个关键问题。与柠檬酸修饰的金纳米粒相比，血浆蛋白（如白蛋白和载脂蛋白 E）修饰的金纳米粒在肝脏中的滞留率显著降低。白蛋白修饰的金纳米粒（15 nm）在肺和大脑中的蓄积比柠檬酸-GNPs 和 ApoE-GNPs 多，然而，对于粒径约为 80 nm 的金纳米粒，血浆蛋白修饰对其生物分布没有影响[49]。Pochert 等发现载脂蛋白 A-1 和 A-2 在装载了氟化合物的中空介孔二氧化硅纳米粒（hollow mesoporous silica nanoparticles，HMSNs）正性磁共振成像（magnetic resonance imaging，MRI）造影剂（contrast agents，CAs）表面的吸附量增加，HMSNs 在肝脏的聚集随之增加，而在脾脏或肺等其他网状内皮系统器官中未发现累积[50]。总的来说，对于蛋白冠如何影响纳米材料生物分布这一问题，目前还没有达成共识。

蛋白冠的形成也会影响纳米材料在体内的生物降解。研究表明，蛋白冠对银纳米粒的生物转化具有很强的调节作用。结合力强的蛋白质作为硫化的场所，而结合力弱的蛋白质则以血清浓度依赖的方式形成纳米晶体。这种血清蛋白冠可诱导亚硝酸银的硫化反应，从而降低其毒性[51]。单壁碳纳米管（single-walled carbon nanotubes，SWCNTs）能被人中性粒细胞酶的过氧化物酶（myeloperoxidase，MPO）的反应性自由基中间体和次氯酸盐（OCl⁻）催化降解。将人血清白蛋白（HSA）吸附到 SWCNTs 表面，与 SWCNTs 相比，HSA 的加入降低了 OCl⁻或 MPO 系统诱导的 SWCNTs 体外降解速率。但是，HSA-SWCNTs 的相互作用能促进细胞对纳米管的吞噬，刺激中性粒细胞中 MPO 的释放和 OCl⁻的生成，从而为纳米管的降解创造有利条件[52]。在酵母聚糖的刺激下中性粒细胞对 SWCNTs 和 HSA-SWCNTs 均有显著的降解，而且 HAS-SWCNTs 被生物降解的程度更高，这表明 HSA 与 SWCNTs 的结合可能是决定 MPO 介导 SWCNTs 在人中性粒细胞内降解的关键因素。优化纳米材料的生物降解速率是目前纳米药物研究的难点之一，需要引起更多的关注。

6. 改变材料的生物学行为

除了纳米材料之外，其表面吸附的蛋白冠也影响着组织工程支架材料的生物学行为。张兴栋课题组通过模拟实际生理环境，研究了在由骨形态生成蛋白和 20% 人血清混合组成的复杂蛋白体系中骨形态生成蛋白（bone morphogenetic protein-2，BMP-2）在不同多孔磷酸钙陶瓷表面的竞争吸附行为，并详细讨论了 BMP-2 在多孔磷酸钙陶瓷成骨诱导中的作用，发现 BMP-2 在体外在不同磷酸钙陶瓷表面的吸附量没有明显的差别。将不同相组成［磷酸三钙（β-tricalcium phosphate，β-TCP）、羟基磷灰石（hydroxyapatite，HA）、β-TCP/HA = 30/70、β-TCP/HA = 70/30］的支架植入体内后，BCP-2 多孔支架能促进 BMP-2 和骨钙素（osteocalcin，OCN）的表达，与其他磷酸钙陶瓷相比具有更好的骨诱导能力。这说明多孔磷酸钙陶瓷的成骨诱导能力可能受到植入体局部微环境中 BMP-2 含量的影响，而且 BMP-2 的含量受陶瓷相组成的调控[53]。Serpooshan 等报道了胶原膜表面的蛋白冠能再现组织微环境所特有的、重复性的成分。他们将 I 型胶原凝胶支架植入不同病理模型的 C57 小鼠体内，分析该支架表面的蛋白冠，发现蛋白冠的组成依赖于植入的部位及机体的病理状况。免疫缺陷组、心肌梗死组与正常组相比，支架表面蛋白冠组成明显不同。将人脐静脉内皮细胞接种在表面吸附有特异性蛋白冠的胶原膜支架上，结果表明不同的蛋白冠对人脐静脉内皮细胞的代谢和细胞因子的释放均有显著的影响[5]。吴尧课题组也制备了各种磁性组织工程复合支架材料，发现磁性复合支架能够显著地加速骨相关细胞的增殖及骨缺损修复，在此基础上，他们进一步通过体内外试验系统研究了磁性复合支架表面蛋白冠的组成、特性及其对成骨性能的影响作用，揭示了磁性羟基磷灰石复合支架促进成骨细胞增殖作用的机理，发现磁性羟基磷灰石复合支架表面富集了大量与钙离子、G 蛋白偶联受体、细胞增殖及丝裂原活化蛋白激酶（mitogen-activated protein kinase，MAPK）信号通路相关蛋白质，且 MAPK 信号通路的激活促进了成骨细胞的增殖[54]。他们进一步将磁性羟基磷灰石复合支架植入大鼠股骨缺损部位，通过探究不同植入时间，支架表面吸附蛋白质的动态组成及骨修复的情况，发现与羟基磷灰石支架相比，磁性羟基磷灰石复合支架表面吸附的慢性炎症相关蛋白质较少，而急性炎症相关蛋白质增多。在成骨细胞培养过程中加入炎症因子（IL-6 和 C3），能促进成骨细胞的增殖，说明炎症在一定程度上影响了骨缺损修复[55]。一般而言，在损伤的早期阶段急性炎症的出现有利于缺损的修复，而长期的慢性炎症则导致修复的失败。他们的研究结果表明磁性羟基磷灰石复合支架能抑制慢性炎症而促进急性炎症反应，从而加速骨的损伤修复。到目前为止，针对组织工程支架表面蛋白冠的研究相对较少，还需要更多相关的研究来揭示组织工程支架与细胞和组织之间的相互作用。

3.2　材料物理化学性质对蛋白冠的影响作用

　　蛋白冠的形成是一个非常复杂的过程，受各种因素的影响。关于纳米材料的物理性质（大小、形状、粗糙度、曲率）及化学性质（化学成分、亲水性/疏水性、表面电荷和表面功能基团）对蛋白冠的影响已有大量的研究报道，这使得纳米材料-蛋白质相互作用的有效预测更加困难。

3.2.1　材料的物理性质对蛋白冠的影响作用

　　纳米材料的粒径是影响蛋白冠形成的重要因素之一，粒径的不同导致材料的表面曲率发生变化，从而使纳米材料具有不同的表面效应。关于纳米材料的粒径影响蛋白冠的形成已有大量研究报道。Tenzer 等以不同粒径（8 nm、20 nm 和 125 nm）的介孔二氧化硅纳米粒为研究对象，将其与人的血浆孵育后，分析不同粒径的二氧化硅纳米粒表面形成的蛋白冠，发现载脂蛋白和凝集素在 8 nm 的二氧化硅纳米粒表面大量富集，而凝血酶原（prothrombin）和凝溶胶蛋白（gelsolin）在 125 nm 的二氧化硅纳米粒表面吸附[56]。Martin 等研究了不同粒径的（5 nm、15 nm 和 80 nm）带负电荷的金纳米粒与老鼠的血清孵育后表面形成的蛋白冠。通过离心获得致密蛋白冠层，并用十二烷基硫酸钠-聚丙烯酰胺凝胶电泳（sodium dodecyl sulfate-polyacrylamide gel electrophoresis，SDS-PAGE）和基于基质辅助激光解析电离飞行时间质谱的蛋白组学（MALDI-TOF-MS-Proteomics）进行分析。结果显示，在不同金纳米粒表面蛋白冠的性质及含量均不同，与大粒径的金纳米粒相比，小粒径的金纳米粒吸附蛋白冠的含量较高，组成蛋白冠的蛋白质条带的强度随着纳米粒粒径的增加而降低[57]。对不同粒径（10 nm 和 25 nm）的超顺磁性氧化铁纳米粒表面蛋白冠的研究表明，蛋白质的种类及吸附动力学在两种粒径的纳米粒表面显著不同，如载脂蛋白 A-I（apolipoprotein A-I）吸附在 10 nm 的纳米粒表面，在

25 nm 的纳米粒表面表现出快速交换动力学的蛋白质的含量占总检测蛋白质的 81%，显著高于 10 nm 纳米粒表面的蛋白质所占的比例[58]。可见纳米材料的粒径对蛋白冠的形成至关重要。

纳米材料的形貌影响着材料表面蛋白冠的形成。纳米材料常见的形貌有球形、类球形、棒状、杆状、线形、花状和管状等。目前，已有大量文献报道设计不同形状或不同宽高比的纳米材料应用于医学、生物学等领域，特别是癌症的治疗。研究表明金纳米粒的形貌影响着溶菌酶（lysozyme）和 α-胰凝乳蛋白酶（α-chymotrypsin，ChT）的吸附模式，与球形金纳米粒相比，棒状金纳米粒表面吸附的蛋白质的含量更高。此外，金纳米粒的形貌也影响被吸附的蛋白质的结构和功能[59]。Moustaoui 等研究了球形和分枝状的金纳米粒表面蛋白质的结合力和吸附量。当球形金纳米粒表面形成蛋白冠之后，其水动力学半径增大，而且蛋白质在其表面有特定的吸附取向。而由于分枝状金纳米粒具有较高的比表面积和多种表面取向性，导致蛋白质在其表面显示出不同的吸附取向。正是由于 BSA 的不同取向，分枝状金纳米粒表面吸附的蛋白质含量是球形金纳米粒的 9 倍[60]。

此外，即使纳米材料表面性质发生微小的改变，也会导致蛋白冠的组成发生显著改变，包括纳米粒的表面粗糙度及表面曲率。研究表明，纳米粒的表面粗糙度和拓扑结构影响着蛋白冠中蛋白质的组成。Mahmoudi 和 Serpooshan 发现特定尺寸分布的蛋白质总是优先吸附在表面光滑的纳米粒表面，而在表面带褶皱的纳米粒表面的吸附较少[61]。在人血浆中孵育 1 h 后，表面光滑和粗糙的核壳超顺磁性氧化铁纳米粒包裹了血浆中的不同蛋白质。一维凝胶电泳和液相-质谱-质谱分析结果显示，光滑的金纳米粒表面主要吸附分子质量为 120～310 kDa（1Da=1.66054 ×10^{-27}kg）和 30～70 kDa 的蛋白质，而粗糙的金纳米粒表面主要吸附分子质量为 70～120 kDa 和 10～30 kDa 的蛋白质。与光滑表面相比，血小板反应蛋白和血清白蛋白在粗糙表面的吸附量增加。而在锯齿状表面、尖锐边缘的表面，电荷越分散越有利于蛋白质通过范德瓦耳斯力和静电力的吸附及氢键相互作用。这种现象会随着表面粗糙度的变化导致蛋白质的结合发生改变，除了影响蛋白冠中蛋白质的组成外，也会引起吸附的蛋白质构象或结构变化。Dolatshahi-Pirouz 等[62]利用石英晶体微天平（quartz crystal microbalance with dissipation，QCM-D）观察到铂表面粗糙度从 1.49 nm 增加到 4.62 nm，模型蛋白 BSA 在其表面的吸附量随之增加。当 BSA 结合到最粗糙的表面时，体系中存在几种不同的吸附相，表明吸附的蛋白质构象发生了改变。蛋白质结构的改变促进了蛋白质之间的紧密堆积，导致具有粗糙表面的纳米粒吸附更多的蛋白质[63]。

纳米材料的表面曲率影响着表面吸附蛋白的构象，构象变化的趋势与蛋白质的大小和形状相关。Roach 等利用近红外光谱研究了不同尺寸和形貌的模型蛋白，球形的白蛋白（约 66 kDa）和棒状的纤维蛋白原（约 340kDa）在二氧化硅纳米粒

（15～165 nm）表面的吸附情况，探究了纳米粒的表面曲率对吸附蛋白质的二级结构的影响。小尺寸的纳米粒具有较高的表面曲率，而较大尺寸的纳米粒表面较平整。一旦吸附到较大尺寸的纳米粒表面，小尺寸的球形的白蛋白的有序螺旋结构会丢失，自由链的数量随之增加；而在小尺寸的纳米粒表面吸附后，蛋白质保持相对较完整的天然结构。另外，大的、棒状的纤维蛋白原在小粒径纳米粒表面吸附后其天然的有序结构丧失，由原来的螺旋结构变为自由链。这种蛋白质吸附现象在亲水和疏水表面都存在。当白蛋白和纤维蛋白原吸附到小粒径的纳米粒表面时酰胺Ⅰ和酰胺Ⅱ的比例不同[64]。由此可知，纳米粒的尺寸影响蛋白质被吸附后的构象和/或方向的变化。Goy-López 等的研究进一步验证了纳米粒的表面曲率影响着小球形蛋白的吸附。不同粒径的金纳米粒（5～100 nm）对白蛋白的吸附结果表明，白蛋白吸附到大粒径的金纳米粒（表面曲率降低）表面时，其螺旋成分降低，自由链及 β-折叠构象增多[65]。此外，Lundqvist 等的研究结果表明，蛋白质二级结构的扰动改变受颗粒有效表面积影响。较大的颗粒对应较大的蛋白质-颗粒相互作用表面，导致较高程度的蛋白质结构变化，至少在小球形蛋白的情况下是这样的[66]。

总的来说，纳米材料的尺寸、形状、表面粗糙度、表面曲率等物理性质都显著地影响着蛋白冠的蛋白质组成，这些微观结构同时也影响着吸附的蛋白质的构象。这些信息均决定着纳米材料进入体内后最终的生物学命运、功能，从而影响其实际应用。

3.2.2 材料的化学性质对蛋白冠的影响作用

除了纳米材料的物理性质外，其化学性质也显著地影响着纳米材料表面蛋白冠的组成。纳米材料的组成及其表面化学性质是决定与其结合的蛋白质的亲和性和同一性的关键因素[67]。Deng 等研究了带有相同表面电荷的二氧化钛、二氧化硅和氧化锌等金属氧化物与人血浆蛋白的吸附情况，发现在二氧化钛和二氧化硅纳米粒表面吸附的蛋白质相似，而氧化锌纳米粒表面的致密蛋白冠层显著不同于其他两种纳米粒。簇集素（clusterin）、载脂蛋白 D（apolipoprotein D）和 α2-酸性糖蛋白（α2-acid glycoprotein）在二氧化钛和二氧化硅纳米粒表面的蛋白冠中被检测到，而在氧化锌纳米粒中未被检测到。其他蛋白质如转铁蛋白、免疫球蛋白 α 重链和触珠蛋白仅在氧化锌纳米粒的蛋白冠中发现[68]。为了阻止蛋白质的吸附，控制蛋白冠的组成，可以用不同基团对纳米材料表面进行修饰。在纳米材料表面进行“隐身”修饰，可帮助纳米粒逃避巨噬细胞的识别。合适的聚合物，如 PEG，可修饰于纳米材料表面，减少蛋白质结合，并防止它们被网状内皮系统所识别，即 PEG 化。纳米材料表面所修饰的 PEG 的密度决定了纳米材料在体内的长循环时间[69]。"硅酸盐"（siliconate）也可用于纳米材料表面修饰，阻止蛋白质的吸附[70]。表面修饰了 PEG、咪唑基、羧基、氨基、赖氨酸、甲基和半胱氨酸的聚苯乙烯纳米粒与内皮细胞相互作用的研究表明，功能化的纳米粒表面蛋白质结合能力与细胞相互作用有关[71]。用 Pluronic F127 对单壁碳纳米管和非晶态二氧化硅颗粒进行修饰，可增强纳米粒的分散性，且对血清蛋白的吸附显著降低[72]。

纳米材料的表面电荷是决定蛋白冠组成的一个关键因素。Price 等研究了脂质体（中性、PEG-中性、负电荷、PEG-负电荷）表面电荷对蛋白质吸附的影响，表面未修饰和经 PEG 化修饰中性脂质体、带负电荷脂质体与纤维蛋白原溶液孵育 3 h，发现对于中性脂质体而言，PEG 修饰对纤维蛋白原的吸附几乎没有影响，而对于带负电荷脂质体而言，纤维蛋白原的吸附量随着 PEG 的含量的增加而降低。与中性脂质体相比，带负电荷的脂质体表面吸附了更多的纤维蛋白原[73]。Capriotti 等证明了改变纳米粒表面的电荷密度会影响蛋白冠的组成和含量，质谱数据显示纤维蛋白原的吸附量与阳离子脂质体表面的正电荷量呈正相关，而载脂蛋白、补体蛋白 C4b 则吸附在电荷密度低的阳离子脂质体表面[74]。Gessner 等研究了带负电荷的聚合物纳米粒表面电荷密度的影响，发现随着纳米粒表面电荷密度的增加，血浆蛋白的吸附量增加[75]。Deng 等将聚丙烯高分子修饰的（带负电荷）金纳米粒和聚丙烯酰胺修饰的（带正电荷）金纳米粒与人的血浆孵育，研究不同表面电荷对蛋白冠的影响。结果也证明了表面电荷的密度对蛋白冠吸附的影响，降低金纳米粒表面电荷的密度可以抑制蛋白质吸附，纤维蛋白原在正、负电荷金纳米粒表面都是吸附量最高的蛋白质。蛋白结合动力学的结果显示，纤维蛋白原与正电荷金纳米粒的亲和力较低，更容易从其表面解离[76]。此外，纳米材料表面电荷也影响着被吸附蛋白质的构象。研究表明，在配体（阳性和阴性）带电荷的情况下，金纳米粒表面吸附的蛋白质结构发生改变，而中性配体则保留了蛋白质的结构[77]。

纳米材料的亲疏水性也影响着纳米材料表面蛋白冠的形成。与亲水性的纳米材料相比，更多的蛋白质能够吸附在疏水纳米材料表面。由于蛋白质与疏水纳米材料表面的亲和力较高，在疏水纳米材料表面吸附的蛋白质更易发生变性，而失去蛋白质固有结构[78]。载脂蛋白是疏水纳米材料表面形成蛋白冠的主要部分，IgG、纤维蛋白原和白蛋白则通常吸附在亲水纳米材料表面[79]。Cedervall 等利用等温滴定量热法（isothermal titration calorimetry，ITC）研究了蛋白质与材料结合的亲和力和化学计量数。结果表明，随着纳米粒疏水性的增加，蛋白质的化学计量数逐渐增加，白蛋白在疏水型纳米粒表面停留的时间比亲水型纳米粒短[80]。

3.3　正常及病理环境下材料与蛋白冠的相互作用

在生理环境中，纳米材料表面形成一层活性生物分子壳——蛋白冠。蛋白冠的形成除了受纳米材料的物理化学性质的影响外，还受环境因素如温度、蛋白质来源、疾病类型等影响。纳米材料的物理化学性质对蛋白冠形成的影响已得到了广泛研究，然而，许多环境因素，如蛋白质的浓度、温度、物种（人或鼠）、蛋白介质的种类（血清或血浆），抗凝剂种类、蛋白流体的流动状态（动态和静态）直到最近才受到关注，而其他一些情况，如个性化蛋白冠和疾病特异性蛋白冠还没有被广泛地研究。

3.3.1　正常环境下材料与蛋白冠的相互作用

自从 2007 年 K. A. Dawson 首次提出蛋白冠以来，关于纳米材料表面蛋白冠的研究主要是以各种血清、血浆、细胞培养基、正常的动物模型等为考察对象，利用各种测试手段研究纳米粒与不同的生物流体和不同的孵育时间对材料表面蛋白冠的影响。

不同生物流体的蛋白质组成显著影响着蛋白冠的性能。当纳米材料暴露于不同的生物介质中时，不仅材料表面蛋白冠的组成不同，而且吸附的蛋白质的亲和力也不同。有报道称，纳米材料在血浆和血清中孵育后所形成的蛋白冠不同，在与血浆孵育后形成的蛋白冠中常检出与凝血因子相关的蛋白质，而与血清孵育后形成的蛋白冠中却没有该类蛋白质，因为血清中缺乏凝血因子，如纤维蛋白原[81]。Lundqvist 等研究发现二氧化硅纳米粒在全血、全血含乙二胺四乙酸（EDTA）、血浆或血清中孵育后，其表面形成的蛋白冠呈现明显差异。采用离心的方式获得致密蛋白冠，并用一维 SDS-PAGE 进行分析，采用考马斯亮蓝对蛋白质条带进行染色。结果表明，在有、无 EDTA 的全血中，纳米粒表面形成的蛋白冠存在明显差异。在含 EDTA 的全血中，组成蛋白冠的蛋白质条带主要分布在分子质量为 50 kDa 的位置，主要包括纤维蛋白原 β 和纤维蛋白原 γ。此外，血浆中形成的蛋白冠与血清中形成的蛋白冠也存在显著差异，与全血相比，血浆和血清样品中组成蛋白冠的蛋白质数量较少[82]。二氧化硅纳米粒在无血清的介质中孵育 1 h 后，其表面吸附细胞膜或胞液中的蛋白质；在添加血清的培养基中，二氧化硅纳米粒表面吸附血清蛋白后与细胞的相互作用减弱，导致细胞摄取纳米粒的量低于不添加血清的培养基中细胞摄取纳米粒的量，可见蛋白冠的形成减少了纳米粒在细胞表面的黏附和细胞的吞噬。细胞培养基的不同也影响着蛋白冠的形成。与洛斯维帕克纪念研究所研发的一种细胞培养基——RPMI 培养基相比，纳米粒在杜氏培养基（DMEM）中孵育 48 h 后吸附到纳米粒表面的总蛋白量更高，即使孵育 1 h 也能观察到类似的现象[83]。有研究表明，细胞外环境的动态组成也影响着蛋白冠的组成成分，如细胞消耗和分泌的生物分子可能显著影响蛋白冠的组成，并直接影响纳米材料与细胞之间的相互作用。Albanese 等研究了培养细胞（A549 肺癌细胞、HeLa 宫颈癌细胞、MDA-MB-435

黑色素瘤细胞或 RAW264.7 巨噬细胞样细胞）不同时间后所获得的条件培养基对纳米粒表面蛋白质吸附的影响。他们合成了经柠檬酸、11-巯基癸酸（MUA）和巯基聚乙二醇修饰的三种金纳米粒，将纳米粒在 10%胎牛血清（FBS）中孵育 1 h，建立初始蛋白冠，然后将纳米粒与几种癌细胞条件培养基孵育，再用 SDS-PAGE、液相色谱-质谱/质谱（LC-MS/MS）和蛋白质印迹法（Western blotting）分析了蛋白冠的组成，评估了细胞或条件介质的改变对纳米粒表面蛋白冠组成的影响。SDS-PAGE 结果表明，将金纳米粒暴露在条件培养基中，蛋白冠的组成会发生变化，这取决于对培养基进行条件处理的细胞类型。所有细胞系均有高分子量的蛋白质条带。蛋白冠中细胞来源的蛋白质丰度随着细胞处理培养基时间的增加而逐渐增加。纤连蛋白的含量随培养基作用时间的增加而增加[84]。此外，蛋白质的种属来源也对蛋白冠有所影响。研究表明，人血浆和胎牛血清中蛋白冠的组成存在差异[85]。

除了蛋白质的来源外，蛋白质溶液的浓度也显著影响蛋白冠的组成。研究表明，二氧化硅纳米粒分别与浓度为 3%、20%和 80%血浆孵育后，表面形成的蛋白冠的组成明显不同，这在一定程度上可以解释蛋白冠形成的动态过程，即在人血浆中含量较高、亲和力相对较低的蛋白质在纳米粒表面存在一定时间后会被亲和力高但是含量相对较低的蛋白质所替代，最终形成一个致密的蛋白吸附层[86]。此外，人血清浓度在 0.5%～50%（W/V）内变化时，血清浓度越高，蛋白冠的组成中载脂蛋白 E 的相对丰度越高，特别是血清浓度为 50%时，载脂蛋白 E 是磁性纳米粒表面蛋白冠的主要组成成分，而血清白蛋白和转铁蛋白的含量相对较低[87]。

在体外关于蛋白冠的研究大部分是在静态条件下进行的，然而纳米材料一旦应用到体内，不可避免地面临真实的体内环境中血液以一定速度流动的问题。为了能够更好地还原体内的动态环境，研究者考察了静态和动态环境下纳米材料表面所形成的蛋白冠的差异。Pozzi 等将脂质体与胎牛血清分别在静态和动态（流速40cm/s）的条件下孵育（图 3-3）。通过动态光散射技术（DLS）和 LC-MS/MS 对蛋白冠的组成和结构进行表征。结果表明，孵育条件显著影响分子质量为 100～150 kDa 的蛋白质的数量，这些蛋白质在静态形成的冠层中的丰度（6.8%±0.4%）是原来在动态孵育条件下的两倍（3.3%±0.9%），动态的孵育环境促进了分子质量小于 20 kDa（37%±5%）的蛋白质在脂质体表面的吸附。脂质体表面吸附大量的补体蛋白、载脂蛋白和急性期蛋白[如 α-1-抗胰蛋白酶（A1AT）；间 α-胰蛋白酶抑制剂重链 H3（ITIH3）]，这些蛋白质参与了纳米材料和生物系统之间的相互作用。A1AT 是丝氨酸蛋白酶的抑制剂，是一种抗炎症蛋白，具有免疫系统调节作用。据报道 A1AT 可影响淋巴细胞增殖和细胞毒性，并影响单核细胞和中性粒细胞的功能。由于 A1AT 的抗炎作用，该蛋白质的存在可减少巨噬细胞在纳米材料聚集部位的募集。此外，A1AT 对肺微血管内皮细胞和上皮细胞具有抗凋亡作用。ITIH3 可作为透明质酸在血清中的载体，也可作为透明质酸与其他基质蛋白之间的连接蛋白。由于透明质酸是位于细胞膜和细胞外基质的糖蛋白的主要组成成分，表面吸附的透明质酸结合蛋白促进纳米材料与细胞表面的糖蛋白相互作用。此外，孵育条件对凝血系统蛋白、组织渗漏蛋白和其他蛋白与脂质体表面的结合有轻微的影响[88]。

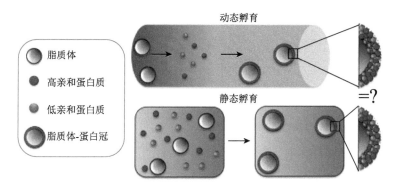

图 3-3　动态和静态孵育条件下脂质体表面形成蛋白冠[88]

　　大量的研究试图通过体外细胞培养的方式来预测纳米材料在体内的生物学效应及生物分布。然而，结果往往事与愿违，主要原因是体内的环境比体外更复杂，仅仅通过体外试验完全模仿体内环境很困难。将纳米材料通过尾静脉注射进入大鼠体内一段时间后，回收蛋白冠-纳米粒复合物，再对蛋白冠进行表征，可得到真实环境下的蛋白冠的相关信息。Kostarelos 等首次将脂质体在体外形成的蛋白冠与体内形成的蛋白冠进行了比较（图 3-4），证明体内形成的蛋白冠比体外形成的蛋白冠复杂得多，体内形成的蛋白冠包含更多不同类型的蛋白质[89]。他们还将 PEG 化的脂质体通过尾静脉注射到 CD-1 小鼠体内 10min、1h、3h，通过心脏穿刺取血回收表面吸附有蛋白冠的脂质体。结果表明，脂质体注射到体内 10 min 后，其表面形成了一层蛋白冠，尽管延长体内停留的时间，但是材料表面吸附蛋白质的总量并没有发生显著的改变，蛋白冠中大部分蛋白质属于血浆中低丰度的蛋白质，质谱数据显示，注射 3 h 后，蛋白质的种类和含量随时间的变化而发生动态变化[90]。Sakulkhu 等研究了超顺磁性四氧化三铁纳米粒在体外（分离提取的大鼠血清）和体内（大鼠）所形成的蛋白冠，发现体内外条件下纳米材料表面形成的蛋白冠的组成明显不同，与带正电荷和负电荷的纳米粒相比，中性纳米粒在体内和体外吸附的蛋白质的种类最多。带正电荷的纳米粒在体内吸附蛋白质的数量最少，而带负电荷的纳米粒在体外吸附蛋白质的数量最少。此外，血清白蛋白是三种纳米粒在体内和体外孵育后所形成的蛋白冠中同时观察到的一种蛋白质，但是血清白蛋白在体外孵育的负电荷纳米粒所形成的蛋白冠中的相对含量较高，而在其他纳米粒和孵育条件下的含量均较低。除了在体外孵育的带负电荷的纳米粒外，组成纳米粒表面蛋白冠的蛋白质中含量丰度占第二的蛋白质为凝血因子 X、分泌的磷蛋白 24、血红蛋白亚单位-1、α-1/2 和载脂蛋白 E[91]。

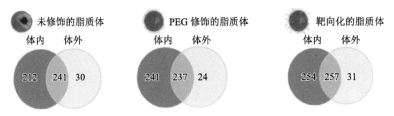

图 3-4　体内外不同脂质体表面吸附的蛋白质种类[90]

3.3.2　病理环境下材料与蛋白冠的相互作用

　　众所周知，在不同的病理条件下血液系统的蛋白质组成及含量会发生动态改变。血浆中一些蛋白质丰度的变化可用于诊断和/或预测不同疾病的严重程度[92-95]。考虑到每种疾病有不同的血浆蛋白组成的特点，研究者假设并证明了不同的疾病在同一纳米材料上所形成的蛋白冠存在明显差异。不同病理条件引起的血浆蛋白组成改变对商用纳米粒表面蛋白冠实际组成成分有所影响，因此"个性化蛋白冠"（personalized protein corona，PPC）被提出。个性化蛋白冠是指不同病理、生理条件下血浆蛋白组成的变化导致纳米粒表面蛋白冠发生改变，不仅包括与特定疾病患者的血浆孵育过程中纳米粒表面形成的蛋白冠（图 3-5）[96]，还包括与不同年龄、性别、生活方式、生活习惯、居住条件和地理环境等健康人和患者血浆孵育后形成的蛋白冠（图 3-6）[97]。

　　人类血液中含有多种疾病的生物标志物。在癌症病例中，不同的血液成分如某些特定细胞类型、肽、微小核糖核酸、代谢物和蛋白质均可作为判断病理状态的指标[98-100]。在某些情况下，血浆蛋白的翻译后修饰水平被用来区分特定疾病的患者和健康个体。例如，C3、富含组氨酸的糖蛋白和激肽原-1 的唾液酸化和岩藻糖基化水平的改变常与结直肠癌的进程有关[101]。血浆蛋白（如血管内皮生长因子-2、基质金属蛋白酶-1 和 C5）的羰基化与肥胖引起的 2 型糖尿病有关[102]。此外，一些血浆蛋白也是急/慢性炎症反应的重要组成部分。这些"炎症敏感的血浆蛋白"常与心肌梗死、中风、糖尿病及糖尿病前期症状密切相关。一般情况下，α-抗胰蛋白酶、纤维蛋白原-α 和 c 反应蛋白含量的上升与糖尿病的发生相关[103]，而肿瘤坏死因子-α 及其他炎症标记物已确定为预测心血管疾病的生物标志物[104]。许多流行病学的研究已将血浆炎症标志物高表达与心血管疾病的发病率联系起来。随访约 20 年的人群队列研究显示，炎症敏感的血浆蛋白水平，包括纤维蛋白原和 α-1

抗胰蛋白酶，与心力衰竭住院的发生率相关。另一种受炎症严重影响的血浆蛋白是白蛋白，它是血浆蛋白的主要组成部分，通常最先结合到纳米材料的表面。白蛋白由肝脏合成，是体内激素和维生素运输的物质基础。一般情况下，肝功能障碍及其并发症会改变血浆中白蛋白的水平。此外，白蛋白水平也是不同病理条件的指标，如营养不良和感染。对于神经紊乱的患者而言，其血浆蛋白组成更复杂，与健康志愿者相比，抑郁症患者的血浆蛋白中免疫球蛋白、C3c、C4 和 α-抗胰蛋白酶含量明显升高，白蛋白和转铁蛋白含量显著降低[105]。与此同时，阿尔茨海默病患者血浆中补体因子-h 和 α-2-巨球蛋白的水平显著高于健康人，这两种蛋白质的丰度与疾病的严重程度有关[106]。可见利用患者的血浆或血清，研究蛋白冠的形成对纳米粒的靶向性、分布和/或毒性的影响，能够更好地实现个性化的材料体系设计和疾病机理分析。

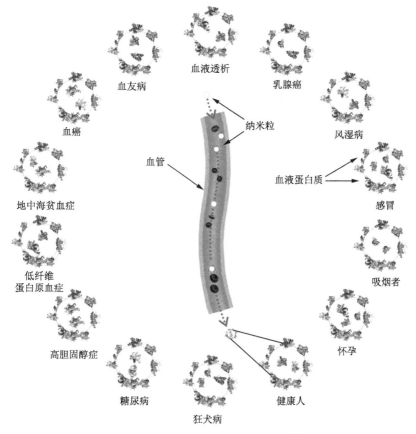

图 3-5 疾病相关的个性化蛋白冠[96]

由于不同的疾病状态引起血浆蛋白组成改变，进而影响构成纳米粒表面蛋白冠的蛋白质的种类、数量和构象

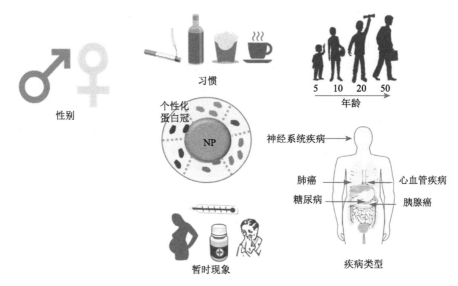

图 3-6 性别、习惯、年龄、疾病、怀孕等影响个性化蛋白冠[97]

如上所述，各种疾病可导致血浆蛋白质组成和/或蛋白质构象的改变。这意味着在不同疾病条件下，纳米粒表面蛋白冠的组成成分和蛋白质构象也可能发生变化。Mohammad 等详细地研究了亲水的二氧化硅和疏水的聚乙烯纳米粒与患有不同疾病，如癌症、糖尿病、高胆固醇血症、风湿、狂犬病、血友病、低纤维蛋白原血症，有不同的生活习惯的健康人（如吸烟）和不同饮食习惯及怀孕的人的血浆进行孵育，证明了特殊疾病的特有蛋白冠的组成（图 3-5）。SDS-PAGE 凝胶电泳结果表明，与各种疾病相关的蛋白冠中蛋白质在组成和数量上存在明显差异，而来自患有相同疾病且生活方式相同的患者的血浆孵育后形成的蛋白冠非常相似，仅有较小的差异。此外，即使是来自相同性别和年龄的健康受试者的血浆，蛋白冠的组成也不是完全相同的。疾病的类型在纳米粒表面蛋白冠的蛋白质组成中起着至关重要的作用。基于这些研究结果，他们提出了"个性化蛋白冠"的概念，作为纳米-生物医学的一个决定性因素，这将有助于研究人员合理设计基于"个性化蛋白冠"的临床和生物学应用实验[96]。Colapicchioni 等研究了脂质体（AmBisome，经临床批准）在胃癌、乳腺癌和胰腺癌患者（每种疾病 10 人）血浆蛋白中形成的个性化蛋白冠，证实了 Mohammad 等的研究结果。作者发现，在健康志愿者和癌症患者之间，由蛋白冠导致的脂质体大小的变化是相似的。蛋白冠包被的脂质体在胰腺癌患者体内显示出的负电荷比在乳腺癌和胃癌患者体内的负电荷要少，表明在胰腺癌患者血浆蛋白中含有较多带正电荷的蛋白质。SDS-PAGE 结果显示，不同患者的蛋白质条带不同，来自胰腺癌患者的蛋白冠比其他癌症患者的更丰富，进一步证实了胰腺癌患者血浆蛋白中含有更多带正电荷的蛋白质。

在含量最丰富的条带中,分子质量为 37 kDa 的蛋白质条带与免疫球蛋白 A(IgA)和免疫球蛋白 G(IgG)重链有关。他们提出鉴于肿瘤抗原特异性抗体与早期癌症检测的密切关系,该研究结果可为开发基于纳米粒-蛋白冠的新型肿瘤筛查试验奠定基础[107]。在癌症早期阶段由于生物标志物的浓度较低,很难被检测出来。有研究表明纳米粒能作为一种"纳米浓缩器",将低浓度的生物标志物富集在表面,构成蛋白冠。尽管人们普遍认为,血浆蛋白中含量最丰富的蛋白质应首先吸附于纳米粒表面,形成一层疏松的蛋白冠。然而,蛋白冠的形成是一个动态的过程,疏松蛋白冠的蛋白质被致密蛋白冠的蛋白质所取代。虽然组成致密蛋白冠的蛋白质在血浆中含量较少,但对纳米粒具有较高的亲和力,导致这些相对罕见的蛋白质更容易作为生物标志物被检测出来。例如,Zheng 等使用金纳米粒开发了一种简单的基于蛋白冠的前列腺癌早期筛查的检测方法,该方法已被证明比目前已有的早期前列腺癌检测方法(前列腺特异性抗原测试)更具特异性[108]。Hadjidemetriou 等首先建立了两种不同肿瘤模型(皮下黑色素瘤模型和肺癌移植瘤模型),然后将脂质体通过尾静脉注射到荷瘤小鼠和健康小鼠的体内一段时间,通过质谱分析脂质体在不同条件下表面获得的蛋白冠。结果显示,经血液循环的脂质体表面捕获和富集了低分子量、低丰度的肿瘤特异性蛋白质。与健康组相比,荷瘤组检测到了 122 种黑色素瘤特异性蛋白质,其中只有 2 种蛋白质作为黑色素瘤的生物标志物已被文献所报道,此外,检测到 85 种肺癌特异性蛋白质,其中有 43 种蛋白质参与肺癌相关信号通路,仅有 8 种蛋白质已有文献报道并应用于临床,其他蛋白质均未被利用(图 3-7)[109]。疾病特异性的蛋白质在材料表面所形成的疾病特异性蛋白冠为材料的安全、高效设计开辟了新的设计思路。

当蛋白质与纳米粒相互作用时,其构象会发生改变。纳米粒表面吸附的蛋白质诱导蛋白质的表位暴露出来,增加纳米粒的免疫原性和/或炎症反应。例如,Minchin 等证明纤维蛋白原吸附在聚丙烯酸功能化的金纳米粒表面,引起纤维蛋白原链段舒展,暴露相应的作用位点。纤维蛋白原具有一个与白细胞受体 MAC-1 相互作用的结构域。然而,当 MAC-1 折叠后,功能活性纤维蛋白原并不与 MAC-1 相互作用,因为疏水的 MAC-1 的作用结构域正对着纳米粒内部疏水的核心。相反,当纤维蛋白原与金纳米粒结合时,其构象发生改变,肽段舒展后,与 MAC-1 相互作用。这种相互作用激活了炎症级联,揭示了纳米粒导致炎症反应的分子机制[77]。蛋白质吸附在纳米粒表面后导致其最终构象与初始构象状态(错误折叠)不同,从而引起一些病理现象的发生。蛋白质构象改变引起的疾病,也被称为蛋白病理学或构象性疾病,包括神经退行性疾病、淀粉样变性、2 型糖尿病[110]等。虽然有些疾病会引起血浆蛋白质组成的变化,但构象性疾病会引起蛋白质构象的变化,从而影响它们与纳米粒之间的相互作用,最终影响蛋白质与蛋白质之间的相互作用。从理论上讲，患有构象性疾病的病人血浆的蛋白质组成不会发生变化。因此，研究蛋白冠中蛋白质的构象状态和结构状态非常重要。

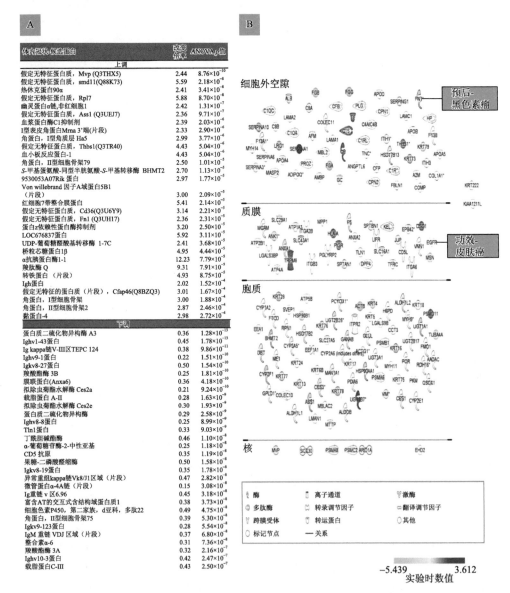

图 3-7　脂质体在健康和携带黑色素瘤的 C57 小鼠中形成的蛋白冠中蛋白质的丰度[109]

图中仅列出蛋白丰度改变两倍以上的蛋白质

正如前文所述，相同的纳米粒在用于治疗不同疾病的患者时其表面的蛋白冠具有特异性，即具有个性化蛋白冠。蛋白冠决定着纳米粒的生物学功能，个性化的蛋白冠又如何影响纳米粒的生物学命运呢？针对这一问题，研究者用氧化石墨烯薄片与 7 种不同疾病 [地中海贫血（大病和小病）、血癌、糖尿病、狂犬病、风湿病和高胆固醇血症] 的患者的血浆一起孵育，获得个性化的蛋白冠。然后，从细胞毒性角度评估个性化蛋白冠-氧化石墨烯薄片与乳腺癌细胞系（MCF-7 和 MDA-MB-231）之间的相互作用，考察了细胞凋亡/坏死、细胞摄取、活性氧的产生、细胞炎症和脂质过氧化。结果显示，纳米粒表面所形成的个性化蛋白冠显著影响着细胞的生物学行为[111]。此外，Mahmoudi 等将 I 型胶原凝胶支架植入健康、免疫缺陷及心肌梗死的 C57 小鼠的皮下及心脏 2 h，获得支架表面的蛋白冠并对其进行表征，发现蛋白冠的组成依赖于植入的部位及机体的健康状况。免疫缺陷组与正常组相比，免疫系统的蛋白质明显偏低，心肌梗死组与正常组相比，活性氧及氧化应激的相关蛋白质偏多，细胞骨架及肌肉组织相关的蛋白质在心脏组及皮下植入组具有明显差异。不同条件下获得的蛋白冠不仅影响人脐静脉内皮细胞的代谢，还影响细胞因子的释放[5]。

3.4　总结与展望

尽管纳米医学近年来已取得了一些进展，但只有少数纳米粒在临床试验中得到了评估，而实现临床应用的则更少。最近的研究结果表明，实验室结果与临床结果不一致的原因之一是缺乏对纳米生物界面发生变化的进一步认识。围绕纳米粒表面形成蛋白冠的研究，应将纳米粒的生物学特性作为定义纳米粒生物学命运的一个基本角色来考虑。目前已经研究了许多有机和无机纳米粒的表面蛋白冠的不同蛋白质组成。然而，即使使用相同的纳米材料，来自不同实验室的结果有时也不同[112]。随着个性化蛋白冠这一概念的提出，人们普遍认为相同的纳米材料对不同病理条件的个体具有相似或相同的毒性作用的观点存在一定的局限性，因为单个患者的数据不能推广到其他患者。此外，每个个体根据其特定的健康状况、性别、生活方式和遗传背景表现出不同的血浆蛋白组成，导致治疗性纳米粒周围形成不同的个性化蛋白冠。

迄今，对纳米生物界面现象的研究大多忽略了生理环境对蛋白冠形成的影响，而关注于纳米粒的性质对蛋白冠的影响。基于生物环境的蛋白冠的差异可以帮助解释近年来蛋白冠研究结果的差异性，如不同课题组对同一种纳米粒表面形成的蛋白冠的研究结果存在较大差异；体内外研究的差异；同一细胞系采用不同培养基培养时出现的差异，纳米粒体内应用的失效性。为了更好地理解纳米生物之间的相互作用，必须进行大量的工作。通过个性化蛋白冠的新概念，结合其他生物学环境对蛋白冠形成的影响，有望实现满足实际需要的纳米材料的设计，加快实验与临床之间的相互转化。

参 考 文 献

[1] Kelly P M, Åberg C, Polo E, et al. Mapping protein binding sites on the biomolecular corona of nanoparticles. Nature Nanotechnology, 2015, 10（5）：472-479.

[2] Cedervall T, Lynch I, Lindman S, et al. Understanding the nanoparticle-protein corona using methods to quantify exchange rates and affinities of proteins for nanoparticles. Proceedings of the National Academy of Sciences, 2007, 104（7）：2050-2055.

[3] Ke P C, Lin S, Parak W J, et al. A decade of the protein corona. ACS Nano, 2017, 11（12）：11773-11776.

[4] Obst K, Yealland G, Balzus B, et al. Protein corona formation on colloidal polymeric nanoparticles and polymeric nanogels: impact on cellular uptake, toxicity, immunogenicity, and drug release properties. Biomacromolecules, 2017, 18（6）：1762-1771.

[5] Serpooshan V, Mahmoudi M, Zhao M, et al. Protein corona influences cell-biomaterial interactions in nanostructured tissue engineering scaffolds. Advanced Functional Materials, 2015, 25（28）：4379-4389.

[6] Yang S T, Liu Y, Wang Y W, et al. Biosafety and bioapplication of nanomaterials by designing protein-nanoparticle interactions. Small, 2013, 9（9-10）：1635-1653.

[7] Millan S, Kumar A, Satish L, et al. Insights into the binding interaction between copper ferrite nanoparticles and bovine serum albumin: an effect on protein conformation and activity. Luminescence, 2018, 33（6）：990-998.

[8] Tan S, Erol M, Attygalle A, et al. Synthesis of positively charged silver nanoparticles via photoreduction of AgNO$_3$ in branched polyethyleneimine/HEPES solutions. Langmuir, 2007, 23（19）：9836-9843.

[9] Calzolai L, Franchini F, Gilliland D, et al. Protein-nanoparticle interaction: identification of the ubiquitin-gold nanoparticle interaction site. Nano Letters, 2010, 10（8）：3101-3105.

[10] De M, You C C, Srivastava S, et al. Biomimetic interactions of proteins with functionalized nanoparticles: a thermodynamic study. Journal of the American Chemical Society, 2007, 129（35）：10747-10753.

[11] Jain P, Pawar R S, Pandey R S, et al. In-vitro in-vivo correlation（IVIVC）in nanomedicine: is protein corona the missing link? Biotechnology Advances, 2017, 35（7）：889-904.

[12] Schöttler S, Klein K, Landfester K, et al. Protein source and choice of anticoagulant decisively affect nanoparticle protein corona and cellular uptake. Nanoscale, 2016, 8（10）：5526-5536.

[13] Kim J A, Salvati A, Åberg C, et al. Suppression of nanoparticle cytotoxicity approaching in vivo serum concentrations: limitations of in vitro testing for nanosafety. Nanoscale, 2014, 6（23）：14180-14184.

[14] Rahimi M, Ng E P, Bakhtiari K, et al. Zeolite nanoparticles for selective sorption of plasma proteins. Scientific Reports, 2015, 5：17259.

[15] Dominguez-Medina S, Kisley L, Tauzin L J, et al. Adsorption and unfolding of a single protein triggers nanoparticle aggregation. ACS Nano, 2016, 10（2）：2103-2112.

[16] Kennedy D C, Orts-Gil G, Lai C H, et al. Carbohydrate functionalization of silver nanoparticles modulates cytotoxicity and cellular uptake. Journal of Nanobiotechnology, 2014, 12（1）：59.

[17] Docter D, Bantz C, Westmeier D, et al. The protein corona protects against size- and dose-dependent toxicity of

amorphous silica nanoparticles. Beilstein Journal of Nanotechnology, 2014, 5 (1): 1380-1392.

[18]　Garvas M, Testen A, Umek P, et al. Protein corona prevents TiO₂ phototoxicity. PLoS One, 2015, 10(6): e0129577.

[19]　Deng Z J, Liang M, Monteiro M, et al. Nanoparticle-induced unfolding of fibrinogen promotes Mac-1 receptor activation and inflammation. Nature Nanotechnology, 2011, 6 (1): 39-44.

[20]　Sivaraman B, Latour R A. The relationship between platelet adhesion on surfaces and the structure versus the amount of adsorbed fibrinogen. Biomaterials, 2010, 31 (5): 832-839.

[21]　Borgognoni C F, Mormann M, Qu Y, et al. Reaction of human macrophages on protein corona covered TiO₂ nanoparticles. Nanomedicine: Nanotechnology, Biology and Medicine, 2015, 11 (2): 275-282.

[22]　O'Connor S M, DeAnglis A P, Gehrke S H, et al. Adsorption of plasma proteins on to poly(ethylene oxide)/poly(propylene oxide)triblock copolymer films: a focus on fibrinogen. Biotechnology and Applied Biochemistry, 2000, 31 (3): 185-196.

[23]　Lundqvist M, Stigler J, Elia G, et al. Nanoparticle size and surface properties determine the protein corona with possible implications for biological impacts. Proceedings of the National Academy of Sciences, 2008, 105 (38): 14265-14270.

[24]　Reddy S T, van Der Vlies A J, Simeoni E, et al. Exploiting lymphatic transport and complement activation in nanoparticle vaccines. Nature Biotechnology, 2007, 25 (10): 1159-1164.

[25]　Bradley A J, Brooks D E, Norris-Jones R, et al. C1q binding to liposomes is surface charge dependent and is inhibited by peptides consisting of residues 14–26 of the human C1qA chain in a sequence independent manner. Biochimica et Biophysica Acta (BBA): Biomembranes, 1999, 1418 (1): 19-30.

[26]　Devine D V, Wong K, Serrano K, et al. Liposome—complement interactions in rat serum: implications for liposome survival studies. Biochimica et Biophysica Acta (BBA): Biomembranes, 1994, 1191 (1): 43-51.

[27]　Nabeshi H, Yoshikawa T, Matsuyama K, et al. Amorphous nanosilicas induce consumptive coagulopathy after systemic exposure. Nanotechnology, 2012, 23 (4): 045101.

[28]　Yoshida T, Yoshioka Y, Tochigi S, et al. Intranasal exposure to amorphous nanosilica particles could activate intrinsic coagulation cascade and platelets in mice. Particle and Fibre Toxicology, 2013, 10 (1): 41.

[29]　Rother R P, Bell L, Hillmen P, et al. The clinical sequelae of intravascular hemolysis and extracellular plasma hemoglobin: a novel mechanism of human disease. Jama, 2005, 293 (13): 1653-1662.

[30]　Saha K, Moyano D F, Rotello V M. Protein coronas suppress the hemolytic activity of hydrophilic and hydrophobic nanoparticles. Materials Horizons, 2014, 1 (1): 102-105.

[31]　Moyano D F, Saha K, Prakash G, et al. Fabrication of corona-free nanoparticles with tunable hydrophobicity. ACS Nano, 2014, 8 (7): 6748-6755.

[32]　Paula A J, Martinez D S T, Araujo Júnior R T, et al. Suppression of the hemolytic effect of mesoporous silica nanoparticles after protein corona interaction: independence of the surface microchemical environment. Journal of the Brazilian Chemical Society, 2012, 23 (10): 1807-1814.

[33]　Ge C, Du J, Zhao L, et al. Binding of blood proteins to carbon nanotubes reduces cytotoxicity. Proceedings of the National Academy of Sciences, 2011, 108 (41): 16968-16973.

[34]　de Paoli S H, Diduch L L, Tegegn T Z, et al. The effect of protein corona composition on the interaction of carbon nanotubes with human blood platelets. Biomaterials, 2014, 35 (24): 6182-6194.

[35]　Paula A J, Araujo Junior R T, Martinez D S T, et al. Influence of protein corona on the transport of molecules into cells by mesoporous silica nanoparticles. ACS Applied Materials & Interfaces, 2013, 5 (17): 8387-8393.

[36] Caracciolo G, Palchetti S, Digiacomo L, et al. Human biomolecular corona of liposomal doxorubicin: the overlooked factor in anticancer drug delivery. ACS Applied Materials & Interfaces, 2018, 10 (27): 22951-22962.

[37] Salvati A, Pitek A S, Monopoli M P, et al. Transferrin-functionalized nanoparticles lose their targeting capabilities when a biomolecule corona adsorbs on the surface. Nature Nanotechnology, 2013, 8 (2): 137-143.

[38] Bakhtiary Z, Saei A A, Hajipour M J, et al. Targeted superparamagnetic iron oxide nanoparticles for early detection of cancer: possibilities and challenges. Nanomedicine: Nanotechnology, Biology and Medicine, 2016, 12 (2): 287-307.

[39] Shanehsazzadeh S, Gruettner C, Lahooti A, et al. Monoclonal antibody conjugated magnetic nanoparticles could target MUC-1-positive cells *in vitro* but not *in vivo*. Contrast Media & Molecular Imaging, 2015, 10 (3): 225-236.

[40] Tonigold M, Simon J, Estupiñán D, et al. Pre-adsorption of antibodies enables targeting of nanocarriers despite a biomolecular corona. Nature Nanotechnology, 2018, 13 (9): 862-869.

[41] Zarschler K, Prapainop K, Mahon E, et al. Diagnostic nanoparticle targeting of the EGF-receptor in complex biological conditions using single-domain antibodies. Nanoscale, 2014, 6 (11): 6046-6056.

[42] Kumari A, Yadav S K, Yadav S C. Biodegradable polymeric nanoparticles based drug delivery systems. Colloids and Surfaces B: Biointerfaces, 2010, 75 (1): 1-18.

[43] Caracciolo G, Palchetti S, Colapicchioni V, et al. Stealth effect of biomolecular corona on nanoparticle uptake by immune cells. Langmuir, 2015, 31 (39): 10764-10773.

[44] Cai R, Chen C. The crown and the scepter: roles of the protein corona in nanomedicine. Advanced Materials, 2018, 31 (45): 1805740.

[45] Schöttler S, Becker G, Winzen S, et al. Protein adsorption is required for stealth effect of poly(ethylene glycol)- and poly(phosphoester)-coated nanocarriers. Nature Nanotechnology, 2016, 11 (4): 372-377.

[46] Aoyama M, Hata K, Higashisaka K, et al. Clusterin in the protein corona plays a key role in the stealth effect of nanoparticles against phagocytes. Biochemical and Biophysical Research Communications, 2016, 480(4): 690-695.

[47] Bertrand N, Grenier P, Mahmoudi M, et al. Mechanistic understanding of *in vivo* protein corona formation on polymeric nanoparticles and impact on pharmacokinetics. Nature Communications, 2017, 8 (1): 777.

[48] Saha K, Rahimi M, Yazdani M, et al. Regulation of macrophage recognition through the interplay of nanoparticle surface functionality and protein corona. ACS Nano, 2016, 10 (4): 4421-4430.

[49] Staufenbiel S, Weise C, Müller R H. Targeting of intravenous polymeric nanoparticles by differential protein adsorption. Macromolecular Symposia, 2014, 345 (1): 42-50.

[50] Pochert A, Vernikouskaya I, Pascher F, et al. Cargo-influences on the biodistribution of hollow mesoporous silica nanoparticles as studied by quantitative ^{19}F-magnetic resonance imaging. Journal of Colloid and Interface Science, 2017, 488: 1-9.

[51] Miclăuş T, Beer C, Chevallier J, et al. Dynamic protein coronas revealed as a modulator of silver nanoparticle sulphidation *in vitro*. Nature Communications, 2016, 7: 11770.

[52] Lu N, Li J, Tian R, et al. Binding of human serum albumin to single-walled carbon nanotubes activated neutrophils to increase production of hypochlorous acid, the oxidant capable of degrading nanotubes. Chemical Research in Toxicology, 2014, 27 (6): 1070-1077.

[53] Wang J, Chen Y, Zhu X, et al. Effect of phase composition on protein adsorption and osteoinduction of porous calcium phosphate ceramics in mice. Journal of Biomedical Materials Research, Part A, 2014, 102(12): 4234-4243.

[54] Zhu Y, Yang Q, Yang M G, et al. Protein corona of magnetic hydroxyapatite scaffold improves cell proliferation via

activation of mitogen-activated protein kinase signaling pathway. ACS Nano, 2017, 11（4）: 3690-3704.

[55]　Zhu Y, Jiang P P, Luo B, et al. Dynamic protein corona influences immune-modulating osteogenesis in magnetic nanoparticles（MNP）-infiltrated bone regeneration scaffolds *in vivo*. Nanoscale, 2019, 11: 6817-6827.

[56]　Tenzer S, Docter D, Rosfa S, et al. Nanoparticle size is a critical physicochemical determinant of the human blood plasma corona: a comprehensive quantitative proteomic analysis. ACS Nano, 2011, 5（9）: 7155-7167.

[57]　Schäffler M, Semmler-Behnke M, Sarioglu H, et al. Serum protein identification and quantification of the corona of 5, 15 and 80 nm gold nanoparticles. Nanotechnology, 2013, 24（26）: 265103.

[58]　Ashby J, Pan S, Zhong W. Size and surface functionalization of iron oxide nanoparticles influence the composition and dynamic nature of their protein corona. ACS Applied Materials & Interfaces, 2014, 6（17）: 15412-15419.

[59]　Gagner J E, Lopez M D, Dordick J S, et al. Effect of gold nanoparticle morphology on adsorbed protein structure and function. Biomaterials, 2011, 32（29）: 7241-7252.

[60]　Moustaoui H, Saber J, Djeddi I, et al. A protein corona study by scattering correlation spectroscopy: a comparative study between spherical and urchin-shaped gold nanoparticles. Nanoscale, 2019, 11（8）: 3665-3673.

[61]　Mahmoudi M, Serpooshan V. Large protein absorptions from small changes on the surface of nanoparticles. The Journal of Physical Chemistry C, 2011, 115（37）: 18275-18283.

[62]　Dolatshahi-Pirouz A, Rechendorff K, Hovgaard M B, et al. Bovine serum albumin adsorption on nano-rough platinum surfaces studied by QCM-D. Colloids and Surfaces B: Biointerfaces, 2008, 66（1）: 53-59.

[63]　Gunawan C, Lim M, Marquis C P, et al. Nanoparticle-protein corona complexes govern the biological fates and functions of nanoparticles. Journal of Materials Chemistry B, 2014, 2（15）: 2060-2083.

[64]　Roach P, Farrar D, Perry C C. Surface tailoring for controlled protein adsorption: effect of topography at the nanometer scale and chemistry. Journal of the American Chemical Society, 2006, 128（12）: 3939-3945.

[65]　Goy-López S, Juárez J, Alatorre-Meda M, et al. Physicochemical characteristics of protein-NP bioconjugates: the role of particle curvature and solution conditions on human serum albumin conformation and fibrillogenesis inhibition. Langmuir, 2012, 28（24）: 9113-9126.

[66]　Lundqvist M, Sethson I, Jonsson B H. Protein adsorption onto silica nanoparticles: conformational changes depend on the particles' curvature and the protein stability. Langmuir, 2004, 20（24）: 10639-10647.

[67]　Chen D, Ganesh S, Wang W, et al. The role of surface chemistry in serum protein corona-mediated cellular delivery and gene silencing with lipid nanoparticles. Nanoscale, 2019, 11（18）: 8760-8775.

[68]　Deng Z J, Mortimer G, Schiller T, et al. Differential plasma protein binding to metal oxide nanoparticles. Nanotechnology, 2009, 20（45）: 455101.

[69]　Walkey C D, Olsen J B, Guo H, et al. Nanoparticle size and surface chemistry determine serum protein adsorption and macrophage uptake. Journal of the American Chemical Society, 2012, 134（4）: 2139-2147.

[70]　Perry J L, Reuter K G, Kai M P, et al. PEGylated PRINT nanoparticles: the impact of PEG density on protein binding, macrophage association, biodistribution, and pharmacokinetics. Nano Letters, 2012, 12（10）: 5304-5310.

[71]　Ehrenberg M S, Friedman A E, Finkelstein J N, et al. The influence of protein adsorption on nanoparticle association with cultured endothelial cells. Biomaterials, 2009, 30（4）: 603-610.

[72]　Dutta D, Sundaram S K, Teeguarden J G, et al. Adsorbed proteins influence the biological activity and molecular targeting of nanomaterials. Toxicological Sciences, 2007, 100（1）: 303-315.

[73]　Price M E, Cornelius R M, Brash J L. Protein adsorption to polyethylene glycol modified liposomes from fibrinogen solution and from plasma. Biochimica et Biophysica Acta（BBA）: Biomembranes, 2001, 1512（2）:

191-205.

[74] Capriotti A L, Caracciolo G, Cavaliere C, et al. Do plasma proteins distinguish between liposomes of varying charge density? Journal of Proteomics, 2012, 75（6）：1924-1932.

[75] Gessner A, Lieske A, Paulke B R, et al. Influence of surface charge density on protein adsorption on polymeric nanoparticles：analysis by two-dimensional electrophoresis. European Journal of Pharmaceutics and Biopharmaceutics, 2002, 54（2）：165-170.

[76] Deng Z J, Liang M, Toth I, et al. Plasma protein binding of positively and negatively charged polymer-coated gold nanoparticles elicits different biological responses. Nanotoxicology, 2012, 7（3）：314-322.

[77] Lynch I, Dawson K A. Protein-nanoparticle interactions. Nano Today, 2008, 3（1-2）：40-47.

[78] Roach P, Farrar D, Perry C C. Interpretation of protein adsorption：surface-induced conformational changes. Journal of the American Chemical Society, 2005, 127（22）：8168-8173.

[79] Cedervall T, Lynch I, Lindman S, et al. Understanding the nanoparticle-protein corona using methods to quantify exchange rates and affinities of proteins for nanoparticles. Proceedings of the National Academy of Sciences, 2007, 104（7）：2050-2055.

[80] Cedervall T, Lynch I, Foy M, et al. Detailed identification of plasma proteins adsorbed on copolymer nanoparticles. Angewandte Chemie International Edition, 2007, 46（30）：5754-5756.

[81] Mirshafiee V, Kim R, Mahmoudi M, et al. The importance of selecting a proper biological milieu for protein corona analysis *in vitro*：human plasma versus human serum. The International Journal of Biochemistry & Cell Biology, 2016, 75：188-195.

[82] Lundqvist M, Augustsson C, Lilja M, et al. The nanoparticle protein corona formed in human blood or human blood fractions. PLoS One, 2017, 12（4）：e0175871.

[83] Maiorano G, Sabella S, Sorce B, et al. Effects of cell culture media on the dynamic formation of protein-nanoparticle complexes and influence on the cellular response. ACS Nano, 2010, 4（12）：7481-7491.

[84] Albanese A, Walkey C D, Olsen J B, et al. Secreted biomolecules alter the biological identity and cellular interactions of nanoparticles. ACS Nano, 2014, 8（6）：5515-5526.

[85] Izak-Nau E, Voetz M, Eiden S, et al. Altered characteristics of silica nanoparticles in bovine and human serum：the importance of nanomaterial characterization prior to its toxicological evaluation. Particle and Fibre Toxicology, 2013, 10（1）：56.

[86] Monopoli M P, Walczyk D, Campbell A, et al. Physical-chemical aspects of protein corona：relevance to *in vitro* and *in vivo* biological impacts of nanoparticles. Journal of the American Chemical Society, 2011, 133（8）：2525-2534.

[87] Yallapu M M, Chauhan N, Othman S F, et al. Implications of protein corona on physico-chemical and biological properties of magnetic nanoparticles. Biomaterials, 2015, 46：1-12.

[88] Pozzi D, Caracciolo G, Digiacomo L, et al. The biomolecular corona of nanoparticles in circulating biological media. Nanoscale, 2015, 7（33）：13958-13966.

[89] Hadjidemetriou M, Al-Ahmady Z, Mazza M, et al. *In vivo* biomolecule corona around blood-circulating, clinically used and antibody-targeted lipid bilayer nanoscale vesicles. ACS Nano, 2015, 9（8）：8142-8156.

[90] Hadjidemetriou M, Al-Ahmady Z, Kostarelos K. Time-evolution of *in vivo* protein corona onto blood-circulating PEGylated liposomal doxorubicin（DOXIL）nanoparticles. Nanoscale, 2016, 8（13）：6948-6957.

[91] Sakulkhu U, Maurizi L, Mahmoudi M, et al. *Ex situ* evaluation of the composition of protein corona of intravenously injected superparamagnetic nanoparticles in rats. Nanoscale, 2014, 6（19）：11439-11450.

[92]　Surinova S, Schiess R, Hüttenhain R, et al. On the development of plasma protein biomarkers. Journal of Proteome Research, 2010, 10（1）: 5-16.

[93]　Kiddle S J, Steves C J, Mehta M, et al. Plasma protein biomarkers of Alzheimer's disease endophenotypes in asymptomatic older twins: early cognitive decline and regional brain volumes. Translational Psychiatry, 2015, 5（6）: e584.

[94]　Schley G, Köberle C, Manuilova E, et al. Comparison of plasma and urine biomarker performance in acute kidney injury. PLoS One, 2015, 10（12）: e0145042.

[95]　Beck H C, Overgaard M, Rasmussen L M. Plasma proteomics to identify biomarkers-application to cardiovascular diseases. Translational Proteomics, 2015, 7: 40-48.

[96]　Hajipour M J, Laurent S, Aghaie A, et al. Personalized protein coronas: a "key" factor at the nanobiointerface. Biomaterials Science, 2014, 2（9）: 1210-1221.

[97]　Corbo C, Molinaro R, Tabatabaei M, et al. Personalized protein corona on nanoparticles and its clinical implications. Biomaterials Science, 2017, 5（3）: 378-387.

[98]　Riethdorf S, Fritsche H, Müller V, et al. Detection of circulating tumor cells in peripheral blood of patients with metastatic breast cancer: a validation study of the cell search system. Clinical Cancer Research, 2007, 13（3）: 920-928.

[99]　Petricoin E F, Belluco C, Araujo R P, et al. The blood peptidome: a higher dimension of information content for cancer biomarker discovery. Nature Reviews Cancer, 2006, 6（12）: 961-967.

[100]　Lokhov P G, Dashtiev M I, Moshkovskii S A, et al. Metabolite profiling of blood plasma of patients with prostate cancer. Metabolomics, 2010, 6（1）: 156-163.

[101]　Qiu Y, Patwa T H, Xu L, et al. Plasma glycoprotein profiling for colorectal cancer biomarker identification by lectin glycoarray and lectin blot. Journal of Proteome Research, 2008, 7（4）: 1693-1703.

[102]　Bollineni R C, Fedorova M, Blüher M, et al. Carbonylated plasma proteins as potential biomarkers of obesity induced type 2 diabetes mellitus. Journal of Proteome Research, 2014, 13（11）: 5081-5093.

[103]　Koloverou E, Panagiotakos D B, Georgousopoulou E N, et al. Single and combined effects of inflammatory markers on 10-year diabetes incidence: the mediating role of adiposity—results from the ATTICA cohort study. Diabetes/Metabolism Research and Reviews, 2018, 34（1）: 2939.

[104]　Bersch-Ferreira Â C, Sampaio G R, Gehringer M O, et al. Association between plasma fatty acids and inflammatory markers in patients with and without insulin resistance and in secondary prevention of cardiovascular disease, a cross-sectional study. Nutrition Journal, 2018, 17（1）: 26.

[105]　Song C, Dinan T, Leonard B E. Changes in immunoglobulin, complement and acute phase protein levels in the depressed patients and normal controls. Journal of Affective Disorders, 1994, 30（4）: 283-288.

[106]　Hye A, Lynham S, Thambisetty M, et al. Proteome-based plasma biomarkers for Alzheimer's disease. Brain, 2006, 129（11）: 3042-3050.

[107]　Colapicchioni V, Tilio M, Digiacomo L, et al. Personalized liposome-protein corona in the blood of breast, gastric and pancreatic cancer patients. The International Journal of Biochemistry & Cell Biology, 2016, 75: 180-187.

[108]　Zheng T, Pierre-Pierre N, Yan X, et al. Gold nanoparticle-enabled blood test for early stage cancer detection and risk assessment. ACS Applied Materials & Interfaces, 2015, 7（12）: 6819-6827.

[109]　Hadjidemetriou M, Al-Ahmady Z, Buggio M, et al. A novel scavenging tool for cancer biomarker discovery based on the blood-circulating nanoparticle protein corona. Biomaterials, 2019, 188: 118-129.

[110] de Toma A S, Salamekh S, Ramamoorthy A, et al. Misfolded proteins in Alzheimer's disease and type II diabetes. Chemical Society Reviews, 2012, 41（2）：608-621.

[111] Hajipour M J, Raheb J, Akhavan O, et al. Personalized disease-specific protein corona influences the therapeutic impact of graphene oxide. Nanoscale, 2015, 7（19）：8978-8994.

[112] Alkilany A M, Mahmoud N N, Hashemi F, et al. Misinterpretation in nanotoxicology: a personal perspective. Chemical Research in Toxicology, 2016, 29（6）：943-948.

（吴尧 朱月 蓝芳）

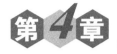

生物材料表界面高通量研究技术

4.1　材料表界面高通量筛选研究进展

4.1.1　材料表界面高通量微阵列平台研究进展

在再生医学领域，生物材料的有效性评价主要是促进组织修复与再生的能力，但同时还要具备抑制非功能性组织的增生、局部炎症反应的能力，由此进行前瞻性设计生物材料。因此在确定材料的各项参数过程中，不仅需要考虑人体各种组织的特性，还需从材料的抑制增生、调节炎症等性能方面考虑。由于各种类别的参数量大，需要借助高通量手段高效筛选材料的不同参数（软硬度、拓扑结构、物理、化学、生物修饰等），以找寻适合目标组织再生的最优材料参数组合，实现理想中的组织再生，既促修复，又抑制增生、炎症。实现材料表界面的高通量筛选（high throughput screening，HTS）需要构建一个材料表界面的高通量微阵列平台（high throughput microarray platform，HTMP），即规则排列的阵列反应平台，通过增加反应体系的数量和减少反应体积来加速筛选过程，降低成本，实现材料表界面性能的优化。目前已构建的高通量微阵列平台按材料种类可分为：天然细胞外基质高通量微阵列、合成聚合物高通量微阵列及水凝胶 3D 高通量阵列。

4.1.2　基于天然细胞外基质的高通量微阵列

细胞外基质（extracellular matrix，ECM）是由细胞合成分泌的，由多种大分子组成的复杂网络，这些大分子协同通过信号转导系统影响细胞的形态、增殖、分化和迁移，对细胞代谢、功能和命运转归至关重要，因此天然的细胞外基质的高通量微阵列成为热门的生物材料表界面研究工具之一。加利福尼亚大学 Flaim 等使用五种 ECM 主要蛋白成分（Ⅰ型胶原、Ⅲ型胶原、Ⅳ型胶原、层粘连蛋白和纤连蛋白），以微阵列形式对纯化后的基质蛋白进行单独或组合筛选，用以维持大鼠肝细胞表型和诱导小鼠胚胎干细胞向肝细胞方向分化，提示了细胞-基质蛋白相互作用的机制[1]。约翰·霍普金斯大学 Beachley 等将 11 种不同组织 ECM 颗粒制作成 2D 阵列，又将该 ECM 颗粒与细胞结合形成 3D 细胞基质微组织阵列，研究了人类干细胞、癌细胞和免疫细胞对两种阵列的反应，并通过组织学及相关的定量分析（包括基质蛋白合成、细胞黏附和增殖）比较了 2D 和 3D 阵列的特性，该阵列实现了高效的 ECM 材料筛选，并将组织特异性组分与其生物活性联系起来，为生物材料的表界面研究和转化提供了新的技术平台[2]。

4.1.3 基于合成聚合物的高通量微阵列

生物材料是组织工程和细胞治疗的重要组成部分，大量新型合成聚合物材料不断涌现，传统的材料检测技术成本高昂，耗费时间长，而微阵列技术因其高效性被应用于聚合生物材料-细胞相互作用的评估中。麻省理工学院 Anderson 等将 25 种不同的丙烯酸酯、二丙烯酸酯、二甲基丙烯酸酯和三丙烯酸酯单体排列组合并加入自由基引发剂获得 576 种不同组合，检测聚合物对人胚胎干细胞的黏附和迁移的影响，以及诱导表皮细胞分化方向的能力[3]。南澳大学 Rasi Ghaemi 等将化学单体溶于二甲基甲酰胺，加入光敏引发剂并用紫外光照射，使单体发生聚合，在微阵列中检测了 141 种均聚物和 400 种共聚物对人牙髓干细胞活动的影响，高效而准确地找出两种最适合干细胞黏附、增殖、成骨分化的聚合物[4]。合成聚合物的高通量微阵列不仅可用于研究材料与细胞的相互作用，也可以应用于合成材料特性的筛选，如抗菌能力。诺丁汉大学 Hook 等在 10000 多篇文献中搜集了 600 种抗细菌材料，经过多次筛选及优化配比，并经过铜绿假单胞菌、金黄色葡萄球菌和大肠杆菌附着、繁殖检验，确定了最佳的抗菌涂层配方，抗菌效果较目前广泛应用的抗菌含银水凝胶明显提升[5]。

4.1.4 基于水凝胶的 3D 高通量微阵列

3D 阵列相对于 2D，能够更好地模拟生物微环境，加强细胞间及细胞-基质间相互作用，提供更佳的仿生特性。尤其是在抗肿瘤药物筛选研究中，3D 肿瘤微球阵列已经取代 2D 阵列，逐渐成为检验治疗效果的金标准[6]。清华大学 Zhu 等使用明胶制作 3D 微支架芯片，明胶成分为肿瘤提供了生长位点，使得肝癌细胞与基质成纤维细胞混合后能够在微孔内形成"肝微肿瘤"，良好地模拟了不同激活状态的肿瘤，并能够在体外进行化疗药物组合的高通量筛选，为寻找肿瘤治疗方案提供了强大的工具[7]。圣母大学 Yue 等使用聚乙二醇-RGD 肽（PEG-RGD）和明胶-甲基丙烯酸酐（GelMA），制作了不同硬度的 3D 微孔阵列，并在水凝胶中加入脂肪细胞模拟基质微环境，研究基质的软硬度对乳腺癌细胞的影响。实验结果显示肿瘤微球导致基质硬度增加，基质中的脂肪细胞可以感应基质环境的软硬度，当细胞外基质硬度足够高时，基质中的脂肪生成将受到抑制。这种仿生微阵列具有可调的硬度和仿生的 ECM 成分，可成为良好的肿瘤研究和药物筛选高通量平台[8]。随着技术的进步，3D 打印因其更高的精度和更广的适用性，逐渐替代软光刻和光度图案法而广泛应用于高通量阵列的制作中。西安交通大学 Ma 等将聚乙二醇和 GelMA 按不同比例混合后用 3D 打印制作微阵列，发现牙周膜干细胞活力和迁移能力随着 GelMA 浓度的升高而提高，该方法可用于细胞-生物材料相互作用的筛选，寻找促进组织再生的最佳细胞外基质微环境[9]。

4.2 高通量筛选报告系统研究进展

4.2.1 蛋白质吸附报告系统

蛋白质吸附是生物材料植入宿主后反应的第一步。当生物材料植入生物体后，体液中的蛋白质会迅速与材料相互作用并吸附于材料表面，形成一个非常疏松的蛋白冠层。蛋白质吸附是一个非常复杂的过程，早期阶段主要是 Vromen 效应，此时蛋白质分子会发生交换吸附，其中较高浓度的蛋白质（如白蛋白）会首先到达并吸附在材料表面，随后逐渐被高亲和力的蛋白质取代，如纤维原蛋白、激肽原、纤连蛋白、玻连蛋白等[10, 11]。蛋白质吸附进而可引发一系列后续的机体异物反应，包括单核细胞募集、急性免疫反应、慢性免疫反应、异物巨细胞形成、纤维囊形成。材料表面吸附的纤连蛋白和玻连蛋白可通过细胞表面的整合素介导单核细胞的募集和巨细胞的形成，同时吸附的细胞因子、生长因子等蛋白质也会调控巨噬细胞或其他免疫细胞的活性而影响后续的机体异物反应[12]。

基于生物材料的组织修复与再生，要求生物材料具有良好的组织相容性，即促进组织修复与再生，并不引起机体的局部或全身不良反应。蛋白质吸附是机体反应的第一步，因此表征材料表面的蛋白质吸附就显得至关重要。目前蛋白质吸附表征的方法主要可以分为两类：非原位检测和原位检测（表 4-1）。非原位检测的方法需要将材料表面的吸附蛋白质洗脱后进行定量或定性的检测，主要包括以下方法。

表 4-1 蛋白质吸附检测方法总结

方法	特征	优点	适用范围	可获得信息
蛋白质定量分析	非原位检测	方法简单易操作、成本低廉	成分单一蛋白质样品和复杂蛋白质样品	蛋白质总量
聚丙烯酰胺凝胶电泳（SDS-PAGE）		方法简单易操作、能确定蛋白质分子量	可分析复杂蛋白质样品的成分	蛋白质组成、蛋白质种类鉴定
蛋白质谱		通量高（一次运行中识别出含有数百或数千种蛋白质）	可分析复杂蛋白质样品的成分	蛋白质组成、蛋白质种类鉴定
和频产生（SFG）和二次谐波产生（SHG）	原位检测	可真实反映吸附蛋白质的表面结构	单个吸附蛋白质的结构	吸附蛋白质的二级结构、折叠方向及蛋白质表面的水合作用
傅里叶变换红外（FT-IR）和圆二色性（CD）光谱技术		可真实反映吸附蛋白质的二级结构	单一种类蛋白质的二级结构	蛋白质吸附于材料上的二级结构
X 射线光电子能谱分析（XPS）和飞行时间二次离子质谱（ToF-SIMS）		可真实反映吸附蛋白质的二级结构	单一成分或复杂成分蛋白质结构	蛋白质定量、元素组成、二级结构、折叠方向
扫描力显微镜（SFM）		吸附蛋白质在自然液态环境中进行检测，因此其特殊结构和功能得以保留	单一成分或复杂成分蛋白质结构	单个蛋白质表面拓扑结构、动态变化及表面吸引力大小
动态光散射（DLS）		可检测材料表面蛋白质冠层的动态形成	小颗粒材料表面单一成分或复杂成分吸附蛋白质结构	吸附蛋白冠层的大小及动态变化
荧光相关光谱术（FCS）		灵敏度高，可检测材料与蛋白质的相互作用	颗粒材料表面单一成分或复杂成分吸附蛋白质结构	吸附蛋白冠层的大小及动态变化、蛋白质定量及蛋白质吸附的亲和力
等温滴定量热法（ITC）		可原位检测弱结合蛋白质的吸附和解吸附	单一成分蛋白质检测	蛋白质吸附的亲和力
耗散型石英晶体微天平（QCM-D）		无需标记，灵敏度高，可检测材料与蛋白质的相互作用	单一成分蛋白质检测	蛋白冠层表面的水合程度、蛋白质冠层的黏度、密度和厚度

（1）蛋白质定量分析：将材料上的吸附蛋白质全部洗脱下来后，对总蛋白质进行定量分析的方法。其基本原理在于蛋白质的官能团能与试剂相互作用，并发生显色反应，目前最常用的方法包括 Brandford 测定法、酚试剂法（Lowry method）、二喹啉甲酸（BCA）测定法等。其中 Brandford 测定法是基于对蛋白质进行考马斯亮蓝染色；而酚试剂法是使蛋白质在碱性溶液中其肽键与 Cu^{2+} 螯合，形成蛋白质-铜复合体，此复合体可将酚试剂中的磷钼酸还原，产生蓝色化合物；二喹啉甲酸测定法则基于蛋白质将 Cu^{2+} 还原为 Cu^+，Cu^+ 与 BCA 试剂形成紫色的络合物，这三种

方法都是通过计算显色反应的色深浅与蛋白质浓度的线性关系作为标准曲线，并测定样品中蛋白质的浓度。蛋白质定量分析是目前最常用也是最直接的方法。

（2）SDS-PAGE：该方法可用于分析吸附蛋白质成分。该方法中大量的 SDS 使洗脱下来的蛋白质变性，还原剂[如二硫苏糖醇（DTT）]则裂解蛋白质之间的二硫键，使之形成单个的蛋白质分子，此时可溶性蛋白的电泳迁移率只取决于蛋白质的长度，这是因为附着的阴离子 SDS 分子的数量与链上氨基酸的数量成正比。再根据已知蛋白质标准品在相同 PAGE 中的相对位置，就可分析目的蛋白质的分子量信息。SDS-PAGE 可以很好地描述蛋白质的复杂性。在此基础上，蛋白质可进一步通过电印迹法将蛋白质转移到硝基膜上，或者将凝胶中的蛋白质浸泡到硝基膜上，再进行经典的 Western blot 分析。此时可用特定的抗体检测到非常低丰度的蛋白质，甚至可进行定量分析。

（3）蛋白质谱：在蛋白质成分分析方面，质谱分析法已经成为更为通用的方法。目前液相色谱-质谱分析法（LC-MS）已发展成熟。在 LC-MS 工作流程中，样本中的蛋白质先消化为肽段，然后用液相色谱法分离肽段，将所发现的肽段与特定物种的已知蛋白质的氨基酸序列相匹配，从而可在一次运行中识别出含有的数百或数千种蛋白质。因此该方法既适用于复杂的样品（如血浆），又适用于不太复杂的样品（如纳米载体的蛋白冠层）。

相比于非原位检测技术，原位检测技术能更真实地反映材料表面吸附蛋白质的结构特征，以及材料与吸附蛋白质的相互作用。原位检测技术主要有以下方法。

（1）和频和二次谐波产生（SFG 和 SHG）：目前蛋白质数据库（PDB）中虽然有超过 100000 个蛋白质结构，却还没有一个蛋白质结构是在材料界面上被表征的，原因在于表界面上的蛋白质极其微量。在这方面，利用非线性光学表面特异性光谱对固/液界面进行选择性采样是一种很有前景的方法。目前 SFG 和 SHG 已经成为可靠的工具[13-17]，SFG 和 SHG 是通过检测红外光（IR）和可见光（Vis）通过蛋白质表面后反射的光谱信息来分析蛋白质表面结构的。基于 SHG 和 SFG 的开创性研究分别报道了气/水和油/水界面的氨基酸，为应用这两种技术进行表界面蛋白质结构和蛋白质水合作用的研究铺平了道路。SFG 可以确定蛋白质表面结构的诸多关键信息，包括侧链结构和方向、主干折叠、蛋白二级结构和蛋白构象变化等。例如，德国科学家 Hennig 等通过 SFG 技术展示了 IM30 蛋白是如何定位于膜表面，从而触发蓝藻和叶绿体中的膜融合的，这使得我们对类囊体膜的生物发生和维持的理解有了重大进展[18]。在利用该技术观察蛋白质的运动和动力学方面，Donovan 等科学家已经尝试利用亚皮秒级的 SFG 实验来直接量化表界面上氨基酸侧链的位移[19]。SHG 和 SFG 的优点是不仅能在平面表面检测蛋白质吸附，也能观察蛋白质在高度弯曲表面的吸附，因此可用于观察蛋白质分子与纳米粒在溶液中的相互作用。

（2）傅里叶变换红外（Fourier transform infrared，FT-IR）和圆二色性（circular dichroism，CD）光谱技术：虽然 SFG 和 SHG 表现出研究纳米粒与蛋白质分子相互作用的巨大潜力，但还没有常规应用于纳米粒。FT-IR 和 CD 是目前用于表征溶液中纳米载体曲面上吸附蛋白质结构的最先进的技术。这两种技术对蛋白质的二级结构都很敏感，是目前常用来判断蛋白质吸附后变性的技术。FT-IR 是分析样品对红外光谱（波数通常为 $1800 \sim 1300 \ cm^{-1}$）的特征性吸收，而 CD 光谱学则是分析不同蛋白质结构对紫外光范围（波长范围 $180 \sim 320 \ nm$）光谱的特征性吸收，这两种方法通过蛋白质对光谱的特异性吸收，能够提供 α-螺旋、β-折叠和无序结构等信息。

（3）X 射线光电子能谱分析（X-ray photoelectron spectroscopy，XPS）和飞行时间二次离子质谱（time-of-flight secondary ion mass spectrometry，ToF-SIMS）：XPS 和 ToF-SIMS 已发展成为探测界面蛋白的可靠工具。XPS 是将样品置于超高真空中，用 X 射线照射，发射出的光电子能够提供样本表面 10 nm 深度以内的元素组成、化学相和表面浓度的信息。因此 XPS 可用于跟踪吸附蛋白质结构的特征元素及元素信号的衰减。ToF-SIMS 是将离子束聚焦于表面，诱导发射出二次离子和离子簇，根据二次离子因不同的质量而飞行到探测器的时间不同来测定离子质量，从而提供关于材料表面复杂的蛋白层组成、结构和构象的信息，具有很高的敏感性和特异性。XPS 和 ToF-SIMS 这两种技术的结合能够有效地探索表面吸附蛋白质的方向、二级结构、化学元素组成和侧链几何结构等，因此有助于开发新的生物材料。

（4）扫描力显微镜（scanning force microscopy，SFM）：SFM 方法使蛋白质在自然液态环境中对样品表面进行原位成像和表征。这种情况下，蛋白质的特殊结构和功能得以保留。SFM 通常用于探测固体材料表面的几何图像。SFM 的基本工作原理是利用位于悬臂弹簧末端的探针来扫描样本表面，在扫描过程中，通过监测悬臂的弯曲程度来测量探针与样本之间的相互作用力。同时仪器会根据作用力的大小自动调整探针与样品的距离，以确保扫描过程中探针-样品的作用力保持相对稳定。因此可在不破坏样本表面的情况下连续记录样本表面的拓扑结构。该方法的分辨率取决于样品的状态、探针的几何参数及二者之间的相互作用。通常情况下，用于检测软基质时分辨率为 $1 \sim 10 \ nm$。因此当 SFM 用于吸附蛋白质检测时，适用于以下应用：单个蛋白质识别，蛋白质在材料表面的分布，蛋白质动态活动。

（5）动态光散射（dynamic light scattering，DLS）：DLS 是目前常用的一种快速测定纳米材料在与蛋白质溶液接触前后尺寸变化的方法。该方法通常用来确定纳米材料周围蛋白质冠层的形成及厚度。DLS 原理是在液体环境下，当光射到远小于其波长的且在不断进行布朗运动的小颗粒上时，光会向各个方向散射。因此可通过记录散射光的波动强度来分析液体中颗粒的尺寸及尺寸的变化。DLS 适用于小颗粒样本的测量，当颗粒半径大于 100 nm 时，DLS 方法的准确度降低，误差显著增大。由于该技术是基于测量溶液中颗粒的布朗运动，因此不能应用于蛋白质与材料表面的相互作用。

（6）荧光相关光谱术（fluorescence correlation spectroscopy，FCS）：FCS 是研究荧光物质（如小分子、大分子或纳米粒）在各种环境条件下运动的有效技术。该技术利用一个非常小（$<1~\mu m^3$）的观察范围（通常使用共聚焦显微镜观察）来监测荧光物质发散出的荧光。由于荧光物质的布朗扩散可造成检测到的荧光强度不断波动，因此可通过记录和分析这些荧光波动，获得吸附蛋白质冠层的相关信息。DLS 与 FCS 的主要区别在于 FCS 是基于荧光的检测。相比于 DLS，FCS 具有更高的灵敏度和更广的应用范围，因此该方法可作为 DLS 的补充。无论是在蛋白质溶液条件还是在生理条件（如血液）下，FCS 都适于研究蛋白质与纳米粒的相互作用。例如，Nienhaus 等使用 FCS 来研究荧光标记的 Fe-Pt 纳米粒对非标记蛋白质的吸附，并且还将该应用扩展到生物体液——人血清中[20, 21]。同时，相比于 DLS，该技术还适用于更大尺寸颗粒的研究。总之，FCS 技术是研究蛋白质纳米粒相互作用的有力工具。虽然荧光标记的要求可能会带来一些技术限制，但这种技术的高灵敏度和广泛的应用范围已经弥补了这一点。

（7）等温滴定量热法（isothermal titration calorimetry，ITC）：ITC 是一种分析化学反应或结合事件发生时的热力学参数的技术，其测量原理依赖于两种化合物相互作用过程中热量的吸收或释放。这种相互作用可以是共价键的形成（如氢键），也可以是非共价键的相互作用（如静电力）。在等温环境中，一种化合物被滴定到另一种化合物中，这样热量的释放或吸收将导致测量单元的温度变化，通过计算该过程所需要的能量输入和输出，就可得到两者相互作用的热力学参数。近年来，ITC 在蛋白质吸附测量中的应用越来越突出。传统的 ITC 测量仪只能将溶液或悬浮液加入测量皿中，这就只局限于对曲面或纳米粒表面的蛋白质吸附的研究。目前更先进的 ITC 测量仪的测量皿可以被打开，这样就可将平面基底板插入，从而使得研究纳米载体以外的材料上的蛋白质吸附成为可能。该技术的一个最大的优势是在不需要洗脱非结合蛋白的情况下，可以准确地分析弱结合蛋白冠层的形成，这是其他技术无法检测的。

（8）耗散型石英晶体微天平（quartz crystal microbalance with dissipation monitoring，QCM-D）：QCM-D 是研究蛋白质与材料表界面相互作用的有力工具。在 QCM-D 中，石英晶体置于两个电极之间，在交流电流作用下，晶体以一定的共振频率发生振动。当蛋白质吸附于晶体表面时，共振频率降低。并且当交流电切断时，晶体振动衰减的速度取决于吸附层的能量耗散系数。基于该原理，QCM-D 能够在无须标记的情况下，实时监测蛋白质与材料表界面之间的动态交互作用，包括蛋白质构象的变化、吸附蛋白层的水化程度，以及蛋白质层的黏度、密度和厚度。QCM-D 还可用于监测材料表面吸附蛋白质的吸附和解吸附动力学[22]。

4.2.2 增生报告系统

尽管组织损伤后需及时修复促进其再生，特别是复杂软组织的修复再生过程中涉及多种细胞类型，如参与修复的生物材料未能完全模拟机体组织细胞外基质，无法逆转软组织损伤病理微环境，该生物材料功能性组织修复的过程中往往伴随着非功能性组织的快速增生，从而影响正常组织的功能，如皮肤、结缔组织等修复过程若修复不当往往会引发肌成纤维细胞的大量增殖，导致形成无功能的疤痕组织；血管修复过程中若修复不及时或不当往往会导致非功能性平滑肌细胞快速增殖，从而影响功能化血管内皮细胞的再生；生物材料修复尿道损伤过程中往往伴随着尿道上皮组织的过度增殖，进而增生形成息肉；神经组织修复过程中往往伴随大量非功能性星形胶质细胞增生形成胶质疤痕。因此需要建立相应的组织增生报告系统，在生物材料促进软组织修复再生的基础上，通过对材料进行物理、化学、生物修饰将其改性，以应对再生过程中潜在的病理失功能组织的增生，进一步促进软组织的功能性修复。目前研究的组织增生报告系统主要包括：肌成纤维细胞作为组织疤痕化/纤维化的报告系统、平滑肌细胞作为血管等组织增生的报告系统、上皮细胞作为尿道等器官增生的报告系统等。

（1）肌成纤维细胞作为组织疤痕化/纤维化的报告系统：成体软组织损伤后往往形成无功能性疤痕组织，肌成纤维细胞在疤痕组织形成的过程中起了重要作用。软组织损伤修复起始于损伤后的毛细血管的损伤，引起血液凝集填补损伤处，血凝处血小板将释放多种趋化因子，募集中性粒细胞和巨噬细胞等炎性细胞，同时募集成纤维细胞和内皮细胞，成纤维细胞激活并获得平滑肌细胞表型成为肌成纤维细胞，肌成纤维细胞分泌合成和沉积新的细胞外基质，细胞外基质的过度沉积将导致组织、器官的纤维化而失去正常功能[23]，如增生性瘢痕导致的非弹性皮肤畸形，因此可利用生物材料通过抑制软组织疤痕的形成来促进其修复。如用丙交酯-己内酯共聚物（PLCL）可降解微米纤维，以修复增生性皮肤疤痕，结果表明PLCL 具有较好的弹性和拉伸力，并可减少促进人皮肤成纤维细胞向肌成纤维细胞分化[24]。研究表明力学刺激（软硬度）和 TGF-β 在成纤维细胞向肌成纤维细胞分化，并最终形成纤维化疤痕组织过程中起关键作用，因此可通过在生物支架中复合 TGF-β 小分子抑制剂，抑制成纤维细胞向肌成纤维细胞分化，减少疤痕组织的形成[25]。加利福尼亚大学旧金山分校 Tejal A. Desai 利用高分子微结构调控不同软硬度的基底膜基质胶，并注射到大鼠心肌梗死区来改变局部微环境，发现注射

6 周后梗塞区胶原蛋白和 TGF-β 水平下降,弹性蛋白沉积增加和梗塞区新生血管形成,同时心脏功能得以改善,表明可通过调控材料软硬度制备抑制病理纤维化的治疗性材料[26]。中国药科大学平其能采用儿茶酚来源的低分子量壳聚糖(HCA-Chi)复合抗纤维化药物大黄素,通过静脉注射到输尿管阻塞老鼠体内,结果显示注射后输尿管纤维化进程减慢,可以用作治疗肾纤维化的药物释放系统[27]。上海交通大学傅强将一种能够缓释 Wnt 信号通路抑制剂的胶原/P(LLA-CL)支架用于尿道成形术,可显著减少局部成纤维细胞及其合成的细胞外基质,具有更好的尿道成形效果[28]。耶鲁大学 Marie E Egan 设计出一种可降解聚合纳米微粒,通过鼻内缓释寡核苷酸来治疗一种先天性基因突变导致的囊泡性纤维化,研究结果发现在鼻内和肺部均出现了基因的矫正,表明这种通过基因工程的方式可成为临床的新的治疗手段[29]。

(2)平滑肌细胞作为血管等组织增生的报告系统:经皮血管术后动脉狭窄往往是由于损伤血管内侧平滑肌快速增殖、迁移,形成新生内膜导致血管变窄、收缩性重塑等。血管损伤后内皮化的不完全及新生平滑肌内膜的形成将导致急性和慢性血栓的形成。药物固定化修饰表面或涂层支架常被用来将药物直接递呈到血管损伤区域以降低血管再狭窄的程度。西南交通大学材料先进技术教育部重点实验室 Yang 等利用肝素/粘连蛋白固定化修饰钛表面,可抑制平滑肌细胞的增殖[30]。国立首尔大学 D J Kim 将紫杉醇包被在人造血管内膜表面,可有效抑制猪颈动脉损伤处新生平滑肌内膜增生而对周围其他细胞无显著影响[31]。台湾长庚大学刘士荣将高浓度的阿司匹林和紫杉醇分别固定于不同层面可生物降解的支架(PLLA 外层包裹 PLGA 纳米纤维)中缓释,该支架可在体外促进血管内皮细胞增殖、抑制平滑肌细胞增殖,有效抑制血小板的黏附,体内试验也证明该支架可促进完整内皮的形成、抑制新生内膜增生,同时并无血栓的形成,从而功能性地修复了血管[32]。该研究还通过将 PLGA 纳米纤维纺丝到商业化的药物涂层支架上形成混合支架,通过混合支架在局部持续缓释罗素伐他汀,最终达到促血管再内皮化、降低炎症反应、抑制新生平滑肌内膜的形成、形成功能性的血管的再生[33]。

(3)上皮细胞作为尿道等器官增生的报告系统:在尿道重建手术过程中,尿道上皮损伤后引起尿道海绵组织的纤维化、损伤的尿道上皮向复层鳞状上皮转变,纤维组织和复层上皮经受不了尿道正常膨胀所导致的压力变化,从而造成进一步损伤、增生变厚,如此恶性循环,导致尿道狭窄。目前主要通过支架复合缓释小分子药物来抑制尿道上皮的增生。芬兰 Paijat-Hame 中心医院 Isotalo 等对聚乳酸(PLA)可生物降解尿道支架与传统金属支架进行了比较,结果表明聚乳酸可显著降低移植 6 个月后兔子机体慢性炎症反应、纤维化,然而都无法避免移植后尿道上皮增生的问题[34]。随后该研究组将两种不同编制方法的聚乳酸可生物降解尿道支架（螺旋状、可自我强化的网状支架）与传统金属支架进行比较，金属支架具有最强的炎性反应，引发较早的尿道上皮增生、息肉的形成，而两种可降解支架在支架完全降解后息肉也随即消失[34]。芬兰坦佩雷大学 Kotsar 等比较了可生物降解的 PLGA 尿道支架与传统金属支架移植兔子尿道后的降解性能、生物相容性，PLGA 支架在 1～2 个月后开始降解，与金属支架相比，可生物降解支架可显著减少尿道上皮增生和息肉的形成[35]。随后该研究组评价了吲哚美辛、地塞米松、环丙沙星三种药物在可生物降解的 PLGA 尿道支架上的缓释效果，以及对材料降解性能、生物相容性的影响，结果显示地塞米松组支架可在移植后一个月完全降解，而吲哚美辛和环丙沙星组支架的降解过程显著延迟，同时伴随着上皮增生的增加。由此可见，尽管缓释药物可达到抑制上皮增生、息肉形成的目的，但药物的不同浓度、缓释策略等均会通过影响支架的生物降解、生物相容性等间接影响修复效果，因此需要优化各参数来达到理想的效果[36]。他们评价了体内外可生物降解聚乳酸尿道支架缓释吲哚美辛、地塞米松、辛伐他汀作为尿道支架的生物相容性，支架对于体外巨噬细胞炎性因子产生、体内慢性炎症、纤维化等研究发现，体外聚乳酸支架可促进巨噬细胞产生炎症介质如 IL-8、TNF-α、TGF-β 等，体内移植三个月后聚乳酸缓释药物组可显著降低移植部位的纤维化、慢性炎症反应等，显示出较好的生物相容性[37]。葡萄牙米尼奥大学 Duarte 通过浸泡的方法将酮洛芬复合在可生物降解海藻酸尿道支架中，可达到缓释酮洛芬的效果且无细胞毒性，有望成为尿道修复缓释支架[38]。

4.2.3 功能性再生报告系统

在评估生物材料促进机体组织再生的有效性时，机体的各种组织都有特异性指标，这些指标可以组合为生物材料的功能性再生评估系统，即报告系统。生物材料可为组织再生提供三维空间结构，通过对损伤部位进行填充、替换引导损伤组织修复，在组织损伤修复中发挥重要作用。胶原蛋白、壳聚糖、透明质酸、丝素蛋白等天然材料具有低免疫原性和良好细胞相容性等优点，是近年再生医学领域中组织损伤修复生物材料的研究热点。同时进一步运用对材料表界面化学、拓扑结构的修饰策略，或者添加干细胞、生长因子、化学分子等，调控移植部位细胞的基因表达、细胞行为和功能等，达到理想的促进组织损伤及功能修复的目的。如天然生物材料被用于各种组织修复，包括上皮、结缔、肌肉和神经组织，以及多种器官系统的修复，包括骨骼、肌肉、肌腱、韧带、消化、泌尿和生殖系统等。机体的组织或器官结构、功能各异，因此其修复、再生效果也需要从其结构（分子层面、细胞层面、组织层面）和功能（组织特异基因、蛋白表达、力学、电传导等性能）两大方面进行评估。

皮肤再生修复报告系统：皮肤不仅是人体最大的器官，也是机体与外界环境之间的屏障，各种原因导致的皮肤损伤都会破坏屏障的完整性，降低其防御能力，失血和感染启动的自我修复过程缓慢，特别是较大的损伤很难恢复伤口部位皮肤的初始生物学特性。美国约翰·霍普金斯大学的 Sharon Gerecht 教授课题组通过对右旋糖酐表面进行物理修饰（增加功能基团——胺基，减少交联基团）设计了一种内部结构松散同时机械强度好、便于移植的新型水凝胶，并用其治疗深度烧伤创面[39]。在小鼠的烧伤损伤模型中，右旋糖酐水凝胶治疗组可以促进内皮细胞浸润到水凝胶中，第 7 天即发现新生血管，伤口处的血流量增加；第 21 天，烧伤部位长出具有毛囊和皮脂腺的成熟上皮结构；5 周后，损伤处出现新生毛发，表皮的形态和厚度都与正常的小鼠皮肤相似，这证明单独的右旋糖酐水凝胶，即没有添加额外的细胞因子或细胞，就能显著促进新生血管和完整皮肤的再生。丝素蛋白由于其本身具备的弹性也经常被用于皮肤的修复，如丝素蛋白研究的领军人物美国塔夫茨大学的 David L. Kaplan 教授在这一方面就取得了显著的成绩。David L. Kaplan 教授研究组将层状多孔丝素膜和丝素纳米纤维复合 EGF/磺胺嘧啶银后，发现可快速有效促进损伤修复，与两种商业化的伤口敷料比较，表现出更优的伤口愈合率、再上皮化、真皮增殖、胶原沉积、减少疤痕的形成，促进伤口愈合[40]。他们课题组近年还合成了一种基于丝蛋白胶原系统的全层的、复杂的皮肤体外模型，在克服了胶原基质收缩的局限性的同时，在体外还可以长期稳定的培养。与现在商业化的皮肤等效物相比（细胞种类有限），该模型中除了基本的皮肤组成成分外，还包含神经细胞和免疫细胞，通过蛋白质组学（proteomics）分析，还可以检测到模型分泌的与炎症相关的蛋白质量最多。这项研究减少了对动物模型的依赖，并且为研究皮肤中的神经-免疫系统与炎症、损伤及药物传递之间的关系提供了一个新的体外组织系统[41]。

血管再生修复报告系统：功能性血管网络对于氧和营养物质的传递及代谢废物的处理至关重要，同时它还有促进免疫细胞循环的基本作用，可以在需要的时候快速地将免疫细胞运送到周围组织，因此在疾病的损伤修复过程中，血管的生成非常重要[42]。美国加利福尼亚大学的 Tatiana Segura 教授研究组用结合了血管内皮生长因子（VEGF）的肝素纳米粒对透明质酸进行表面修饰，并用这种水凝胶对脑卒中后脑组织进行修复。脑卒中损伤的程度与梗死周围组织中小胶质细胞和巨噬细胞活化的强度有关。检测 Iba-1 的表达量发现，用该水凝胶治疗梗死灶的过程中，小胶质细胞和巨噬细胞的活化程度降低，血管和神经系统协同向中风腔和梗死灶内生长并形成轴突网络，进而恢复行为功能[43]。国内上海交通大学的蒋欣泉教授课题组在体外先用内皮细胞对中空的丝素支架进行预先血管化，在皮下植入 1 天、4 天、14 天、28 天后，运用激光多普勒成像分析评价新生血管的情况，并于 28 天后收样，用免疫组化检测血管相关抗原（CD31），结果表明预先血管化的支架可以加快体内细胞的浸润增殖，并使支架在体内快速血管化，最终提高了移植干细胞的存活率[44]。

神经再生修复报告系统：神经系统疾病会导致特定的神经元丢失，并出现明确的精神或神经症状。目前针对这些问题还没有一种治疗方法可以完全恢复失去的功能或者减缓正在进行的神经退行性变，而细胞疗法、再生医学的发展，提高了替换受损神经元、诱导神经元回路再生的可能性[45]。我国台湾大学的 Shan-hui Hsu 课题组将 DF-PEG 和乙二醇壳聚糖交联形成可注射、自愈性的水凝胶，与传统的海藻酸钠水凝胶相比，包裹在自愈性水凝胶里面的神经干细胞生长更快、更倾向于分化成神经元样细胞（神经相关标志物 β-tubulin 和 Map2 表达量增加），对斑马鱼胚胎中枢神经系统修复时可以恢复部分的神经功能[46]。生物材料形成的水凝胶用于脊髓损伤修复时，可以填补不规则的缺损，并为受损的脊髓提供结构支撑，同时在水凝胶中加载营养因子，如脑源性神经营养因子（BDNF），进而减少炎症和促进神经突触长入。美国埃默里大学的 Ravi V. Bellamkonda 研究组就是将载入了 BDNF 的琼脂糖支架用于修复大鼠的半截断的脊髓损伤[47]，通过定量分析支架和受损脊髓表面 NF-160kDA$^+$神经元和轴突、GFAP$^+$星形胶质细胞、CS-56$^+$硫酸软骨素蛋白聚糖的表达量，发现 BDNF 可以促进神经突触长入支架并且减少琼脂糖凝胶在体内引起的免疫反应。还有课题组将胶原支架作为人骨髓基质细胞的载体用于修复脑外伤，可以显著减少损伤体积并改善空间学习和感觉运动的功能预后[48]。

其他组织的修复，如肌腱韧带，丝素因为具有良好的力学性能成为韧带损伤修复的重要材料。新加坡国立大学的 James 课题组利用 3D 平行丝素复合支架，在力学刺激下促进间充质干细胞向肌腱细胞诱导分化，促进肌腱特异基因的表达、胶原纤维的沉积[49]。另外将可自组装的 RADA16 肽包被于微纤维编制而成的丝素纤维加固海绵支架，形成具有丝素纤维-丝素海绵-肽纳米纤维的三重结构复合支架，实验发现该支架可促进骨髓来源间质干细胞增殖、代谢、胞外胶原和黏多糖的表达，复合细胞后的支架具有更强的拉伸力学性能[50]。现在临床上最常用的预防术后宫腔粘连的方法就是注射透明质酸溶液，隔离创面，避免互相接触，进而预防粘连。国内南京大学戴建武课题组用结合 VEGF 的胶原支架对全层损伤后形成的大鼠瘢痕子宫进行修复，可以使大鼠子宫内膜增厚、肌层再生、新生血管增加，同时改善妊娠结局[51]，这证明胶原结合 VEGF 可能是治疗严重子宫损伤的一种方案。

除此之外，生物材料还被用于角膜再生、食管修补、膀胱修复、心脏的工程补片等多种方面，并且取得了明显的治疗效果，在评估生物材料的有效性时都各有组织特异性指标。现如今，随着电纺丝、3D 打印等技术的发展，生物材料也将具有更加广阔的生物医学应用前景。

4.2.4　炎性细胞报告系统

组织损伤修复和再生过程与机体炎症反应密切相关。组织损伤后的组织、细胞碎片等损伤关联分子模式引起复杂免疫炎性应答，导致包括中性粒细胞、巨噬细胞、自然杀伤细胞、B 细胞、T 细胞等的募集、增殖和活化。软组织损伤后局部的炎性反应决定了功能性组织的修复或非功能性增生组织的形成。该过程的微妙平衡关系由多种细胞的活性决定，抗原递呈细胞如巨噬细胞、树突状细胞在机体免疫应答过程中起决定性作用。

其中，巨噬细胞在组织再生和病理性增生等过程中均扮演重要角色。例如，在肺纤维化发展过程中，损伤诱导单核细胞向巨噬细胞分化，巨噬细胞进一步通过诱导 TGF-β 的表达影响成纤维细胞，使其向肌成纤维细胞分化、细胞外基质的大量沉积导致纤维化[53]。巨噬细胞还在术后血管再狭窄病理过程中起关键作用，经皮血管术后往往会造成血管内皮细胞损伤，导致暴露基底部胶原层，活化血小板，损伤后的内皮细胞会产生过多的炎症因子和促有丝分裂因子，导致炎性单核巨噬细胞在损伤处黏附聚集，活化后的单核巨噬细胞进一步产生一系列更多的炎症因子 TNF-α，在炎症因子的作用下血管平滑肌细胞内 Ras/ERK、PKA、MAPK 等信号通路被激活[32]，进而快速增殖迁移至血管壁新生内膜，同时活化的血管平滑肌细胞会分泌大量炎症因子（如 IL-1β、IL-6、TNF-α）和细胞外基质[54]，炎症因子不仅会促进平滑肌细胞快速增殖，损伤局部的大量炎症因子（如 TNF-α）存在的炎性微环境通过影响细胞周期抑制血管内皮细胞增殖、促进其凋亡，从而阻碍血管的功能性内皮化修复[55]。因此促进组织的修复再生还需要逆转损伤部位炎性微环境。

生物材料的不同表界面特征在材料对机体促再生过程起重要调控作用。抗原递呈细胞（APC）（主要是巨噬细胞）在机体对移植材料的免疫应答中起了关键作用，移植材料对 APC 的不同激活状态决定了移植材料的促修复或促炎效果，由于材料表面和 APC 直接紧密接触，材料表面的拓扑结构、物理、化学、生物修饰等特征均会对材料对机体的促炎或抗炎促修复效果起决定作用，因此需要建立基于巨噬细胞的炎性细胞报告系统，并通过控制材料表界面的特征，调节免疫细胞的表型和功能，最终达到降低材料的不利促炎反应，逆转软组织损伤处病理炎性反应，促进组织修复再生的目的。

巨噬细胞根据其功能特征可分为多种表型（报告系统），主要以巨噬细胞分泌的炎症因子的不同定义不同的巨噬细胞，因此可作为不同功能巨噬细胞的报告系统，其中目前研究最多的是 M1、M2 两种表型。M1 型巨噬细胞具有促炎活性，是由 Th1 细胞、CD8 T 细胞或 NK 细胞分泌的炎症因子（如 IFN-γ）诱导，而 M2 型巨噬细胞具有抑炎活性，主要由 Th2 T 细胞、肥大细胞等分泌的 IL-4、IL-13 等因子诱导[56]。巨噬细胞的不同表型和功能会间接影响及控制再生修复过程中其他细胞（如 T 细胞、成纤维细胞、间质干细胞、角化细胞、内皮细胞等）的增殖、分化和募集。目前有多种策略可用于生物材料表界面修饰调节巨噬细胞炎症报告系统。

通过材料表面修饰炎性因子抗体、抗炎因子（如 IL-10、IL-4 等）的方法，可以改变炎性条件 M1-M2 的平衡，调节巨噬细胞向 M2 型转变,实现缓解炎症反应，促进伤口愈合的目的。抗 TNF-α 中和抗体[英夫利昔（infliximab），阿达木（adalimumab）和戈利木（golimumab）]及抗体片段[妥珠单抗（certolizumab pegol）]等均已经商业化；IL-10 或 IL-4 可抑制炎性 M1 型表型、促进 M2 型表型巨噬细胞的分化，维持 M1-M2 的平衡，达到促血管再生、损伤修复的目的。给小鼠注射 IL-10 [55]、抗 TNF 受体的抗体可显著抑制血管平滑肌增殖、促进血管内皮的增殖、快速内皮化，IL-10 还可通过抑制 TNF 引起的单核细胞对内皮细胞的黏附起作用。美国塔夫茨大学 David L. Kaplan 通过丝素蛋白生物膜缓释 IFN-γ 或 IL-4，根据不同的改性方法和丝素蛋白的 β-折叠成分（结晶度）调节丝素膜的溶解度，从而实现细胞因子的缓释效果，巨噬细胞可通过与丝素膜上的细胞因子接触而被极化成不同的表型[57]。

通过局部缓释化学分子（如雷公藤内酯、FTY720）、抗炎多肽、局部缓释核酸[如干扰小 RNA（siRNA）、微 RNA（miRNA）]等通过抑制促炎细胞因子的分泌,调节巨噬细胞从 M1 型向 M2 型的转变,调节局部炎性反应,促进损伤修复[58]。芬兰坦佩雷大学 Kotsar 等在可生物降解的乳酸羟基乙酸共聚物尿道支架上包被了聚乳酸和吲哚美辛，并评价该新型涂层支架的抗炎效果、移植兔尿道的修复效果，结果显示包被吲哚美辛可显著抑制巨噬细胞 MCP-1、RANTES 等炎性细胞因子的产生，而不影响支架的降解性能，体内移植后吲哚美辛支架可显著降低炎性反应，减少上皮息肉的形成[37]。美国休斯敦卫理公会研究所 Tasciotti 等利用硫酸软骨素（一种糖胺聚糖）调节炎症，发现硫酸软骨素修饰的支架可通过抑制脂多糖（LPS）引起的 CD44/NF-κB 信号通路来调节巨噬细胞表型，使其向抑制炎症表型（TGF-β、Arg、MRC1 和 IL-10）转变，抑制其向促炎表型（iNOS、TNF-α、IL-1β 和 IL-12β）转变，将胶原支架利用硫酸软骨素功能化后移植皮下发现可显著减少移植物浸润细胞数量，同时促炎相关基因表达显著下调[59]。德国莱比锡大学 Franz 等利用含Ⅰ型胶原和高磺化透明质酸的人工细胞外基质可通过抑制 MCP-1、IL-6 和 IFN-γ 引起的单核细胞向 M1 型巨噬细胞（IL-1β、IL-6、IL-8、IL-12 和 TNF）分化，促进其向 M2 型抑炎巨噬细胞（IL-10、CD163）分化[60]。

通过改造材料本身的物理特性可调控巨噬细胞从 M1 向 M2 极化，调节局部炎性反应，促进损伤修复。通过控制生物材料的表面图案、表面粗糙度、特征尺度（微拓扑、纳米拓扑、纤维直径、表面积、排列方向）、孔径、孔隙率、硬度、

2D/3D 支架等，可改变巨噬细胞的细胞形状、细胞标志物、分泌细胞因子及趋化因子表达谱等，调控巨噬细胞从 M1 向 M2 极化。加利福尼亚大学欧文分校 Wendy F. Liu 根据不同极化状态下 M1-M2 巨噬细胞的形状，通过微加工技术在聚二甲基硅氧烷（PDMS）的表面打印 20 μm、50 μm 宽度平行的纤连蛋白，巨噬细胞在 20 μm 的纤连蛋白上形状变长，巨噬细胞表现为 M2 型表型，促进 IL-4 和 IL-13 细胞因子的分泌，抑制由 LPS 诱导的 M1 型炎性细胞因子（IFN-γ）的表达[61]。加利福尼亚大学圣地亚哥分校 Christman 将心肌基质水凝胶注射用于心肌梗死的治疗，结果显示水凝胶注射后炎症反应得到改善，心肌细胞凋亡减少，梗塞新血管形成增多，心脏肥大和纤维化减少，整个心脏功能和血液动力学也得到改善，表明该心肌基质水凝胶注射可以作为心肌梗死的潜在治疗方法[62]。

4.3　生物组学大数据在材料表界面高通量筛选的运用

　　生物体是一个复杂的庞大系统，其复杂程度包括组织及器官层面功能的多样性及相互联系、组织及器官内部细胞组成的异质性、细胞内部基因表达调控网络的复杂性[63, 64]。因此需要进一步运用系统性生物组学大数据研究手段在单细胞水平开展研究。系统性生物组学大数据研究手段包括转录组基因芯片、测序、蛋白质组学技术、单细胞测序技术、质谱流式分析技术等，其不仅是研究和理解预期组织的生物学，而且是监测生物材料（体内和体外）的生物学效应的有用工具。迄今，转录组学方法，如基因芯片（微阵列）、RNA 测序（RNA-seq）及蛋白质组学技术已广泛应用于生物材料领域，许多学者利用这些工具正在实现高分辨率和高通量的生物测定。

4.3.1　转录组基因芯片/测序在材料表界面高通量筛选的运用

1. 转录组基因芯片在材料表界面高通量筛选的运用

　　基因芯片的主要原理是运用分子生物学中的核酸分子原位杂交技术，与传统方法一次只能研究某个基因的表达情况不同，利用基因芯片高通量的特性，可以在很短的时间内测定不同功能状态、不同组织部位基因的差异表达，得到特异的基因表达谱，大大提高对相关基因研究的效率，可在许多生物材料研究中大量运用。例如，Gomes 等通过标准毒性试验对蠕虫暴露于几种形式铜（Cu 纳米粒、Cu 纳米线、CuNO$_3$ 和 Cu 盐老化）中进行测试，并利用高通量基因表达工具来研究这几种形式铜处理后的影响，从而进一步了解材料对生物体的毒性机制[65]；Komorowski 等使用微阵列技术，证明 24h 暴露于银纳米粒（SNP）、多壁碳纳米管

（MWCNTs）和聚酰胺树枝状大分子（PAMAMs）3 种材料下，分别导致 299 个、1271 个和 431 个基因表达发生变化，并影响特定的分子途径[66]；Groen 等对具有多种特性的 23 种材料进行微阵列分析，以了解与材料和材料表面提供的生物物理和生物化学特征相关的细胞-生物材料相互作用，从而筛选骨再生的合适材料[67]；而 Ghojavand 等则是利用 4 个公开可用的银材料微阵列进行数据综合分析，确定了银材料对上皮衍生细胞系毒性作用的相关差异基因。此外，通过比较差异基因列表，已经确定转录应答与银纳米粒和银离子暴露高度相关[68]。

2. RNA-seq 在材料表界面高通量筛选的运用

近年来，转录组学领域的迅速发展引入了新一代测序技术，如 RNA 测序，全转录组测序（RNA-seq）是一种强有力的工具，可准确定量表达的转录本，从而在很大程度上克服了微阵列的局限性和偏倚[69, 71]。

在抗菌材料方面的研究。南开大学 Tang 课题组利用 RNA-seq 分析证明了 Al_2O_3 纳米粒通过纳米效应调节基因表达，增加抗生素合成基因的表达水平，促进天蓝色链霉菌中抗生素的分泌[72]；另一课题组发现两种金属氧化物（即 Al_2O_3 和 TiO_2）纳米粒和阿霍烯（一种大蒜衍生的有机硫化合物）被鉴定是为对空肠弯曲菌有效的抗微生物剂，RNA-seq 分析揭示了抗菌机制，并鉴定了阿霍烯和金属氧化物纳米粒的协同治疗作用[73]；安徽农业大学 Wang 课题组也发现利用槲皮素能协同改善银纳米粒，合成槲皮素银纳米粒，并显示出对抗药大肠杆菌和金黄色葡萄球菌的高效抗菌活性，转录组分析为抗菌测定的分子机制提供了新的见解[74]。

在材料用于再生方面的研究。Carrow 等展示了使用 RNA-seq 来了解二维纳米材料在整个转录组水平上对人类干细胞的影响[75]，他们观察到响应于纳米硅酸盐暴露的转录组谱的广泛变化。由纳米硅酸盐处理观察到的转录组学变化可能源自生物物理和生物化学机制。分析揭示了与骨软骨分化相关的基因家族，数据表明纳米硅酸盐的内化和随后的矿物离子释放触发了可促进 hMSC 的骨软骨分化的生化信号传导。RNA-seq 成为评估新型纳米材料再生潜力的可行技术。这种系统方法能够理解纳米材料暴露引起的基因表达的广泛变化，这是开发用于生物医学应用的新型生物活性材料的关键。

在材料对体内组织器官影响方面的研究。浙江大学邹晓晖课题组创新性地建立了一种新的高通量转录组测序方法，并提出构建纳米基因图谱（nano genome atlas, NGA）的研究策略。以羟基磷灰石纳米粒（HANPs）为例，演示了利用 NGA 策略系统解析纳米材料对体内全身各个脏器、体外多种组织干细胞转录组基因表达的影响，系统性评估 HANPs 的机体全身响应，揭示 HANPs 的机体反应具有器官特异性和细胞特异性，将为该纳米材料的药物投递、组织修复与再生等临床应用提供理论支持，也为进一步研究其他生物材料的系统性生物学效应和安全性提供新思路和新方法。

4.3.2　蛋白质组学分析技术在材料表界面高通量筛选的运用

　　生物材料在植入生物体之后会与细胞外基质中的蛋白质发生吸附，细胞通过吸附的蛋白质层与材料发生相互作用。另外，生物材料植入后，细胞会对材料进行应答，这个应答的过程也是通过蛋白质来完成的。因此对材料表面吸附的蛋白质和细胞内表达的蛋白质进行分析，对于阐明材料与细胞之间的相互作用具有重要意义。传统的技术如反转录-聚合酶键反应（RT-PCR）、酶联免疫吸附法（ELISA）等往往只针对其中单个或者少数几个蛋白质进行研究，对生物材料、蛋白质层及细胞的响应情况无法进行系统性的分析，而蛋白质组学则是通过高通量检测手段全面获取材料表面吸附的蛋白质种类及数量的信息，从而更深入地研究生物材料与吸附的蛋白质，以及生物材料与细胞之间的相互作用。蛋白质组学通常是指结合双向凝胶电泳和质谱的方法，对某一生物、组织或细胞在特定的状态下表达的所有蛋白质的组成、数量和功能进行系统性分析的科学[77]。近年来，随着电泳、质谱和蛋白质芯片技术的发展，极大地丰富了定量蛋白质组学的研究。蛋白质组学研究一般是按照蛋白质样品的制备、蛋白质的分离、鉴定、数量和种类信息的提取及数据分析的研究路线来进行的。主要是利用凝胶电泳技术将蛋白质从提取的组织中分离出来，然后利用质谱技术对其中的蛋白质进行鉴定，最后将各种生物信息学软件应用于对所获取的高通量数据进行分析比较。

　　蛋白质的分离方法主要有双向凝胶电泳技术（2-dimensional gel electrophoresis，2-DE）和高效液相色谱技术（high performance liquid chromatography，HPLC）。双向凝胶电泳技术是将等电聚焦电泳（IEF）和 SDS-PAGE 相结合。由于双向凝胶电泳技术第一个方向可以根据蛋白质等电点的不同性质分离蛋白质，第二个方向可以根据蛋白质的分子量大小不同进行分离，因此具有分辨率高、通量大、费用低等优点，已经被广泛应用于蛋白质的分离鉴定中。但双向凝胶电泳技术也具有操作复杂、费时、低丰度蛋白质检测能力差、抗干扰能力差等缺点。高效液相色谱技术主要是根据分离样品中的各分子在固定相和流动相中分配系数的差异进行分离的。其中固定相多为离子交换树脂、多孔性凝胶等，流动相则是各种溶剂等。分离后的各种蛋白质依次进入不同的检测器，记录仪将信号记录下来生成色谱图，从而达到分离蛋白质的目的。高效液相色谱技术具有效率高、速度快、灵敏度高、操作自动化程度高等优点，但是仪器价格昂贵、仪器维护成本高、数据分析成本高、数据分析耗时等影响了其在蛋白质分析中的进一步应用。蛋白质的鉴定方法包括传统的 Edman 降解法测 N 端序、氨基酸组成分析等方法，质谱技术（mass spectrometry, MS)中的电喷雾离子化质谱(eletrospray ionization mass spectrometry, ESI-MS)、基质辅助激光解吸电离（matrix-assisted laser desorption ionization, MALDI）等方法，以及同位素标记和标签法。电喷雾离子化质谱和基质辅助激光解吸电离等软电离技术都是首先将蛋白质产生的多肽离子化，再根据质荷比（mass-to-charge ratio, m/z）的差异来对蛋白质进行分离的。质谱技术的应用可以快速分析生物分子，得到精确的分子量和结构信息，并且符合高通量分析的要求，在蛋白质组学的研究中应用越来越广泛。目前的研究中常常是将凝胶电泳技术、色谱技术与质谱技术联用来对蛋白质进行鉴定、分析和比较。

蛋白质组学技术作为一种重要的生物组学技术，可以应用于生物材料表面吸附蛋白的研究，用以揭示材料与机体相互作用的机理。1998 年，德国柏林自由大学药剂学的研究学者就利用双向凝胶电泳技术研究了具有不同表面物理化学性质和形貌的乳胶纳米粒对人血浆蛋白的吸附作用的差异[78]。2005 年，华盛顿大学化学工程系的 Elbert 实验室的研究者使用凝胶电泳和质谱的方法分析了聚丙烯、聚对苯二甲酸乙二醇酯（PET）和 PDMS 材料表面血清蛋白的吸附情况，发现五聚血清淀粉样蛋白 P 可以促进在钙离子存在情况下粒细胞和单核细胞的黏附[79]。由于生物医用金属材料需要在人体环境中长期使用，在植入后往往容易引发金属离子溶出的毒副作用。因此，为了使生物金属材料更好地应用于临床中，研究者会采取多种表面修饰技术如表面涂层处理等，减少金属离子在体内的溶出现象，从而降低材料的毒副作用。2011 年，芬兰科学家 Puustinen 课题组研究了 11 种能够进入人肺上皮细胞的人单核细胞衍生的巨噬细胞中的纳米材料表面吸附蛋白的情况，发现材料表面吸附的血浆蛋白会参与颗粒的吞噬作用，并且该过程可能与纳米材料的表面特性相关性不大[80]。这对理解细胞对纳米材料的吞噬作用、机体对纳米材料的清除作用是至关重要的。2013 年，东南大学生物科学与医学工程学院生物电子学国家重点实验室有研究学者使用 SDS-PAGE 和 LC-MS/MS 方法对无涂层的 NiTi 合金、有氮化钛（TiN）涂层的 NiTi 合金和脱乙酰壳多糖表面蛋白质黏附能力进行了探究，经过生物信息学的分析发现了合金上黏附的蛋白无论是在种类上还是在数量上都明显高于壳聚糖膜，并揭示了介导内皮细胞在合金上黏附和生长的四种途径[81]。2017 年，加拿大麦吉尔大学牙科学院 Tamimi 研究组认为表面蛋白质组学特征在很大程度上决定了材料与细胞之间的相互作用，并且经过实验和质谱技术分析证明，带有不同化学表面特征的材料会选择性地结合细胞外基质中特定的蛋白质成分（图 4-1），从而影响上皮细胞与生物材料的整合，这也为细胞-蛋白质-材料的筛选提供了依据[82]。蛋白质组学技术还可以用于新材料的生物相容性的测试。随着生物学、医学、计算机科学和材料学相关领域技术的不断发展，用于检测材料的生物相容性的高精确度、高灵敏度的检测体系正在逐渐地建立中，检测标准也正在不断地完善中。2015 年，法国巴黎大学的研究人员使用液相色谱技术评估嫁接了聚苯乙烯磺酸钠（polyNaSS）的材料的生物相容性，并且研究结果表明修饰后的材料蛋白质的吸附量显著增加[83]。

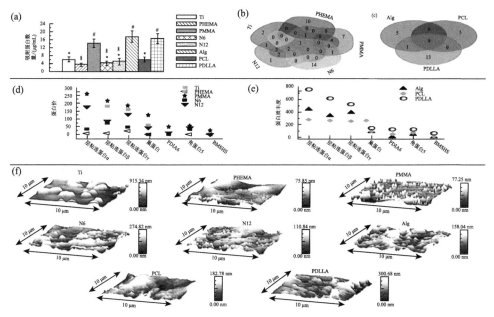

图 4-1 不同生物材料上吸附的蛋白的三维重建原子力显微镜高度图[82]

PHEMA 代表聚甲基丙烯酸-2-羟乙酯；PMMA 代表聚甲基丙烯酸甲酯；N6 代表聚己内酰胺；N12 代表聚月桂内酰胺；Alg 代表藻酸盐；PCL 代表聚己内酯；PDLLA 代表聚(D,L)乳酸

同样地，利用蛋白质组学技术还可以研究材料表面生长的细胞内的蛋白质表达情况，阐明细胞对材料进行响应的途径及材料对细胞主要功能的影响，从而为材料的开发、应用等提供依据。Rahman 等利用 2-DE 和 MS 结合的方法进行了差异蛋白质组分析，阐述了脱乙酰壳多糖（chitosan oligosaccharides，CO）对于脂肪细胞 3T3-L1 的分化过程的抑制作用。在他们鉴定出来的 50 种显著改变的蛋白质中，6 种被上调表达，44 种被下调表达，并且大多数与脂质代谢、细胞骨架及氧化还原调节有关[84]。单核细胞衍生的巨噬细胞（monocyte-derived macrophages，MDM）是对植入材料发生免疫反应的核心，Labow 等将 2-DE 和 MALDI-ToF 质谱结合，评估了聚碳酸酯-氨基甲酸酯（polycarbonate-urethane，PCNU）对 MDM 蛋白质表达谱的影响，发现了 MDM 在对材料表面产生炎性反应的过程中会经历细胞重塑和重组[85]。Anderson 也利用蛋白质组学和 ELISA 的方法量化了在具有疏水特性、亲水特性和离子化特点的材料表面黏附的巨噬细胞释放的细胞因子、趋化因子等蛋白质的表达差异，并且会随着时间发生变化，证明材料表面的特性可以明显地改变生物材料表面黏附的巨噬细胞的细胞因子和趋化因子表达图谱[86]。

羟基磷灰石（hydroxyapatite，HA）是构成骨骼的重要成分，具有良好的生物相容性和骨诱导性，已经广泛应用于骨缺损修复，而通过蛋白质组学技术分析可以揭示其成骨诱导的机理。Chen 等使用 iTRAQ 偶联的 2-DLC-MS/MS 分析 HA 和碳纳米管（carbon nanotube，CNT）增强的 HA 对人类成骨细胞蛋白质表达图谱的影响，为 HA 在未来骨修复应用中的改进提供参考[87]。纳米材料由于具有独特的表面效应、体积效应和量子尺寸效应，在医学成像、诊断、药物治疗等生物医学领域已经得到了广泛的应用。但是纳米材料尺寸的特殊性等特点已经显示出对人体健康存在着潜在的影响。Ruoslahti 等用差分质谱的方法分析了葡聚糖涂覆的超顺磁性铁氧化物（superparamagnetic iron oxide，SPIO）纳米粒的表面异质性及其与体内肝脏清除效率之间的关系，发现无论在 SPIO 表面是否涂覆蛋白质涂层都可以被巨噬细胞所识别，这加深了对纳米粒表面特性的了解，同时为设计无毒副作用、长循环纳米粒提供了灵感[88]。纳米材料表面的细菌黏附情况导致的致病事件也是研究者在应用纳米材料进行治疗时要考虑的一个关键问题。Pompa 等通过 2D-DIGE 和扫描电子显微镜（scanning electron microscope，SEM）、原子力显微镜（atomic force microscope，AFM）、qPCR 等其他手段探究了具有高度控制的纳米结构的基质如何影响其表面吸附的细菌的形态、基因组变化和蛋白质组变化，解析了附着于材料表面的微生物对材料的响应过程，为开发具有抗菌特性的纳米材料提供了参考[89]。

蛋白质组学技术不仅可以用于研究材料的生物相容性，阐明生物材料与生物体之间的相互作用的机理，解析纳米材料在人体内生物分布和清除机理，还可以用于筛选不同生物材料与细胞、组织作用的标志性蛋白，探索不同生物材料对机体可能产生的毒性，并对其毒性进行预测，从而为新型生物材料的研制、开发和应用提供指导，为建立生物材料安全性评价的标准打下基础。

4.3.3 单细胞测序在材料表界面高通量筛选的运用

单细胞测序分析技术原理（图 4-2）如下：首先，运用细胞分离技术（如 FACS 流式分选技术、微流控芯片或油包水技术等）将细胞悬液分离到含有单个细胞的小室，其次，在小室中进行单个细胞裂解、RNA 反转录、PCR 扩增，再次，经过扩增的核酸分子被片段化构建测序文库，最后，将单个细胞来源的文库进行测序，并进行后续的生物信息学分析[90]。单细胞测序可用以分析响应药物、生物材料等对单个细胞（包括特定基因和蛋白表达，甚至整个转录组等）的影响，可用以解析同一种细胞在异质性材料上的不同生物学反应，或同一组生物材料对于复杂组织、器官内部不同类型细胞的异质性影响，甚至解析异质性材料对复杂组织、器官的系统性影响。

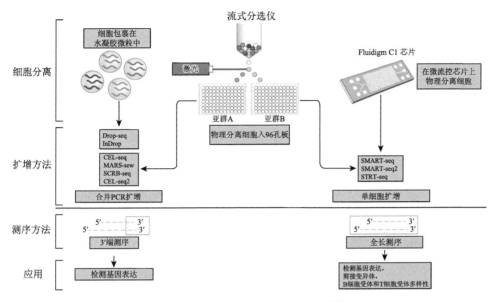

图 4-2　单细胞测序分析技术原理[90]

虽然单细胞测序分析技术才刚面世不久，但该技术已开始被运用于生物材料的生物学效应研究。例如，浙江大学高长有课题组利用单细胞基因表达分析技术，研究了甲基丙烯酸-2-羟基乙酯共价固化 RGD 三肽的聚合物刷梯度表面与平滑肌细胞的相互作用，并解析该梯度材料通过介导平滑肌细胞初期黏着斑形成和快速机动蛋白聚合相关基因表达及信号通路的活化，实现对平滑肌细胞迁移的调控的作用机理[91]。Mitchell 等利用单细胞 RNA 测序技术分析了表面胺化和羧化修饰的量子点纳米生物材料对肺泡上皮细胞单细胞转录组水平的影响[92]，发现表面不同胺化和羧化修饰导致的细胞转录组水平的差异，并进一步揭示了纳米粒对细胞的不同接触、包裹程度导致细胞产生显著的差异反应，更多的纳米粒接触、包裹将导致细胞的反应更加均一化，且关闭大部分生物学过程，而更少的纳米粒接触、包裹将导致细胞的反应更加多样化，更倾向于主动防御和修复纳米粒造成的损伤。

4.3.4　质谱流式分析技术在材料表界面高通量筛选的运用

质谱流式分析技术原理（图 4-3）是：由聚合物和金属离子负载的螯合剂偶联形成质谱标签，连接抗体或其他探针，用以染色标记悬浮细胞或组织原位染色，随后染色标记的目标分析物（细胞或组织）在单细胞分辨率下使用 ICP-MS 型检测系统（即质谱流式仪）进行相对定量。在该系统中，细胞通过管道系统引入，通过氩等离子体炬雾化和电离。通过四极选择重金属离子，并通过飞行时间探测器系统进行分析，属于同一个细胞的光谱信息被整合到一起作为该细胞的蛋白表达信息[64]。

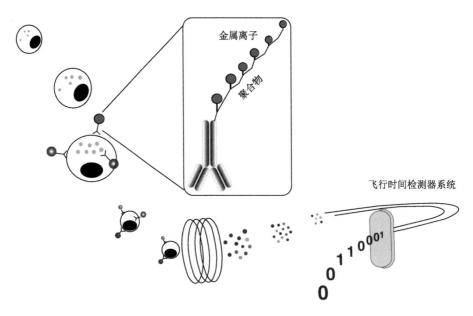

图 4-3 质谱流式分析技术原理[64]

虽然该技术才刚面世，但质谱流式分析技术已开始被运用于生物材料的生物学效应研究。例如，Orecchioni 等利用单细胞质谱流式分析技术结合转录组测序解析石墨烯及表面氨基化修饰的石墨烯对于人体外周血单个核细胞中 15 种免疫细胞亚群的 30 个标志蛋白表达的影响，并结合转录组测序，揭示了氨基化修饰可降低由石墨烯导致的细胞代谢的扰动、增加修饰后生物材料的生物相容性，同时氨基化修饰还可促进 T 细胞和单核细胞分别向辅助 T 细胞和 M1 巨噬细胞活化[93]。

参 考 文 献

[1] Flaim C J, Chien S, Bhatia S N. An extracellular matrix microarray for probing cellular differentiation. Nature Methods, 2005, 2（2）：119-125.

[2] Beachley V Z, Wolf M T, Sadtler K, et al. Tissue matrix arrays for high-throughput screening and systems analysis of cell function. Nature Methods, 2015, 12（12）：1197-1204.

[3] Anderson D G, Levenberg S, Langer R. Nanoliter-scale synthesis of arrayed biomaterials and application to human embryonic stem cells. Nature Biotechnology, 2004, 22（7）：863-866.

[4] Rasi Ghaemi S, Delalat B, Gronthos S, et al. High-throughput assessment and modeling of a polymer library regulating human dental pulp-derived stem cell behavior. ACS Applied Materials & Interfaces, 2018, 10（45）：

38739-38748.

[5] Hook A L, Chang C Y, Yang J, et al. Discovery of novel materials with broad resistance to bacterial attachment using combinatorial polymer microarrays. Advanced Materials, 2013, 25（18）：2542-2547.

[6] Li X, Zhang X, Zhao S, et al. Micro-scaffold array chip for upgrading cell-based high-throughput drug testing to 3D using benchtop equipment. Lab Chip, 2014,14（3）：471-481.

[7] Zhu L, Fan X, Wang B, et al. Biomechanically primed liver microtumor array as a high-throughput mechanopharmacological screening platform for stroma-reprogrammed combinatorial therapy. Biomaterials, 2017, 124：12-24.

[8] Yue X, Nguyen T D, Zellmer V, et al. Stromal cell-laden 3D hydrogel microwell arrays as tumor microenvironment model for studying stiffness dependent stromal cell-cancer interactions. Biomaterials, 2018, 170：37-48.

[9] Ma Y, Ji Y, Huang G, et al. Bioprinting 3D cell-laden hydrogel microarray for screening human periodontal ligament stem cell response to extracellular matrix. Biofabrication, 2015, 7（4）：044105.

[10] Wilson C J, Clegg R E, Leavesley D I, et al. Mediation of biomaterial-cell interactions by adsorbed proteins: a review. Tissue Engineering, 2005, 11（1-2）：1-18.

[11] Gorbet M B, Sefton M V. Biomaterial-associated thrombosis: roles of coagulation factors, complement, platelets and leukocytes. Biomaterials, 2004, 25（26）：5681-5703.

[12] Klopfleisch R, Jung F. The pathology of the foreign body reaction against biomaterials. Journal of Biomedical Materials Research Part A, 2017, 105（3）：927-940.

[13] Haupert L M, Simpson G J. Chirality in nonlinear optics. Annual Review of Physical Chemistry, 2009, 60（1）：345-365.

[14] Weidner T, Castner D G. SFG analysis of surface bound proteins: a route towards structure determination. Physical Chemistry Chemical Physics, 2013, 15（30）：12516-12524.

[15] Roy S, Covert P A, FitzGerald W R, et al. Biomolecular structure at solid-liquid interfaces as revealed by nonlinear optical spectroscopy. Chemical Reviews, 2014, 114（17）：8388-8415.

[16] Yan E C, Fu L, Wang Z, et al. Biological macromolecules at interfaces probed by chiral vibrational sum frequency generation spectroscopy. Chemical Reviews, 2014, 114（17）：8471-8498.

[17] Ding B, Jasensky J, Li Y, et al. Engineering and characterization of peptides and proteins at surfaces and interfaces: a case study in surface-sensitive vibrational spectroscopy. Accounts of Chemical Research, 2016, 49（6）：1149-1157.

[18] Hennig R, Heidrich J, Saur M, et al. IM30 triggers membrane fusion in cyanobacteria and chloroplasts. Nature Communications, 2015, 6：7018.

[19] Donovan M A, Yimer Y Y, Pfaendtner J, et al. Ultrafast reorientational dynamics of leucine at the air-water interface. Journal of the American Chemical Society, 2016, 138（16）：5226-5229.

[20] Wang H, Shang L, Maffre P, et al. The nature of a hard protein corona forming on quantum dots exposed to human blood serum. Small, 2016, 12（42）：5836-5844.

[21] Röcker C, Pötzl M, Zhang F, et al. A quantitative fluorescence study of protein monolayer formation on colloidal nanoparticles. Nature Nanotechnology, 2009, 4（9）：577-580.

[22] Jordan J L, Fernandez E J. QCM-D sensitivity to protein adsorption reversibility. Biotechnology and Bioengineering, 2008, 101（4）：837-842.

[23] Micallef L, Vedrenne N, Billet F, et al. The myofibroblast, multiple origins for major roles in normal and pathological tissue repair. Fibrogenesis & Tissue Repair, 2012, 5（Suppl 1）：S5.

[24] Lorden E R, Miller K J, Bashirov L, et al. Mitigation of hypertrophic scar contraction via an elastomeric

biodegradable scaffold. Biomaterials, 2015, 43: 61-70.

[25] Baker D W, Tsai Y T, Weng H, et al. Alternative strategies to manipulate fibrocyte involvement in the fibrotic tissue response: pharmacokinetic inhibition and the feasibility of directed-adipogenic differentiation. Acta Biomaterialia, 2014, 10 (7): 3108-3116.

[26] Pinney J R, Du K T, Ayala P, et al. Discrete microstructural cues for the attenuation of fibrosis following myocardial infarction. Biomaterials, 2014, 35 (31): 8820-8828.

[27] Qiao H, Sun M, Su Z, et al. Kidney-specific drug delivery system for renal fibrosis based on coordination-driven assembly of catechol-derived chitosan. Biomaterials, 2014, 35 (25): 7157-7171.

[28] Zhang K, Guo X, Zhao W, et al. Application of wnt pathway inhibitor delivering scaffold for inhibiting fibrosis in urethra strictures: in vitro and in vivo study. International Journal of Molecular Sciences, 2015, 16 (11): 27659-27676.

[29] McNeer N A, Anandalingam K, Fields R J, et al. Nanoparticles that deliver triplex-forming peptide nucleic acid molecules correct F508del CFTR in airway epithelium. Nature Communications, 2015, 6: 6952.

[30] Li G C, Xu Q F, Yang P. Inhibiting smooth muscle cell proliferation via immobilization of heparin/fibronectin complexes on titanium surfaces. Biomedical and Environmental Sciences, 2015, 28 (5): 378-382.

[31] Baek I, Bai C Z, Hwang J, et al. Paclitaxel coating of the luminal surface of hemodialysis grafts with effective suppression of neointimal hyperplasia. Journal of Vascular Surgery, 2012, 55 (3): 806-814.

[32] Lee C H, Yu C Y, Chang S H, et al. Promoting endothelial recovery and reducing neointimal hyperplasia using sequential-like release of acetylsalicylic acid and paclitaxel-loaded biodegradable stents. International Journal of Nanomedicine, 2014, 9 (1): 4117-4133.

[33] Lee C H, Chang S H, Lin Y H, et al. Acceleration of re-endothelialization and inhibition of neointimal formation using hybrid biodegradable nanofibrous rosuvastatin-loaded stents. Biomaterials, 2014, 35 (15): 4417-4427.

[34] Isotalo T, Nuutinen J P, Vaajanen A, et al. Biocompatibility and implantation properties of 2 differently braided, biodegradable, self-reinforced polylactic acid urethral stents: an experimental study in the rabbit. The Journal of Urology, 2005, 174 (6): 2401-2404.

[35] Kotsar A, Isotalo T, Mikkonen J, et al. A new biodegradable braided self-expandable PLGA prostatic stent: an experimental study in the rabbit. Journal of Endourology, 2008, 22 (5): 1065-1069.

[36] Kotsar A, Isotalo T, Uurto I, et al. Urethral in situ biocompatibility of new drug-eluting biodegradable stents: an experimental study in the rabbit. BJU International, 2009, 103 (8): 1132-1135.

[37] Kotsar A, Nieminen R, Isotalo T, et al. Biocompatibility of new drug-eluting biodegradable urethral stent materials. Urology, 2010, 75 (1): 229-234.

[38] Barros A A, Oliveira C, Reis R L, et al. Ketoprofen-eluting biodegradable ureteral stents by CO_2 impregnation: in vitro study. International Journal of Pharmaceutics, 2015, 495 (2): 651-659.

[39] Sun G, Zhang X, Shen Y I, et al. Dextran hydrogel scaffolds enhance angiogenic responses and promote complete skin regeneration during burn wound healing. PNAS, 2011, 108 (52): 20976-20981.

[40] Gil E S, Panilaitis B, Bellas E, et al. Functionalized silk biomaterials for wound healing. Advanced Healthcare Materials, 2013, 2 (1): 206-217.

[41] Vidal S E L, Tamamoto K A, Nguyen H, et al. 3D biomaterial matrix to support long term, full thickness, immuno-competent human skin equivalents with nervous system components. Biomaterials, 2019, 198: 194-203.

[42] Sun X, Altalhi W, Nunes S S. Vascularization strategies of engineered tissues and their application in cardiac

regeneration. Advanced Drug Delivery Reviews, 2016, 96: 183-194.

[43] Nih L R, Gojgini S, Carmichael S T, et al. Dual-function injectable angiogenic biomaterial for the repair of brain tissue following stroke. Nature Materials, 2018, 17（7）: 642-651.

[44] Zhang W, Wray L S, Rnjak-Kovacina J, et al. Vascularization of hollow channel-modified porous silk scaffolds with endothelial cells for tissue regeneration. Biomaterials, 2015, 56: 68-77.

[45] Orive G, Anitua E, Pedraz J L, et al. Biomaterials for promoting brain protection, repair and regeneration. Nature Reviews Neuroscience, 2009, 10（9）: 682-692.

[46] Tseng T C, Tao L, Hsieh F Y, et al. An injectable, self-healing hydrogel to repair the central nervous system. Advanced Materials, 2015, 27（23）: 3518-3524.

[47] Jain A, Kim Y T, McKeon R J, et al. *In situ* gelling hydrogels for conformal repair of spinal cord defects, and local delivery of BDNF after spinal cord injury. Biomaterials, 2006, 27（3）: 497-504.

[48] Nakasaki M, Hwang Y S, Xie Y, et al. The matrix protein Fibulin-5 is at the interface of tissue stiffness and inflammation in fibrosis. Nature Communications, 2015, 6: 8574.

[49] He M, Gan A W T, Lim A Y T, et al. The effect of fibrin glue on tendon healing and adhesion formation in a rabbit model of flexor tendon injury and repair. Journal of Plastic Surgery and Hand Surgery, 2013, 47（6）: 509-512.

[50] Chen K, Sahoo S, He P, et al. A Hybrid silk/RADA-based fibrous scaffold with triple hierarchy for ligament regeneration. Tissue Engineering, Part A, 2012, 18（13-14）: 1399-1409.

[51] Lin N, Li X, Song T, et al. The effect of collagen-binding vascular endothelial growth factor on the remodeling of scarred rat uterus following full-thickness injury. Biomaterials, 2012, 33（6）: 1801-1807.

[52] Cao Y, Sun H, Zhu H, et al. Allogeneic cell therapy using umbilical cord MSCs on collagen scaffolds for patients with recurrent uterine adhesion: a phase I clinical trial. Stem Cell Research & Therapy, 2018, 9（1）: 192.

[53] Murray L A, Chen Q, Kramer M S, et al. TGF-beta driven lung fibrosis is macrophage dependent and blocked by Serum amyloid P. The International Journal of Biochemistry & Cell Biology, 2011, 43（1）: 154-162.

[54] Scott R A, Paderi J E, Sturek M, et al. Decorin mimic inhibits vascular smooth muscle proliferation and migration. PLoS One, 2013, 8（11）: 82456.

[55] Verma S K, Garikipati V N, Krishnamurthy P, et al. IL-10 accelerates re-endothelialization and inhibits post-injury intimal hyperplasia following carotid artery denudation. PLoS One, 2016, 11（1）: 0147615.

[56] Rostam H M, Singh S, Vrana N E, et al. Impact of surface chemistry and topography on the function of antigen presenting cells. Biomaterials Science, 2015, 3（3）: 424-441.

[57] Reeves A R, Spiller K L, Freytes D O, et al. Controlled release of cytokines using silk-biomaterials for macrophage polarization. Biomaterials, 2015, 73: 272-283.

[58] Alvarez M M, Liu J C, Trujillo-de Santiago G, et al. Delivery strategies to control inflammatory response: Modulating M1-M2 polarization in tissue engineering applications. Journal of Controlled Release, 2016, 240: 349-363.

[59] Taraballi F, Corradetti B, Minardi S, et al. Biomimetic collagenous scaffold to tune inflammation by targeting macrophages. Journal of Tissue Engineering, 2016, 7: 204173141562466.

[60] Kajahn J, Franz S, Rueckert E, et al. Artificial extracellular matrices composed of collagen I and high sulfated hyaluronan modulate monocyte to macrophage differentiation under conditions of sterile inflammation. Biomatter, 2012, 2（4）: 226-236.

[61] McWhorter F Y, Wang T, Nguyen P, et al. Modulation of macrophage phenotype by cell shape. PNAS, 2013, 110（43）:

17253-17258.

[62] Wassenaar J W, Gaetani R, Garcia J J, et al. Evidence for mechanisms underlying the functional benefits of a myocardial matrix hydrogel for post-MI treatment. Journal of the American College of Cardiology, 2016, 67（9）: 1074-1086.

[63] Larance M, Lamond A I. Multidimensional proteomics for cell biology. Nature Reviews Molecular Cell Biology, 2015, 16（5）: 269-280.

[64] Brodin P. The biology of the cell-insights from mass cytometry. The FEBS Journal, 2019, 286（8）: 1514-1522.

[65] Gomes S I L, Roca C P, Pegoraro N, et al. High-throughput tool to discriminate effects of NMs（Cu-NPs, Cu-nanowires, CuNO$_3$, and Cu salt aged）: transcriptomics in Enchytraeus crypticus. Nanotoxicology, 2018, 12（4）: 325-340.

[66] Komorowski P, Siatkowska M, Wasiak T, et al. Simultaneous transcriptome and proteome analysis of EA.hy926 cells under stress conditions induced by nanomaterials. Journal of Biomedical Materials Research Part B: Applied Biomaterials, 2019, 107（4）: 1024-1034.

[67] Groen N, Tahmasebi N, Shimizu F, et al. Exploring the material-induced transcriptional landscape of osteoblasts on bone graft materials. Advanced Healthcare Materials, 2015, 4（11）: 1691-1700.

[68] Ghojavand S, Bagheri F, Mesrian Tanha H. Integrative meta-analysis of publically available microarray datasets of several epithelial cell lines identifies biological processes affected by silver nanoparticles exposure. Comparative Biochemistry and Physiology Part C: Toxicology & Pharmacology, 2019, 216: 67-74.

[69] Shendure J. The beginning of the end for microarrays? Nature Methods, 2008, 5（7）: 585-587.

[70] Cloonan N, Forrest A R, Kolle G, et al. Stem cell transcriptome profiling via massive-scale mRNA sequencing. Nature Methods, 2008, 5（7）: 613-619.

[71] Mortazavi A, Williams B A, McCue K, et al. Mapping and quantifying mammalian transcriptomes by RNA-seq. Nature Methods, 2008, 5（7）: 621-628.

[72] Liu X, Tang J, Wang L, et al. Al$_2$O$_3$ nanoparticles promote secretion of antibiotics in Streptomyces coelicolor by regulating gene expression through the nano effect. Chemosphere, 2019, 226: 687-695.

[73] Xue R, Feng J, Ma L, et al. Whole transcriptome sequencing analysis of the synergistic antimicrobial effect of metal oxide nanoparticles and ajoene on campylobacter jejuni. Frontiers in Microbiology, 2018, 9: 2074.

[74] Sun D, Zhang W, Mou Z, et al. Transcriptome analysis reveals silver nanoparticle-decorated quercetin antibacterial molecular mechanism. ACS Applied Materials & Interfaces, 2017, 9（11）: 10047-10060.

[75] Carrow J K, Cross L M, Reese R W, et al. Widespread changes in transcriptome profile of human mesenchymal stem cells induced by two-dimensional nanosilicates. PNAS, 2018, 115（17）: E3905-E3913.

[76] Wu B, Li Y, Nie N, et al. Nano genome altas（NGA）of body wide organ responses. Biomaterials, 2019, 205: 38-49.

[77] Peng J, Gygi S P. Proteomics: the move to mixtures. Journal of Mass Spectrometry, 2001, 36（10）: 1083-1091.

[78] Lück M, Paulke B R, Schröder W, et al. Analysis of plasma protein adsorption on polymeric nanoparticles with different surface characteristics. Journal of Biomedical Materials Research, 1998, 39（3）: 478-485.

[79] Kim J K, Scott E A, Elbert D L. Proteomic analysis of protein adsorption: serum amyloid P adsorbs to materials and promotes leukocyte adhesion. Journal of Biomedical Materials Research, Part A, 2005, 75（1）: 199-209.

[80] Sund J, Alenius H, Vippola M, et al. Proteomic characterization of engineered nanomaterial-protein interactions in relation to surface reactivity. ACS Nano, 2011, 5（6）: 4300-4309.

[81] Yang D, Lu X, Hong Y, et al. The molecular mechanism of mediation of adsorbed serum proteins to endothelial cells

adhesion and growth on biomaterials. Biomaterials, 2013, 34（23）：5747-5758.

[82] Abdallah M N, Tran S D, Abughanam G, et al. Biomaterial surface proteomic signature determines interaction with epithelial cells. Acta Biomaterialia, 2017, 54：150-163.

[83] Lessim S, Oughlis S, Lataillade J J, et al. Protein selective adsorption properties of a polyethylene terephtalate artificial ligament grafted with poly(sodium styrene sulfonate)（polyNaSS）：correlation with physicochemical parameters of proteins. Biomedical Materials, 2015, 10（6）：065021.

[84] Rahman M A, Kumar S G, Kim S W, et al. Proteomic analysis for inhibitory effect of chitosan oligosaccharides on 3T3-L1 adipocyte differentiation. Proteomics, 2008, 8（3）：569-581.

[85] Dinnes D L M, Marcal H, Mahler S M, et al. Material surfaces affect the protein expression patterns of human macrophages：a proteomics approach. Journal of Biomedical Materials Research, Part A, 2007, 80（4）：895-908.

[86] Jones J A, Chang D T, Meyerson H, et al. Proteomic analysis and quantification of cytokines and chemokines from biomaterial surface-adherent macrophages and foreign body giant cells. Journal of Biomedical Materials Research, Part A, 2007, 83（3）：585-596.

[87] Xu J, Khor K A, Sui J, et al. Comparative proteomics profile of osteoblasts cultured on dissimilar hydroxyapatite biomaterials：an iTRAQ-coupled 2-D LC-MS/MS analysis. Proteomics, 2008, 8（20）：4249-4258.

[88] Simberg D, Park J H, Karmali P P, et al. Differential proteomics analysis of the surface heterogeneity of dextran iron oxide nanoparticles and the implications for their *in vivo* clearance. Biomaterials, 2009, 30（23-24）：3926-3933.

[89] Rizzello L, Sorce B, Sabella S, et al. Impact of nanoscale topography on genomics and proteomics of adherent bacteria. ACS Nano, 2011, 5（3）：1865-1876.

[90] Papalexi E, Satija R. Single-cell RNA sequencing to explore immune cell heterogeneity. Nature Reviews Immunology, 2018, 18（1）：35-45.

[91] Wu S, Du W, Duan Y, et al. Regulating the migration of smooth muscle cells by a vertically distributed poly(2-hydroxyethyl methacrylate)gradient on polymer brushes covalently immobilized with RGD peptides. Acta Biomaterialia, 2018, 75：75-92.

[92] Mitchell H D, Markillie L M, Chrisler W B, et al. Cells respond to distinct nanoparticle properties with multiple strategies as revealed by single-cell RNA-seq. ACS Nano, 2016, 10（11）：10173-10185.

[93] Orecchioni M, Bedognetti D, Newman L, et al. Single-cell mass cytometry and transcriptome profiling reveal the impact of graphene on human immune cells. Nature Communications, 2017, 8（1）：1109.

（邹晓晖　吴兵兵）

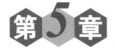

第5章

>>

自适应性纤溶功能材料

血液接触类医疗器械被广泛应用于各类心血管疾病的治疗过程,如人工血管、血管支架、心脏瓣膜及各类血管介入器械等。虽然有数十年的临床应用,但异体材料表面引起血栓形成一直是限制这类器械成功应用的主要问题之一[1]。材料在接触血液时,会迅速吸附各种血浆蛋白,激活凝血反应而产生纤维蛋白,同时引发血小板黏附并形成血栓。这会导致小口径人工血管(<6mm)的堵塞[2]、冠状动脉支架的闭塞[3]、静脉导管的封闭[4]和心脏辅助装置失效[5, 6]等。

由于器械是通过其表面与血液接触并引发宿主反应的,因此材料表面改性是解决血栓问题的有效方案。针对血栓问题而发展的表面改性策略主要包括表面钝化(如修饰聚乙二醇和两性离子类聚合物,排斥非特异性蛋白质吸附从而阻止凝血反应的激活[7-9])、表面修饰抗血栓活性分子(如抗凝剂[10]和抗血小板分子[11, 12]),以及促内皮化等[13]。

生物材料应用的最理想状态应该是实现类似于人体内各种生物功能的调节方式,即多种功能相互协调,根据机体需求自动激活或抑制指定功能,且激活与抑制保持相互制衡状态,这就是所谓的“自适应性”。人体的止血机制也是同样的,当组织损伤时,凝血系统激活以修复损伤,而与此同时,机体的抗凝血机制和纤溶功能也会被激活,与凝血反应相互制衡,直至损伤修复完毕,所有功能归于休止状态。在过去的材料表面抗血栓策略中,往往在材料表面引入基于单一原理的抗血栓活性,其中,以肝素化策略为主,这借鉴了上述人体止血机制中涉及的抗凝血机制。但事实上,单纯抗凝血是无法与凝血反应制衡的,在止血过程中还有一种纤溶系统往往被人们忽视。该系统通过激活血液中的纤溶活性物质,进而降解初步形成的血栓(纤维蛋白),且这种纤溶功能只有在纤维蛋白形成时才会被激活。可以设想,如果将这样一种系统构建在材料表面,使材料在接触血液时激活人体自身的纤溶系统,那么则可以获得一种能够溶解初生血栓的材料。最后,将多种抗血栓机制有机结合在材料表面,实现类似人体止血机制中的自适应性抗血栓功能调控方式,则是材料抗血栓改性最终追求的目标。

　　大量实践已经证实，血液与材料接触后，凝血反应是无法避免的，那么溶解初生血栓则成为解决血栓问题的一条更有效的路径。纤溶功能作为一种完全不同于传统抗凝血策略的新型概念，其从概念设计、发展、完善到成熟也经历了漫长的过程。本章将依次介绍纤溶功能材料的概念设计与发展，以及该功能逐渐满足"自适应性"需求的相关进展。

5.1　纤溶系统

　　纤溶系统是参与纤维蛋白溶解过程的一系列蛋白酶的统称，它和凝血系统、抗凝系统协同作用，动态维持血管的完整性和通畅性。纤溶系统主要包括血纤维蛋白溶酶原、纤维蛋白溶酶、纤溶酶原激活物及其抑制剂等。

　　血纤维蛋白溶酶原，或称纤溶酶原（plasminogen，Plg，图 5-1），是纤溶系统的核心蛋白质。它是一种主要由肝脏细胞分泌的单链糖蛋白，其分子质量为 92 kDa，血浆中浓度为 0.2 mg/mL（2 μmol/L），生理半衰期为 2.2 天。纤溶酶原的 C 端链段包含丝氨酸蛋白酶活性中心，N 端链段包含五个"kringle"环状结构域（K1～K5）以及一段含有 77 个氨基酸残基的可以被纤溶酶切断释放出来的链段[14]。"kringle"结构在介导纤溶酶原与各种受体、因子等相互作用中扮演重要的角色。其中，K1 和 K4 的内环中各含有一个对羧基端赖氨酸具有特异性亲和力的位点，被称为赖氨酸结合位点。通常情况下，谷氨酸封端的纤溶酶原（Glu-Plg）由于 N 端与 C 端分子内的相互作用而呈现螺旋式构象，当与赖氨酸结合以后则由紧凑型转变为更有利于被激活的开放式构象[15, 16]。纤溶酶原经其生理激活物作用后，位于 Arg561-Val562 的肽键会发生断裂，从而转变为具有降解纤维蛋白活性的纤维蛋白溶酶，进而降解纤维蛋白[17]。

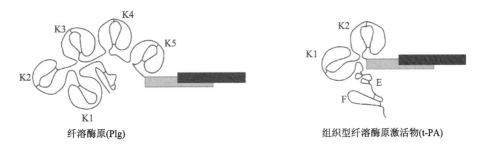

　　　　　纤溶酶原(Plg)　　　　　　　　　组织型纤溶酶原激活物(t-PA)

图 5-1　纤溶酶原和其生理激活物 t-PA 分子结构示意图

K：kringle 结构片段；E：表皮生长因子；F：finger 结构片段；红线：丝氨酸蛋白酶结构片段

　　纤维蛋白溶酶，或称纤溶酶（plasmin），是纤溶系统中直接作用于纤维蛋白的丝氨酸蛋白水解酶，可使纤维蛋白和纤维蛋白原（fibrinogen，Fg）中的肽链逐步发生裂解，释放出许多可溶性的具有抗凝作用的降解碎片。研究表明，纤维蛋白降解过程中产生的片段，不仅可以抑制凝血酶的活性，还能阻止纤维蛋白单体的聚合，进而避免纤维蛋白凝块在体内的过多凝集。纤维蛋白溶酶不仅是纤溶系统的主要组成成分，同时对细胞外基质中的层粘连蛋白及纤维连接蛋白等均具有降解活性，在组织修复、细胞迁移、巨噬细胞吞噬功能及排卵等生理活动中发挥着重要的作用[18]。

　　纤溶酶原激活物主要包含组织型纤溶酶原激活物（tissue-type plasminogen activator，t-PA）和尿激酶型纤溶酶原激活物（urokinase-type plasminogen activator，u-PA）两种丝氨酸蛋白酶，以及链激酶（SK）和葡激酶（SAK）等细菌类蛋白酶。其中，t-PA 是纤溶酶原的主要生理激活物。它是一种普遍存在于各组织中的单链或双链糖蛋白，其分子质量为 65 kDa。t-PA 在正常血浆中的浓度很低（5～6 μg/L），且在酶消化和抑制剂的作用下，其循环半衰期仅有 5 min[19]。然而，当血管壁出现损伤时，血管内皮细胞会在短时间内释放出大量的 t-PA，保证损伤修复后的血管通畅。t-PA 分子结构中也含有两个 kringle 片段（图 5-1），其中 K2 包含赖氨酸结合位点，用于结合纤维蛋白。此外，研究表明，位于 N 端的"finger"片段也可以实现与纤维蛋白的特异性结合，该结合作用与赖氨酸无关。

　　纤维蛋白溶解是一个涉及多种生物化学反应的复杂过程。凝血反应被激活后，纤维蛋白原被凝血酶切断形成纤维蛋白单体，在凝血因子 XIIIa 的作用下转化为网络状的纤维蛋白多聚体，对血栓的形成过程起到物理支撑的作用。但同时纤维蛋白也是一种自杀型辅助因子，它能通过纤维蛋白原裂解和聚合过程中暴露出的羧基端赖氨酸残基，特异性结合纤溶酶原和 t-PA 来实现自身的降解。这种依赖于表面的纤溶酶原激活是体内纤溶系统的主要机制。

　　如图 5-2 所示，纤溶酶原首先通过与羧基端赖氨酸残基之间的相互作用大量聚集在纤维蛋白凝块表面，并呈现松散构象。随后，部分降解的纤维蛋白表面暴露出更多羧基端赖氨酸残基，加速纤溶酶原的结合。此时 t-PA 也可通过自身的 K2 与"finger"片段特异性结合在纤维蛋白表面，三者形成的三元复合物可将纤溶酶原迅速激活为纤溶酶。研究表明，纤溶酶原在三元复合物中的激活速率要比在血液中高出几百甚至几千倍[20]。这种依赖于表面的纤溶过程呈现一种正反馈效应，即纤溶酶对纤维蛋白凝块具有裂解作用，可使其暴露出更多的羧基端赖氨酸残基，并实现对纤溶酶原和 t-PA 的特异性结合，进而推动纤维蛋白的降解过程。

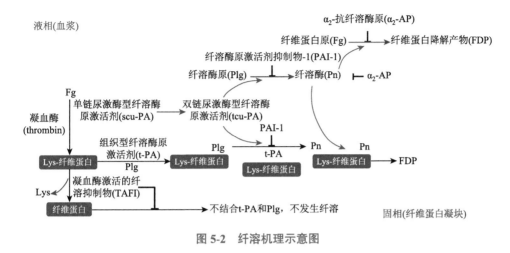

图 5-2 纤溶机理示意图

　　人体的纤溶过程还受到一些蛋白酶抑制剂的调控，它们参与抑制纤溶过程的途径主要有两种：一种是抑制剂对蛋白酶与底物相互作用的调控[21]，如 TAFI、α_2-抗纤溶酶；另一种则是对纤溶酶原激活物活性的抑制[22]，如 PAI-1 和 PAI-2。然而，依赖于表面的纤溶过程不会受到血液中抑制剂的影响。例如，当纤溶酶结构中的赖氨酸结合位点被纤维蛋白或细胞膜表面的赖氨酸残基占据时，其活性不会受到 α_2-抗纤溶酶的抑制。因此，纤溶系统中存在着"固相激活"与"液相抑制"两种过程，二者相辅相成，共同作用，保证了纤溶功能的特异性[14]。

5.2 纤溶功能表面的概念

　　受纤溶系统机理的启发，研究者试图设计一种材料表面，使其模拟纤溶功能，即在纤维蛋白（初级血栓）开始形成于表面时即刻将其溶解，这也就是纤溶功能表面的概念。实现材料表面纤溶功能主要包括两种策略，其一是使材料表面具备从血液环境中吸附纤溶酶原及其激活物的能力，从而原位产生纤溶酶，溶解纤维蛋白；其二是在材料表面直接负载并释放纤溶酶原的激活物，从而激活血液环境中的纤溶酶原，实现纤溶活性。

　　对于第一种策略，如何使材料表面能够在接触血液时选择性吸附纤溶酶原及其激活物呢？根据上述纤溶机理可知，纤维蛋白中羧基端赖氨酸残基是将纤溶酶原及其激活物富集于纤维蛋白凝块表面的重要配体。将这种 ε-氨基和羧基自由的赖氨酸称为 ε-赖氨酸（ε-Lys）。因此，可以将 ε-赖氨酸固定在材料表面，通过选择性吸附纤溶酶原及其激活物，实现纤溶系统在材料表面的原位激活。这种策略的实施过程需要解决两个核心问题：如何使表面固定的 ε-赖氨酸能够快速有效且选择性地结合血液中的纤溶酶原;表面结合的纤溶酶原如何能够有效被激活为纤溶酶。对于直接在材料表面负载纤溶酶原激活物的策略,最核心的问题就是激活物的负载方式。由于纤溶酶原激活物均为蛋白酶,易发生结构变化而失活,且体内半衰期很短,因此,选择合适的固定方式能够最大限度地保持纤溶酶原的活性,且不受抑制剂等物质的攻击,是实现该策略的核心问题。

人体中的纤溶功能在凝血反应激活并产生纤维蛋白时才启动,而当止血过程完毕时,纤溶功能也会关闭。否则,持续的纤溶活性会导致严重的凝血功能紊乱,引发出血等问题。因此,材料表面纤溶功能应具有血栓应激性,或称为自适应性。实现自适应性的关键在于使材料表面的纤溶系统能够感知血栓形成时的微环境变化。血栓在材料表面的形成是从血浆蛋白的吸附开始的,血浆蛋白的吸附会引发凝血因子的逐级激活并产生凝血酶,进而促使纤维蛋白原转变为纤维蛋白。此外,纤维蛋白原的吸附会促进血小板的黏附、激活与聚集,当活化血小板表面暴露出磷脂酰丝氨酸和促凝血酶结合位点时,会在短时间内释放出大量凝血酶,进而加速纤维蛋白的产生和聚集,形成稳定的栓块[23]。由此可见,凝血酶的大量产生、血小板的活化、纤维蛋白网络的形成等都是血栓形成过程中的特征性事件,这为自适应性纤溶功能材料的设计提供了思路。

5.3　选择性捕获纤溶酶原的纤溶功能表面

5.3.1　基于 ε-赖氨酸配体的纤溶酶原亲和性表面

加拿大麦克马斯特大学的 Brash 教授及其合作者首次提出了通过表面固定 ε-赖氨酸来构建纤溶表面的策略。通过对比研究磺化表面和 ε-赖氨酸修饰的表面对纤溶酶原的吸附,发现后者具有更高的结合常数,且吸附后能够被 ε-氨基己酸配体竞争取代,因此为特异性结合[24-28]。相比于磺化表面非特异性吸附的纤溶酶原,通过 ε-赖氨酸特异性结合的纤溶酶原可更好地保持结构和活性,当存在纤溶酶原激活物时,表现出的纤溶酶活性远高于磺化表面非特异性吸附的纤溶酶原。

为了提高配体在材料表面的密度,McClung 等首先通过紫外光固化法在聚氨酯(PU)表面涂覆了含有 ε-赖氨酸和苯甲酮的聚丙烯酰胺涂层 [图 5-3(a)],获得了 ε-赖氨酸固定密度为 $0.2 \sim 3.2$ nmol/cm^2 的系列表面,该密度远高于磺化表面的 ε-赖氨酸固定密度[29]。研究发现,随 ε-赖氨酸密度的增大,ε-赖氨酸化表面吸附纤溶酶原的能力不断上升,最高可以达到 1.2 μg/cm^2。同时,α-氨基自由的赖氨酸化表面仅能吸附少量的纤溶酶原,该结果证明,赖氨酸中的 ε-氨基是其与纤溶酶原间发生特异性相互作用的关键性基团。另外，蛋白质印迹实验结果显示，高密度的 ε-赖氨酸化表面对纤溶酶原的吸附作用具有排他性，即使血浆中的其他非特异性蛋白一开始被吸附在表面，随后也会被纤溶酶原所取代，而纤溶酶原一旦被吸附则无法再被其他蛋白质所替代。这主要是因为 ε-赖氨酸与纤溶酶原之间的亲和性较高。研究还发现，吸附在 ε-赖氨酸化表面的纤溶酶原中有 70%将持续地与血浆中的纤溶酶原发生交换。这一结果表明，该表面的纤溶活性可以有效再生。

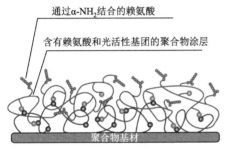
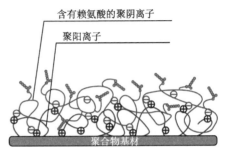

(a) 光化学涂覆法　　　　　　　　　　　(b) 双层聚电解质涂覆法

图 5-3　基于 ε-赖氨酸配体的纤溶酶原亲和性表面

　　McClung 等进一步研究了上述纤溶酶原亲和性表面的纤溶活性[30]。研究发现，吸附在 ε-赖氨酸化表面的纤溶酶原在 t-PA 的作用下很容易转化为纤溶酶，并且高 ε-赖氨酸密度（6.4 nmol/cm^2）表面测定的纤溶酶比活比血浆中游离的纤溶酶原高出十倍，这与纤维蛋白表面 t-PA 催化纤溶酶原产生纤溶酶的情况十分相似。在血浆复钙化实验中发现，只有 ε-赖氨酸化表面能够将所形成的血栓溶解。之后，研究者进一步利用钱德勒环（Chandler loop）装置评价了 ε-赖氨酸修饰的表面在流动全血中的溶栓性能[31]。结果发现，所有表面均在注入未抗凝全血后的 15～25 min 内形成血栓，随后只有 ε-赖氨酸化表面的血栓在几分钟内被溶解，而其他表面则持续生成血栓，直至管路堵塞。此外，只有在 ε-赖氨酸化表面的血液里检测到纤维蛋白的降解片段 D-二聚体（D-dimer），而参照样品中却几乎没有。上述实验中所采用的实验条件十分接近血液接触性器件的实际应用环境，因而进一步为赖氨酸化表面这一概念在血液接触性应用方面提供了可行性。

　　另外，Samojlova 等合成了含有 ε-赖氨酸的聚电解质复合物，并利用亲和色谱的原理将其修饰到聚阳离子表面，从而制备了类似的纤溶功能表面 [图 5-3（b）]。这种方法可被用来修饰利用其他方法难以修饰的疏水表面，如聚苯乙烯和聚乙烯等，所得表面的 ε-赖氨酸密度为 2.2～5.5 nmol/cm^2。研究发现，这种表面能够从血浆中吸附大量纤溶酶原[32]，并在尿激酶的作用下表现出纤溶酶活性。在体外和体内试验中，ε-赖氨酸化表面形成的血栓量比相应的参照表面降低了90%[33]。

5.3.2 抗非特异性蛋白质吸附的 ε-赖氨酸化纤溶表面

如前文所述，降低血浆蛋白在表面的非特异性吸附有利于提高材料的生物相容性，而促进表面特异性吸附活性蛋白质又能够诱导理想的生理反应[1]，这是通过调控材料表面与蛋白质之间的相互作用从而提高血液相容性研究中最常用的两种策略。因此，如若一种表面同时具备排斥非特异性蛋白质与特异性结合目标蛋白质的能力，将会更有效地防止血栓的形成。陈红课题组利用聚乙二醇（PEG）、聚甲基丙烯酸寡聚乙二醇酯（POEGMA）等生物惰性聚合物为间隔臂在材料表面固定 ε-赖氨酸，实现了在单一的设计中同时实现排斥非特异性蛋白质吸附及促纤溶酶原吸附。以通过 "grafting to" 接枝的 PEG 作为间隔臂，将 ε-赖氨酸修饰在聚二甲基硅氧烷（PDMS）弹性体表面和 PU 表面 [图 5-4（a）][34, 35]。蛋白质吸附测试表明，所制备的表面都能够从血浆中选择性结合纤溶酶原，并同时显著降低非特异性蛋白质的吸附及血小板的黏附。例如，以 PEG 为间隔臂的赖氨酸化的 PU 表面（PU-PEG-Lys）相比于未修饰的表面，其在缓冲溶液中吸附的纤维蛋白原量降低了 95%，而血浆中纤溶酶原的吸附量提高了 5～10 倍。并且这些 PEG-Lys 修饰的表面在血浆中预吸附并经过 t-PA 活化处理后，都能够有效溶解其表面生成的纤维蛋白凝块。

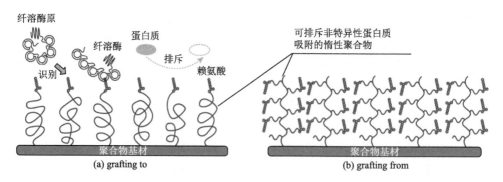

图 5-4 以生物惰性聚合物为间隔臂制备抗非特异性蛋白质吸附的纤溶表面

此外，研究者还发现惰性聚合物 PEG 间隔臂在排斥非特异性蛋白质吸附的同时也在一定程度上阻碍了纤溶酶原的结合。由于 PEG 的排斥性在一定分子量范围内随分子量的增加而增加[36]，陈红课题组研究了 PEG 链长对纤溶酶原吸附的影响[37]。研究结果表明，虽然在足够长的吸附时间内，长链和短链的 PEG 作为间隔臂的赖氨酸化表面能够达到相同的纤溶酶原吸附量，但是短链 PEG 作为间隔臂的 ε-赖氨酸化表面的纤溶酶原吸附速率更快，因此溶栓速率也更快。在对 PEG 间隔臂的链长进行优化之后，在全血实验中对血小板及纤维蛋白原黏附量极低，说明 PEG 具有良好的排斥性，且 ε-赖氨酸化表面吸附的纤溶酶原不会促进血小板的黏附。

由于体积位阻效应，通过"grafting to"接枝 PEG 的方式难以获得高的表面赖氨酸接枝密度。相比之下，通过"grafting from"的方式接枝聚合物作为间隔臂可以达到较高的接枝密度[38]。陈红课题组首先合成了甲基丙烯酰基异硫氰酸酯，并将其用于改性 PU，得到乙烯基功能化的 PU 表面，实现了多种乙烯基单体在 PU 表面的自由基共聚合，从而将聚合物接枝在 PU 表面[39]。例如，利用该方法制备了聚甲基丙烯酸-2-羟乙酯（PHEMA）或含 PHEMA 的共聚物接枝的 PU 表面，并利用 PHEMA 侧链末端的羟基固定 ε-赖氨酸［图 5-4 (b)][40]。PHEMA 侧链丰富的羟基能够固定大量的 ε-赖氨酸，最终表面的赖氨酸密度可达 2.81 $nmol/cm^2$，远高于以 PEG 作为间隔臂的赖氨酸化 PU 表面（0.76 $nmol/cm^2$）。此外，该表面同样能够降低非特异性蛋白质吸附并从血浆中高选择性地结合纤溶酶原。由于较高的 ε-赖氨酸密度提高了表面对纤溶酶原的结合能力，因此以 PHEMA 为间隔臂的赖氨酸化 PU 表面具有更快的溶栓速率。接下来，进一步将该纤溶体系引入 L605 钴铬合金支架表面，在固定了溴引发剂的金属支架表面通过表面引发原子转移自由基聚合（SI-ATRP）反应接枝 PHEMA，并固定 ε-赖氨酸，实现在金属冠脉支架表面构建纤溶系统[41]。

上述先接枝间隔臂再固定 ε-赖氨酸的表面修饰方法需要经过多步反应处理，过程较为复杂烦琐，且其中涉及 ε-赖氨酸中 ε-氨基的保护和强酸脱保护过程，导致无法精确控制赖氨酸的接枝效率与接枝密度。为了简化表面接枝 ε-赖氨酸的方法，陈红课题组合成了功能性乙烯基 ε-赖氨酸单体，并将其与 HEMA 在修饰了乙烯基的 PU 表面共聚，从而获得 ε-赖氨酸化表面[42]。通过改变单体投料比可以精确调控表面 ε-赖氨酸密度，进而调节对纤溶酶原的结合能力。PU 表面接枝的 ε-赖氨酸量在聚合物中所占的比例与单体的投料比几乎一致，当 ε-赖氨酸单体摩尔投料比为 9.09%时，材料表面的赖氨酸密度可达 9.85 $nmol/cm^2$。该 ε-赖氨酸化表面具有良好的抗非特异性纤维蛋白原吸附性能（<30 ng/cm^2），并能够从血浆中选择性结合纤溶酶原，且吸附量随表面赖氨酸密度的增大而增加，最高可达到 1.8 $\mu g/cm^2$。结合的纤溶酶原能够在 t-PA 的激活作用下有效溶解纤维蛋白，且溶解速率与纤溶酶原吸附量呈正相关。上述表面修饰 ε-赖氨酸的方法避免了逐步接枝过程中可控性和重复性差的问题，且反应条件更加温和，不涉及赖氨酸中 ε-氨基的保护和强酸脱保护的剧烈反应条件。

此外，还可以通过将生物惰性聚合物与 PU 简单共混的方法来制备具有抗非特异性蛋白质吸附的赖氨酸化 PU 表面[43]。首先利用无规共聚的方法制备甲基丙烯酸-2-乙基己酯（EHMA）、甲基丙烯酸寡聚乙二醇酯（OEGMA）和甲基丙烯酸类赖氨酸单体的三元共聚物，得到含 ε-赖氨酸的目标共聚物。共聚物各组分中，PEHMA 链段可增强共聚物和 PU 的相容性，从而直接将共聚物共混进入 PU 材料。当 PU 接触水环境时，亲水性的 POEGMA 链段与赖氨酸将促使共聚物链段向 PU 表面迁移，从而获得 OEGMA 和赖氨酸修饰的 PU 表面，达到抗非特异性蛋白质吸附及从血浆中特异性吸附纤溶酶原的目的。另外，通过调节各单体的投料比可以调控共聚物中 ε-赖氨酸的含量，最终调控 PU 表面的纤溶酶原吸附量。

5.3.3　具有多重功能的纤溶表面

上述研究已经建立能够特异性捕获纤溶酶原的表面的制备方法，进一步在纤溶功能的基础上引入抗凝血、抗血小板黏附和血管细胞行为调控功能可以赋予表面更加全面协调的抗血栓性能。利用表面共聚的方法，陈红课题组在 PU 表面固定了乙烯基 ε-赖氨酸单体和 OEGMA 的共聚物，并进一步共价固定硒代胱胺催化 NO 释放，从而构建同时具有抗非特异性蛋白质吸附、纤溶活性及抑制平滑肌细胞黏附和增殖的多功能表面［图 5-5（a）][44]。通过改变 OEGMA 和 ε-赖氨酸单体的投料比，可获得不同 ε-赖氨酸密度的系列表面，ε-赖氨酸密度最高达 11.9 nmol/cm^2，随后的蛋白质吸附实验结果也表明，ε-赖氨酸化表面的纤溶酶原吸附量可达到约 100 ng/cm^2，远高于未修饰的 PU 表面（约 4 ng/cm^2）。同时，该表面能够在 7 天内稳定催化亚硝基谷胱甘肽释放 NO［平均速率 0.61×10^{-10} mol/(cm^2·min)]，与健康的内皮细胞层释放 NO 的速率相近。通过将纤溶功能和 NO 释放功能相结合，材料表面不仅能够溶解初生血栓、抑制血小板的黏附，还能够通过抑制平滑肌细胞的黏附以降低内膜增生的发生率。

陈红课题组还通过一种连续的逐步固定多种生物分子的方法制备了具有纤溶和促内皮化双重功能的表面。首先通过表面引发自由基聚合在 PU 表面接枝了含金刚烷的单体与 HEMA 的共聚物[P(HEMA-co-AdaMA)]，接着通过共价结合和主客体相互作用两种方法，依次引入两种功能性生物分子，分别利用 HEMA 中的羟基共价固定 REDV 多肽（Arg-Glu-Asp-Val）及利用金刚烷与环糊精间的主客体相互作用固定 ε-赖氨酸取代的环糊精[β-CD-(Lys)$_7$]，从而构建同时具有纤溶活性及促进内皮细胞黏附与增殖的多功能表面［图 5-5（b）][45]。通过改变 HEMA 和 AdaMA 的相对比例可以对这两种生物分子的相对数量进行调控，而且共价固定多肽前后，材料表面的 ε-赖氨酸密度均保持在 0.95 nmol/cm^2 左右，最终的纤溶酶原吸附量也达到 1.55 μg/cm^2。与未改性的表面相比，增加了不止十倍。更值得注意的是，共价固定多肽前后的 ε-赖氨酸化表面上的纤溶酶原吸附量没有显著性差异，

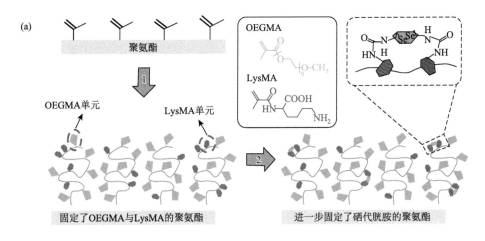

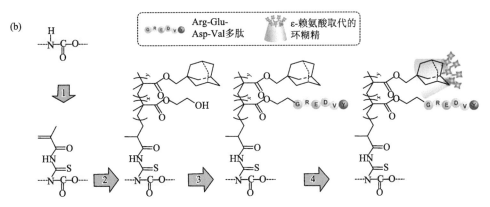

图 5-5 （a）构建硒代胱胺与 ε-赖氨酸配体共修饰的 PU 表面示意图；（b）利用共价结合与主客体相互作用构建 REDV 多肽与 ε-赖氨酸配体共修饰的 PU 表面示意图

表明 REDV 多肽的引入不会影响纤溶酶原与 ε-赖氨酸之间的结合。随后，在血栓溶解实验中，ε-赖氨酸化的 PU 表面表现出了优异的血栓溶解能力，且接枝了 REDV 多肽的 ε-赖氨酸化表面依旧具有类似的纤溶功能，表明固定的 REDV 多肽不会对赖氨酸的活性造成影响。这种依次引入功能性分子的方法避免了分子间的竞争结合，功能分子不对彼此的功能产生影响[39]。基于类似的策略还设计了一种兼具抗凝血、纤溶活性、促进内皮化及抑制平滑肌细胞增殖的材料表面。首先将 HEMA、LysMA 及 AdaMA 单体通过一步接枝共聚的方法引入乙烯基功能化的 PU 表面，再将磺酸基团修饰的环糊精通过主客体相互作用固定至表面，所制备的多功能表面能够在血浆中选择性吸附纤溶酶原，其吸附量约为 200 ng/cm^2，并表现出较好的抗凝血性能和纤溶活性[46]。

5.4 原位产生纤溶酶的纤溶功能表面

ε-赖氨酸化表面虽然能从血液中选择性结合纤溶酶原，但纤溶酶原的激活需依赖 t-PA 的存在。虽然 t-PA 同样含有一个 ε-赖氨酸结合位点，理论上和纤溶酶原同样可以被 ε-赖氨酸修饰的材料表面捕获，但是事实上，只有当 t-PA 的浓度增至其原有血浆浓度的 1000 倍以上时才能检测到显著的吸附[48]，而正常血液中的 t-PA 含量极低，不足以将表面结合的纤溶酶原激活。尽管破损的内皮细胞会释放大量 t-PA，但不能作为稳定且可控的 t-PA 源而加以利用。因此，理想的纤溶表面应该可以在不依靠血液环境中 t-PA 的情况下原位产生纤溶酶，这就要求材料表面预先负载 t-PA，并同时具有特异性吸附纤溶酶原的能力。

ε-赖氨酸化的材料表面可以同时满足预先负载 t-PA 及特异性吸附纤溶酶原的要求。如前所述，ε-赖氨酸与纤溶酶原之间的强亲和性导致赖氨酸化表面对纤溶酶原的吸附具有排他性，而研究结果也表明 90%预吸附的 t-PA 在接触血浆时将被纤溶酶原取代而脱离表面[49]。因此可以先将 t-PA 负载于赖氨酸化的材料表面，在材料接触血液时，血液中的纤溶酶原将 t-PA 替换下来并释放至血液环境中，从而原位激活材料表面及血液中的纤溶酶原。陈红课题组首先利用表面 ε-赖氨酸化的静电纺丝 PU 材料制备了这种能够原位产生纤溶酶原的纤溶功能表面（图 5-6）[50]。静电纺丝材料的多孔结构一方面可以提高 t-PA 的负载量，另一方面可以利用其位阻效应减缓纤溶酶原对 t-PA 的替换作用，从而防止暴释。实验结果证明，改性后的材料表面可以高效地负载 t-PA，并在纤溶酶原存在的环境中释放 t-PA。另外，在每个释放的时间点上，t-PA 的摩尔释放量与纤溶酶原的摩尔吸附量几乎都等同，该实验结果进一步证明纤溶酶原对 t-PA 的替换作用是促使 t-PA 释放的主要原因。该材料在血浆中浸泡 24 h 后，在不外加 t-PA 的情况下，仍然保持较高的纤溶活

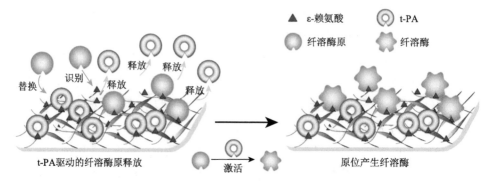

图 5-6　利用纤溶酶原的替换作用构建 t-PA 释放表面的示意图

性。随后，为了对赖氨酸化的静电纺丝材料进行优化，陈红课题组合成了带有赖氨酸的聚乙烯醇，并将其与纯的聚乙烯醇按不同比例进行混合，再通过静电纺丝技术制备了一系列具有不同赖氨酸密度的赖氨酸化多孔材料[51]。利用这种方法所制备的纤溶功能材料，具有更加精确可控的赖氨酸固定密度，且具有和上述赖氨酸化 PU 表面类似的原位产生纤溶酶原的功能。该系列研究巧妙地利用了蛋白质间的竞争性结合及替换作用实现蛋白质的释放，同时激活材料表面和血液中的纤溶酶原，从而构建具有纤溶功能的材料表面并溶解材料周边形成的血栓。

上述基于 ε-赖氨酸负载 t-PA 的策略在持续的血液接触后，t-PA 总会被纤溶酶原完全取代，不能持续产生纤溶酶。因此，陈红课题组试图制备双配体表面分别用于负载 t-PA 和捕获纤溶酶原，但难点在于并没有一种已报道的 t-PA 亲和性配体。为此，陈红课题组首先发展了一种新的从纤溶酶原抑制剂衍生出来的 t-PA 亲和性配体。PAI-1 是 t-PA 的一种生理抑制剂，PAI-1 表面的活性中心环（RCL）可与 t-PA 中的特定位点进行亲和作用而结合，结合后两个分子进一步相互作用使 t-PA 的构象发生变化而失去活性，而两者最初的结合并不会影响 t-PA 的活性[51]。因此，陈红课题组选取了 RCL 中的一段六肽 ARMAPE 来研究其作为 t-PA 亲和性配体的可能性。前期理论分子模拟和实验结果表明，该多肽能够定位结合在 t-PA 中，结合 PAI-1 的位点，且对 t-PA 的活性不造成任何影响。将该多肽引入材料表面后，发现改性后的表面能够特异性结合 t-PA，两者的结合常数为 1.55L/mol。由于表面上负载 t-PA 中的 PAI-1 结合位点已被多肽锁定，结合后的 t-PA 不但仍然具有较高的活性，而且能够有效抵抗 PAI-1 的抑制作用[52]，因此该抑制剂衍生多肽可被用作一种理想的 t-PA 特异性配体（图 5-7）。利用该多肽作为 t-PA 亲和性配体及赖氨酸作为特异性吸附纤溶酶原的配体，陈红课题组构建了另一种可原位产生纤溶酶的材料表面[53]。首先在接枝了双键的 PU 表面共聚 HEMA 和 AdaMA 两种单体，再分别利用 HEMA 侧链的羟基固定多肽，利用金刚烷和环糊精之间的主客体作用，在 PU 表面固定 7 个赖氨酸取代的 β-环糊精分子。该表面通过多肽和赖氨酸的作用共同负载 t-PA。在血液环境中，赖氨酸将特异性吸附纤溶酶原，并被材料表面预先负载的 t-PA 激活，从而原位产生纤溶酶。相比于 ε-赖氨酸单一配体表面，这种双配体表面纤溶酶活性更高，并且只有双配体表面能够溶解纤维蛋白凝块。

5.5 直接负载纤溶酶原激活物的纤溶功能表面

上述纤溶表面的构建主要基于纤溶酶原在赖氨酸化表面的富集与激活这一基本思路，而直接在材料表面负载纤溶酶原激活物 t-PA 是构建纤溶表面的另一策略。在与血液接触时，这种纤溶表面可以直接激活血浆中的纤溶酶原来溶解初生血栓。

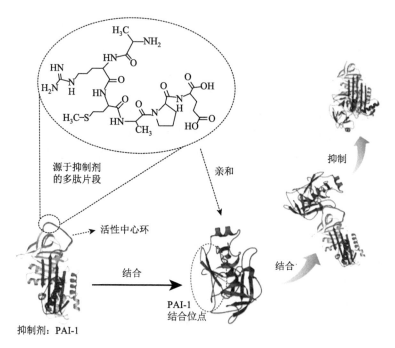

图 5-7　t-PA 与其生理抑制剂作用示意图

　　纤溶酶原激活物是一类丝氨酸蛋白酶，在血液环境中能够将纤溶酶原激活为纤溶酶，从而溶解初生血栓。它是临床上常用的溶栓药物，通常被用于治疗急性心肌梗死等血栓类疾病。链激酶、尿激酶和 t-PA 是临床上批准使用的三种纤溶酶原激活物，但是纤溶酶原激活物进入血液循环后半衰期极短，因此治疗效果有限。为此，很多研究者开始设计能够靶向释放的纳米载体材料包载纤溶酶原激活剂，从而提高其治疗效率。例如，Tasci 等将生物素化的 t-PA 结合至氧化铁珠表面，并将这种分散的胶体颗粒进行组装形成 "微轮" 结构。在磁场的驱动下，该微轮将进行螺旋运动，迅速驱动至液体与血栓的界面，并渗入纤维蛋白网络，从内部瓦解血栓[54]；Hu 等利用斜角沉积的方法在磁性纳米棒表面负载 t-PA，并使其在磁力引导下靶向血栓，同时，通过控制磁场方向可控制 t-PA 的释放，研究发现使用外部旋转磁场可显著加快 t-PA 的释放进程与加大其释放量，显著改善血栓溶解效果[55]；Jin 等利用一步超声喷雾仪构建了聚乙二醇的空心凝胶，并将尿激酶包载在其中。这种包载在凝胶中的尿激酶相比于体内裸露的尿激酶可以更长久地保持活性。在治疗性超声波的刺激下，包载的 t-PA 将被快速释放，从而溶解血栓[56]。更多的相关研究进展可参考相关综述，在此不再进一步展开讨论[57]。

　　关于直接将纤溶酶原激活物固定在材料表面以实现纤溶功能的研究还相对较

少。Senatore 等将尿激酶吸附在人造小口径血管（纤维胶原管）的内表面，并利用戊二醛交联固定[58]，将该材料作为动脉接枝植入狗体内发现，尿激酶修饰的血管接枝其通畅率显著高于参照样品，且在实验组动物体内检测到纤维蛋白降解产物，而在对照组中则没有。Park 等首先利用自由基聚合与交联的方法构建了聚谷氨酸-PEG 水凝胶。在制备过程中，他们加入了碳酸氢钠作为发泡剂，以获得具有多孔结构的水凝胶。水凝胶的多孔结构在交联和冻干处理中逐渐变得稳定，扫描电子显微镜图显示其孔径为 10~20 μm。这种多孔结构在 t-PA 的负载与缓释中起着重要作用，较大的比表面积可提高 t-PA 的负载量，并促进其在血液环境中逐渐被释放出来[59]。实验结果表明，水凝胶的制备过程没有对 t-PA 的活性造成较大的影响。在 t-PA 释放实验中，虽然第一天内暴释了 35 μg t-PA，但在接下来的一周内，日均持续缓释 6~10 μg t-PA。值得提出的是，最初暴释的 35 μg t-PA 足以溶解血液环境中的初生血栓，而之后一周持续缓释的 t-PA 可起到防止血栓形成的作用。另外，在此体系中可通过改变聚谷氨酸和交联剂的含量来控制水凝胶中 t-PA 的释放速度。

陈红课题组在 PU 表面接枝聚甲基丙烯酸 N,N-二甲氨基乙酯（PDMAEMA），并利用碘甲烷等甲基化试剂对其叔胺基团进行季铵化，从而获得阳离子表面。在弱碱条件下，通过静电相互作用将带负电荷的 t-PA 负载于表面，并在生理条件下使其得以释放。研究表明，季铵化后 PU 表面的 t-PA 负载量是未修饰表面的十倍以上，且负载的 t-PA 仍然保持和游离状态 t-PA 同等的生物活性。另外，虽然血液中 t-PA 的半衰期极短，只有数分钟，但是负载 t-PA 的生物活性可以保持数天，大大延长了该 t-PA 负载材料的有效期。该实验结果证明，在材料表面负载 t-PA 可以有效保护 t-PA 不被血液中的一些物质影响而失去活性，如消化酶和抑制剂等。在利用蛋白质标记法的 t-PA 释放实验中，最初 3 h 内有一小部分 t-PA 被暴释，暴释量为 0.6~1.6 μg/cm²，假如是在管径 1 cm 的血管中，则该暴释量可被粗略换算成 1 μg/mL，而在临床中风、心肌梗死等纤溶疗法中，有效的 t-PA 治疗浓度为 0.5~1.0 μg/mL，故该暴释量理论上可以有效地溶解血栓。经过这 3 h 的暴释后，该材料能够达到缓慢的"零级"释放，且释放的 t-PA 活性均保持在 80%以上[60]。

5.6 自适应性纤溶功能表面

虽然上述三种策略都很好地实现了纤溶功能表面的概念，但纤溶酶原和 t-PA 等纤溶活性蛋白在表面的暴露可能会引发正常血液环境中的凝血功能紊乱等副作用。因此，发展具有自适应性功能的血栓应激性纤溶功能表面更符合实际应用需求。正如前面所述，构建血栓应激性纤溶功能材料的核心是设计出能够响应血栓微环境的纤溶功能表面。血栓形成过程中的微环境变化因素主要可以分为两类，一类是物理化学因素，如剪切力、pH 等，另一类则是生物分子因素，如凝血酶等凝血因子、活化血小板、纤维蛋白网络等。

血栓形成后导致血管狭窄，从而引发局部流体剪切力呈 1~2 个数量级增加，从正常血管中的 70 dyn/cm^2（1dyn=10^{-5}N）以下激增至 1000 dyn/cm^2 [61]。而正常循环状态下的血小板就能被高剪切力激活并黏附于血管表面。受此启发，Korin 等设计出了剪切力响应性纤溶酶原纳米粒聚集体，并负载纤溶分子 t-PA，希望将其应用于血栓部位，实现血栓响应性的纤溶功能。首先体外试验证实了该体系能够对剪切力产生响应，从而降解释放出的 t-PA。接着小鼠动脉血栓模型的实验结果表明，该负载 t-PA 纳米粒聚集体能够在血管狭窄处实现血栓表面逐渐侵蚀，直至完全清除；而对正常血管不产生扰乱。另外，血栓形成后局部缺血组织的 pH 和正常组织存在梯度性的差异，因此 Cui 等制备了一种 pH 响应性的 PEG-尿激酶偶联物纳米凝胶来实现纤溶分子的血栓应激性递送[62]。虽然上述基于物理化学因素的血栓应激性纤溶体系理论上具有可行性，但在实际临床应用中可行性较差且功能的稳定性难以保证[63]。因此研究者寄希望于另一种自适应策略，即对血栓形成中的关键生物分子信号响应。

血栓形成的过程伴随着一系列凝血因子和抗凝因子的激活，导致局部血液环境中的各项生理指标均不同于正常血液。随着凝血系统的启动，各种凝血途径协同作用，最终均会促使凝血酶产生。凝血酶在体内的产生是一个动态过程，在血栓形成过程中局部凝血酶的浓度会发生快速的改变。在整个凝血系统激活的过程中，局部凝血酶的含量可以从 1 nmol/L 上升到 500 nmol/L 以上，其含量的快速上升可以被认为是血栓形成的标志性事件之一[23]。因此，以凝血酶作为应激源构建血栓应激性材料的策略得到了最广泛的关注和研究。该策略的可行性首先在抗凝血药物递送体系及水凝胶材料中得到了验证。Lin 等设计了以凝血酶底物多肽为交联剂的阳离子聚合物与肝素的组装纳米胶囊，初步实现了凝血酶响应性的抗血栓药物释放[64]。Maitz 等首先提出了一种模块化的水凝胶体系，该体系将肝素和多臂聚乙二醇（starPEG）通过凝血酶底物多肽共价连接形成水凝胶网络结构，与血栓微环境中的凝血酶相互作用后，水凝胶体系被降解并释放出网络结构中的肝素[65]。释放的肝素和凝血酶形成反馈性控制环路系统，实现材料长期的自适应抗凝血功能。Zhang 等利用凝血酶响应性多肽序列将肝素分子连接到透明质酸结构骨架上，聚合交联形成凝胶，这种凝胶材料可根据环境中的凝血酶水平自调节肝素的释放，避免了过度给药造成的副反应[66]。

随着凝血酶响应性概念得以证实，凝血酶响应性纤溶体系得到了系统的发展，并取得了显著的成果。首先，对于纤溶药物递送而言，Absar 等将 t-PA 与白蛋白通过凝血酶底物多肽结合在一起，并在白蛋白表面修饰归巢肽，白蛋白可以暂时掩蔽 t-PA 的活性，凝血酶底物多肽被血栓微环境中的凝血酶裂解后，体系中的 t-PA 恢复溶栓活性[67]。Gunawan 等报道了一种基于凝血酶响应性的尿激酶载体，利用凝血酶底物多肽作为交联剂构建聚合物载体，该药物递送体系可在血栓部位的高浓度凝血酶环境下发生降解，并释放出其中的尿激酶溶解血栓。同时在聚合物载体表面修饰了能够特异性识别活化血小板表面整合素 GP Ⅱ b/Ⅲ a 的单链抗体 scFv，赋予了该药物递送体系在血栓部位定点释放的能力[68]。

除了纤溶药物递送体系外，凝血酶响应性策略还用于纤溶功能水凝胶材料的构建。陈红课题组以凝血酶作为应激源，选用凝血酶的响应性多肽作为交联剂制备水凝胶，并包载 t-PA。当凝血反应发生时，产生的凝血酶会切断作为交联剂的多肽，使凝胶发生降解并释放包裹的 t-PA，t-PA 通过激活血液环境中的纤溶酶原，进而溶解纤维蛋白；而在无凝血酶存在时能够及时停止释放 t-PA，关闭纤溶功能（图 5-8）[69]。这种血栓应激性的功能调节方式模拟了人体自身凝血机制的生理调节过程，即凝血系统启动的同时会激活纤溶系统，用以平衡调节凝血反应的进程，能够更好地与血液系统相融合。

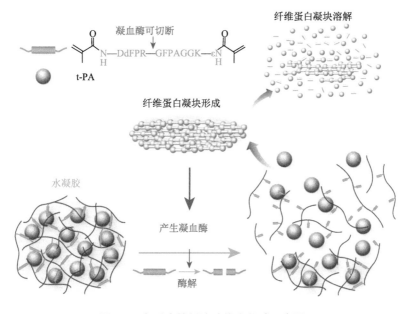

图 5-8　自适应性纤溶功能水凝胶示意图

为了将上述血栓应激性纤溶功能用于材料表面，陈红课题组进一步将凝血酶响应性纤溶水凝胶设计成凝血酶响应性纤溶纳米胶囊，并将其作为构筑表面涂层的基元[70]。以丙烯酰胺（AAm）和 N-(3-氨基丙基)甲基丙烯酰胺（APM）为单体，以两端修饰了乙烯基的凝血酶底物多肽为交联剂，通过静电相互作用吸附于 t-PA 表面，并进行原位聚合和交联，从而在 t-PA 表面形成凝血酶可降解的水凝胶外壳，即 t-PA 纳米胶囊（t-PA NCs）。该胶囊可以在正常环境中完全掩蔽 t-PA 活性，而当凝血酶存在时，t-PA 活性随凝血酶浓度的升高而线性递增，并表现出良好的凝血酶响应性溶栓性能。该凝血酶响应性 t-PA NCs 不仅可以用于后续血栓应激性抗栓涂层的构建，也可以单独作为一种血栓靶向的纤溶药物递送体系得以应用。为了将上述凝血酶响应性纤溶纳米胶囊用于血液接触材料表面改性，在多种血液接触材料表面通过聚多巴胺黏附层共价固定 t-PA NCs，并采用亲水性抗污小分子谷胱甘肽（GSH）封闭暴露的聚多巴胺位点。该表面能够显著降低非特异性蛋白质吸附，并在正常血浆中完全掩蔽 t-PA 活性；而在含有凝血酶的血浆中，t-PA 以恒定速率释放，t-PA 活性随时间线性增加，活性大小与凝血酶浓度呈正相关，说明涂层的纤溶活性可以根据凝血反应的程度自动调节。更重要的是，在非抗凝的全血实验中，自然凝血过程所产生的凝血酶足以激活涂层的纤溶活性，及时溶解初生血栓从而防止血栓的最终形成。该部分研究首次在材料表面涂层上实现了血栓应激性纤溶功能概念的应用。

凝血反应过程中，除了凝血酶产生这一特征事件外，静息状态的血小板和血栓形成过程中活化血小板表面的生物分子有着显著的差异，例如，活化的血小板表面大量表达 GP II b-IIIa（$\alpha_{IIb}\beta_3$）整合素。基于此，Chen 等设计了一种活化血小板响应性纳米载体来实现 t-PA 的自适应递送[71]。利用脂质体负载 t-PA，并在表面涂覆构象受限的环形 RGD 三肽，和活化血小板表面的 $\alpha_{IIb}\beta_3$ 整合素特异性结合使得负载 t-PA 的脂质体和血小板充分接近，脂质体膜发生扰动，实现 t-PA 控制释放，发挥纤溶功能。另外，活化的血小板表面也会过表达 P 选择素，基于此，Chauvierre 等制备了负载重组 t-PA 的盐藻多糖功能化纳米粒[72]。研究结果表明，该复合粒子在流动体系中能够有效结合活化的血小板，同时，小鼠静脉血栓模型试验也证实了该递送体系具有血栓应激性纤溶功能。

5.7 结论与展望

纤溶功能材料的出现为抗血栓材料的发展开辟了新的路径，同时，也为全面仿生的自适应性抗血栓表面的实现提供了重要的补充。理想的自适应性抗血栓表面，应该在正常的血液环境中具有抑制凝血反应发生的功能，而当血栓不可避免地发生时可以及时启动纤溶功能，将初生血栓清除，最终材料表面能够通过形成健康完整的内皮而实现全面的生物相容。因此，自适应性不仅需要多种不同抗血栓功能协同作用，还要求每种功能在正确的时间发挥适当的作用，而自适应性（血栓应激性）纤溶功能材料的实现则是这个过程中的一个重要环节。在未来的研究中，应将传统的抗凝表面改性策略和促内皮化策略与血栓应激性纤溶功能体系有机结合，通过合理的表面化学或物理结构设计，使各种功能可以像人体止血机制中各个系统的协作方式一样，有序有效地运作，全面实现抗血栓功能的自适应性。

参 考 文 献

[1]　Liu X, Lin Y, Dan L, et al. Blood compatible materials：state of the art. Journal of Materials Chemistry B, 2014, 2（35）：5718-5738.

[2]　Klinkert P P P, Breslau P P, van Bockel J J. Saphenous vein versus PTFE for above-knee femoropopliteal bypass. A review of the literature. European Journal of Vascular and Endovascular Surgery, 2004, 27（4）：357-362.

[3]　Urban P, Benedetti E D. Thrombosis：the last frontier of coronary stenting? Lancet, 2007, 369（9562）：619-621.

[4]　Yau J W, Stafford A R, Peng L, et al. Mechanism of catheter thrombosis：comparison of the antithrombotic activities of fondaparinux, enoxaparin, and heparin in vitro and in vivo. Blood, 2011, 118（25）：6667-6674.

[5]　Lüscher T F, Jan S, Eberli F R, et al. Drug-eluting stent and coronary thrombosis：biological mechanisms and clinical implications. Circulation, 2007, 115（8）：1051-1058.

[6]　Starling R C, Nader M, Silvestry S C, et al. Unexpected abrupt increase in left ventricular assist device thrombosis. New England Journal of Medicine, 2014, 370（1）：33-40.

[7]　Chen H, Brook M A, Sheardown H. Silicone elastomers for reduced protein adsorption. Biomaterials, 2004, 25（12）：2273-2282.

[8]　Liu X, Sun K, Wu Z, et al. Facile synthesis of thermally stable poly(N-vinylpyrrolidone)-modified gold surfaces by surface-initiated atom transfer radical polymerization. Langmuir, 2012, 28（25）：9451-9459.

[9]　Jiang S, Cao Z. Ultralow-fouling, functionalizable, and hydrolyzable zwitterionic materials and their derivatives for biological applications. Advanced Materials, 2010, 22（9）：920-932.

[10]　Saravanababu M, Jin X, Linhardt R J. Immobilization of heparin：approaches and applications. Current Topics in Medicinal Chemistry, 2008, 8（2）：80-100.

[11]　Aldenhoff Y B, Koole L H. Platelet adhesion studies on dipyridamole coated polyurethane surfaces. European Cells & Materials, 2003, 5：61-67.

[12]　Salacinski H J, Tiwari A, Hamilton G, et al. Performance of a polyurethane vascular prosthesis carrying a dipyridamole(Persantin®)coating on its lumenal surface. Journal of Biomedical Materials Research, Part B: Applied Biomaterials, 2010, 61（2）：224-233.

[13]　Wesolowski S A, Fries C C, Karlson K E, et al. Porosity：primary determinant of ultimate fate of synthetic vascular grafts. Plastic and Reconstructive Surgery, 1962, 29（1）：131-132.

[14]　Angléscano E. Overview on fibrinolysis：plasminogen activation pathways on fibrin and cell surfaces. Chemistry & Physics of Lipids, 1994, 67-68（1）：353-362.

[15]　Weisel J W, Nagaswami C, Korsholm B, et al. Interactions of plasminogen with polymerizing fibrin and its derivatives, monitored with a photoaffinity cross-linker and electron microscopy. Journal of Molecular Biology,

1994, 235（3）：1117-1135.

[16] Fredenburgh J C, Nesheim M E. Lys-plasminogen is a significant intermediate in the activation of Glu-plasminogen during fibrinolysis *in vitro*. Journal of Biological Chemistry, 1992, 267（36）：26150-26156.

[17] Ruby H L, Diana A S, Whisstock J C. New insights into the structure and function of the plasminogen/plasmin system. Current Opinion in Structural Biology, 2013, 23（6）：836-841.

[18] Castellino F J, Ploplis V A. Structure and function of the plasminogen/plasmin system. Thrombosis & Haemostasis, 2005, 93（4）：647-654.

[19] Collen D, Lijnen H R. The tissue-type plasminogen activator story. Arteriosclerosis, Thrombosis, and Vascular Biology, 2009, 29（8）：1151-1155.

[20] Fischer B E. Comparison of fibrin-mediated stimulation of plasminogen activation by tissue-type plasminogen activator（t-PA）and fibrin-dependent enhancement of amidolytic activity of t-PA. Blood Coagulation & Fibrinolysis an International Journal in Haemostasis & Thrombosis, 1992, 3（2）：203-204.

[21] Heylen E, Willemse J, Hendriks D. An update on the role of carboxypeptidase U（TAFIa）in fibrinolysis. Frontiers in Bioscience, 2011, 16（1）：2427-2450.

[22] Fay W P, Murphy J G, Owen W G. High concentrations of active plasminogen activator inhibitor-1 in porcine coronary artery thrombi. Arteriosclerosis, Thrombosis, and Vascular Biology, 1996, 16（10）：1277-1284.

[23] Wolberg A. Thrombin generation and fibrin clot structure. Blood Reviews, 2007, 21（3）：131-142.

[24] Woodhouse K A, Brash J L. Adsorption of plasminogen from plasma to lysine-derivatized polyurethane surfaces. Biomaterials, 1992, 13（15）：1103-1108.

[25] Woodhouse K A, Wojciechowski P, Santerre J P, et al. Adsorption of plasminogen to glass and polyurethane surfaces. Journal of Colloid and Interface Science, 1992, 152（1）：60-69.

[26] Woodhouse K A, Weitz J I, Brash J L. Interactions of plasminogen and fibrinogen with model silica glass surfaces：adsorption from plasma and enzymatic activity studies. Journal of Biomedical Materials Research, 1994, 28（4）：407-415.

[27] Woodhouse K A, Brash J L. Plasminogen adsorption to sulfonated and lysine derivatized model silica glass materials. Journal of Colloid and Interface Science, 1994, 164（1）：40-47.

[28] Woodhouse K A, Weitz J I, Brash J L. Lysis of surface-localized fibrin clots by adsorbed plasminogen in the presence of tissue plasminogen activator. Biomaterials, 1996, 17（1）：75-77.

[29] McClung W G, Clapper D L, Hu S P, et al. Adsorption of plasminogen from human plasma to lysine-containing surfaces. Journal of Biomedical Materials Research, 2000, 49（3）：409-414.

[30] McClung W G, Clapper D L, Hu S P, et al. Lysine-derivatized polyurethane as a clot lysing surface：conversion of adsorbed plasminogen to plasmin and clot lysis *in vitro*. Biomaterials, 2001, 22（13）：1919-1924.

[31] McClung W G, Babcock D E, Brash J L. Fibrinolytic properties of lysine-derivatized polyethylene in contact with flowing whole blood（Chandler loop model）. Journal of Biomedical Materials Research, Part A, 2007, 81（3）：644-651.

[32] Samojlova N A, Krayukhina M A, Yamskov I A. Use of the affinity chromatography principle in creating new thromboresistant materials. Journal of Chromatography B, 2004, 800（1-2）：263-269.

[33] Samoilova N A, Krayukhina M A, Novikova S P, et al. Polyelectrolyte thromboresistant affinity coatings for modification of devices contacting blood. Journal of Biomedical Materials Research, Part A, 2007, 82（3）：589-598.

[34] Chen H, Wang L, Zhang Y, et al. Fibrinolytic poly(dimethyl siloxane)surfaces. Macromolecular Bioscience, 2008, 8（9）: 863-870.

[35] Chen H, Zhang Y, Li D, et al. Surfaces having dual fibrinolytic and protein resistant properties by immobilization of lysine on polyurethane through a PEG spacer. Journal of Biomedical Materials Research, Part A, 2009, 90（3）: 940-946.

[36] Gombotz W R, Wang G, Horbett T A, et al. Protein adsorption to poly(ethylene oxide)surfaces. Journal of Biomedical Materials Research, 1991, 25（12）: 1547-1562.

[37] Li D, Chen H, McClung W G, et al. Lysine-PEG-modified polyurethane as a fibrinolytic surface: effect of PEG chain length on protein interactions, platelet interactions and clot lysis. Acta Biomaterialia, 2009, 5（6）: 1864-1871.

[38] Xu F J, Neoh K G, Kang E T. Bioactive surfaces and biomaterials via atom transfer radical polymerization. Progress in Polymer Science, 2009, 34（8）: 719-761.

[39] Jin S, Gu H, Chen X, et al. A facile method to prepare a versatile surface coating with fibrinolytic activity, vascular cell selectivity and antibacterial properties. Colloids and Surfaces B: Biointerfaces, 2018, 167: 28-35.

[40] Li D, Chen H, Wang S, et al. Lysine-poly(2-hydroxyethyl methacrylate)modified polyurethane surface with high lysine density and fibrinolytic activity. Acta Biomaterialia, 2011, 7（3）: 954-958.

[41] Wang S, Li D, Chen H, et al. A novel antithrombotic coronary stent: lysine-poly(HEMA)-modified cobalt-chromium stent with fibrinolytic activity. Journal of Biomaterials Science: Polymer Edition, 2013, 24（6）: 684-695.

[42] Tang Z, Liu X, Luan Y, et al. Regulation of fibrinolytic protein adsorption on polyurethane surfaces by modification with lysine-containing copolymers. Polymer Chemistry, 2013, 4（22）: 5597-5602.

[43] Xu H, Luan Y, Wu Z, et al. Incorporation of lysine-containing copolymer with polyurethane affording biomaterial with specific adsorption of plasminogen. Chinese Journal of Chemistry, 2014, 32（1）: 44-50.

[44] Gu H, Chen X, Liu X, et al. A hemocompatible polyurethane surface having dual fibrinolytic and nitric oxide generating functions. Journal of Materials Chemistry B, 2017, 5（5）: 980-987.

[45] Zhan W, Shi X, Yu Q, et al. Bioinspired blood compatible surface having combined fibrinolytic and vascular endothelium-like properties via a sequential coimmobilization strategy. Advanced Functional Materials, 2015, 25（32）: 5206-5213.

[46] Gu H, Chen X, Yu Q, et al. A multifunctional surface for blood contact with fibrinolytic activity, ability to promote endothelial cell adhesion and inhibit smooth muscle cell adhesion. Journal of Materials Chemistry B, 2017, 5（3）: 604-611.

[47] McClung W G, Clapper D L, Anderson A B, et al. Interactions of fibrinolytic system proteins with lysine-containing surfaces. Journal of Biomedical Materials Research, Part A, 2003, 66（4）: 795-801.

[48] Fleury V, Loyau S, Lijnen H R, et al. Molecular assembly of plasminogen and tissuetype plasminogen activator on an evolving fibrin surface. European Journal of Biochemistry, 1993, 216（2）: 549-556.

[49] Li D, Wang S, Wu Z, et al. A new t-PA releasing concept based on protein-protein displacement. Soft Matter, 2013, 9（7）: 2321-2328.

[50] Liu W, Wu Z, Wang Y, et al. Controlling the biointerface of electrospun mats for clot lysis: an engineered tissue plasminogen activator link to a lysine-functionalized surface. Journal of Materials Chemistry B, 2014, 2（27）: 4272-4279.

[51] Dupont D M, Madsen J B, Kristensen T, et al. Biochemical properties of plasminogen activator inhibitor-1. Frontiers in Bioscience, 2009, 14: 1337-1361.

[52] Tang Z, Luan Y, Li D, et al. Surface immobilization of a protease through an inhibitor-derived affinity ligand: a bioactive surface with defensive properties against an inhibitor. Chemical Communications, 2015, 51 (75): 14263-14266.

[53] Liu Q, Li D, Zhan W, et al. Surfaces having dual affinity for plasminogen and tissue plasminogen activator: *in situ* plasmin generation and clot lysis. Journal of Materials Chemistry B, 2015, 3 (34): 6939-6944.

[54] Tasci T O, Disharoon D, Schoeman R M, et al. Enhanced fibrinolysis with magnetically powered colloidal microwheels. Small, 2017, 13 (36): 1700954.

[55] Hu J, Huang W, Huang S, et al. Magnetically active Fe₃O₄ nanorods loaded with tissue plasminogen activator for enhanced thrombolysis. Nano Research, 2016, 9 (9): 2652-2661.

[56] Jin H, Tan H, Zhao L, et al. Ultrasound-triggered thrombolysis using urokinase-loaded nanogels. International Journal of Pharmaceutics, 2012, 434 (1-2): 384-390.

[57] Vyas S P, Vaidya B. Targeted delivery of thrombolytic agents: role of integrin receptors. Expert Opinion on Drug Delivery, 2009, 6 (5): 499-508.

[58] Senatore F, Bernath F R, Meisner K. Clinical study of urokinase-bound fibrocollagenous tubes. Journal of Biomedical Materials Research, 1986, 20 (2): 177-188.

[59] Park Y J, Liang J, Yang Z, et al. Controlled release of clot-dissolving tissue-type plasminogen activator from a poly(L-glutamic acid)semi-interpenetrating polymer network hydrogel. Journal of Controlled Release, 2001, 75 (1-2): 37-44.

[60] Wu Z, Chen H, Li D, et al. Tissue plasminogen activator-containing polyurethane surfaces for fibrinolytic activity. Acta Biomaterialia, 2011, 7 (5): 1993-1998.

[61] Epshtein M, Korin N. Shear targeted drug delivery to stenotic blood vessels. Journal of Biomechanics, 2017, 50: 217-221.

[62] Cui W, Liu R, Jin H, et al. pH gradient difference around ischemic brain tissue can serve as a trigger for delivering polyethylene glycol-conjugated urokinase nanogels. Journal of Controlled Release, 2016, 225: 53-63.

[63] Zhang Y, Yu J, Bomba H N, et al. Mechanical force-triggered drug delivery. Chemical Reviews, 2016, 116 (19): 12536-12563.

[64] Lin K Y, Lo J H, Nikita C, et al. Self-titrating anticoagulant nanocomplexes that restore homeostatic regulation of the coagulation cascade. ACS Nano, 2011, 8 (9): 8776-8785.

[65] Maitz M F, Freudenberg U, Tsurkan M V, et al. Bio-responsive polymer hydrogels homeostatically regulate blood coagulation. Nature Communications, 2013, 4: 2168.

[66] Zhang Y, Yu J, Wang J, et al. Thrombin-responsive transcutaneous patch for auto-anticoagulant regulation. Advanced Materials, 2017, 29 (4): 1604043.

[67] Absar S, Kwon Y M, Ahsan F. Bio-responsive delivery of tissue plasminogen activator for localized thrombolysis. Journal of Controlled Release, 2014, 177 (1): 42-50.

[68] Gunawan S T, Kempe K, Bonnard T, et al. Multifunctional thrombin-activatable polymer capsules for specific targeting to activated platelets. Advanced Materials, 2015, 27 (35): 5153-5157.

[69] Hui D, Cong L, Luan Y, et al. An antithrombotic hydrogel with thrombin-responsive fibrinolytic activity: breaking down the clot as it forms. Materials Horizons, 2016, 3 (6): 556-562.

[70] Li C, Du H, Yang A, et al. Thrombosis-responsive thrombolytic coating based on thrombin-degradable tissue plasminogen activator (t-PA) nanocapsules. Advanced Functional Materials, 2017, 27 (45): 1703934.

[71] Huang Y, Yu L, Ren J, et al. An activated-platelet-sensitive nanocarrier enables targeted delivery of tissue plasminogen activator for effective thrombolytic therapy. Journal of Controlled Release, 2019, 300：1-12.

[72] Juenet M, Aid-Launais R, Li B, et al. Thrombolytic therapy based on fucoidan-functionalized polymer nanoparticles targeting P-selectin. Biomaterials, 2018, 156：204-216.

（李　丹　陈　红）

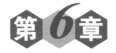

第6章

>>

自适应性抗凝血材料

血液相容性材料

近年来，与血液接触的医用高分子材料由于其结构和性能的特殊性而备受学术界和工业界关注。与血液接触的医疗器械包括导管、人工血管、血管支架、人工心脏瓣膜、循环支持设备、各种体外循环管、血液透析装置、肺膜等。此类医用高分子材料的选择和应用必须考虑血液相容性。血液相容性材料主要是指与血液接触时不引起凝血或溶血，不损伤血液组成和功能的材料[1]。

以高分子材料为例，当材料表面作为异物与血液接触时，一般 $1\sim2\ min$ 之内会在材料表面形成血栓（图 6-1）。凝血主要有三种途径：① 凝血因子激活；② 血小板黏附聚集；③ 补体系统激活。三种途径并不单独发生，而是相辅相成，如图 6-1 所示。除凝血外，植介入材料还常常造成红细胞的溶血。溶血是红细胞膜的完整性破损，致使血红蛋白从红细胞内释放出来的现象。材料本身毒性，以及由材料引发的细胞膜机械损伤和红细胞膜氧化都会造成溶血[2]。

6.1.1 血液相容性材料表面构建

与血液接触后，材料与血液的相互作用主要发生在材料表面，因此材料表面的结构与性能决定了材料的血液相容性。改善血液相容性设计的原则包括：① 抑制红细胞黏附及血小板的黏附活化；② 抑制内源性凝血因子活化及溶解形成的血栓；③ 促进材料伪内膜化。根据以上原理构建了三类血液相容性的材料表面：① 生物惰性表面；② 生物活性表面；③ 伪内膜化表面[3-12]。

生物惰性表面主要是在材料表面通过物理或化学的方式固载非特异性的生物惰性物质，它的主要作用是尽量减少血浆蛋白、血细胞或血液成分的黏附。根据所固载物质其可分为无机惰性物质和有机惰性物质。聚乙二醇、内盐、糖类是广泛使用的有机材料，此外，白蛋白、多肽也用于抗污表面的构建[3-9]。

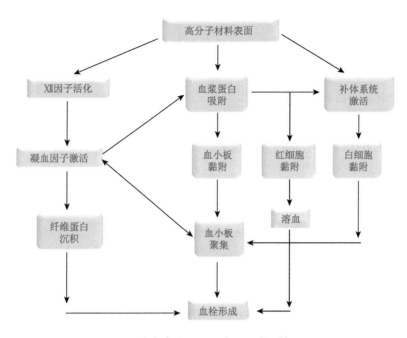

图 6-1　血液在高分子材料表面形成血栓机理图

生物活性表面通过表面负载抗凝血的活性物质和纤溶活性物质来构建[10]。一般通过物理吸附或化学键合方法实现。常用的抗凝血活性物质包括肝素类、一氧化碳和水蛭素等。其中，肝素属于葡萄糖胺，是常用的抗凝血物质。溶栓活性物质包括纤溶酶和纤溶酶原激活剂等。

伪内膜化表面设计的基本原理是通过组织工程的方法，构建与天然血管一样的内表面，彻底避免血栓的形成[11, 12]。近年来，科研人员发明了原位内皮细胞化技术，即将患者自身的内皮细胞祖细胞种植到材料表面，以期从根本上解决植介入材料的血液相容性问题。

6.1.2　材料表面与血液组分的相互作用

高分子材料的血液相容性实际上取决于材料表面与血液的相互作用。因此，控制和改善材料的表面性质，可调控材料与血液的作用方式和效果。血液是人类的生命源，由血浆和血细胞组成。血浆含有血浆蛋白、脂蛋白、各种营养成分等，主要功能为提供营养、缓冲和输送，并参与免疫、凝血和抗凝血过程。血细胞包括红细胞、白细胞和血小板三类细胞。红细胞的主要功能为输送氧气和二氧化碳；白细胞的主要功能是杀菌，抵御微生物入侵，参与体内免疫活动；血小板在体内主要发挥止血功能。植介入材料往往引起血液发生生理和病理变化，因此血液成分与材料表面的相互作用研究具有重要的基础和临床意义[1]。

1. 材料表面与血浆蛋白选择性作用

血浆蛋白是血浆中的主要固体成分，含量为 60～80 g/L。目前已发现的血浆蛋白超过 200 种，其分子组成、结构、物理化学性质、生理功能、代谢各不相同[13]。生理功能大致可归纳为：① 维持血液胶体渗透压，调节 pH；② 运输功能：许多物质都以与蛋白质结合的形式在血浆中运输，如脂蛋白（运输脂类等）、铜蓝蛋白（运输铜）、结合珠蛋白（运输血红蛋白）、转铁蛋白（运输铁）等；③ 参与止血和溶栓：血浆中的凝血与抗凝物质相互制约，以维持血液正常功能，主要含有纤维蛋白原、凝血酶原、血纤维蛋白溶酶等；④ 提供营养；⑤ 免疫作用：血浆球蛋白是多种蛋白质的混合物，其中含量最高的免疫球蛋白有免疫防御作用。

血浆蛋白在植介入材料表面的吸附，极大地影响材料的血液相容性，因此研究材料表面与血浆蛋白的选择性作用，揭示材料表面与蛋白质作用机理显得十分重要。选择性吸附蛋白需要材料表面抗血细胞黏附。一般而言，电中性的亲水性聚合刷形成的水化层能够有效地抵抗蛋白质和细胞在材料表面的黏附，但传统的水凝胶却能够通过表面氢键作用或固有的网络结构有效地截留蛋白质[14]。因此，具有水凝胶行为的亲水性分子刷或可以兼具两者的性能，既抵抗细胞黏附又能够捕获蛋白质。从这个角度考虑，聚丙烯酰胺（PAAm）分子刷是实现血浆蛋白选择性吸附的较好选择。一方面，PAAm 分子刷本身抵抗血浆蛋白和细胞的黏附[15]；另一方面，PAAm 分子链之间存在大量的氢键，使它们容易物理缠结，形成类似水凝胶的网络结构[16]，有效地捕获血浆蛋白。根据这一原理，石强研究员课题组利用紫外光刻蚀技术，并结合表面引发原子自由基聚合（SI-ATRP）方法，在氢化的苯乙烯-丁二烯-苯乙烯（SEBS）表面构建了规则排列、多种形状的微图案化PAAm 分子刷（图 6-2）。接枝的 PAAm 分子刷具有良好的亲水性，能够有效阻止血细胞在材料表面的黏附；同时，由于分子链之间存在大量的氢键相互作用，PAAm 分子刷容易发生物理缠结，促进凝胶化。而凝胶化的多孔结构能够有效捕捉血浆蛋白[17]。

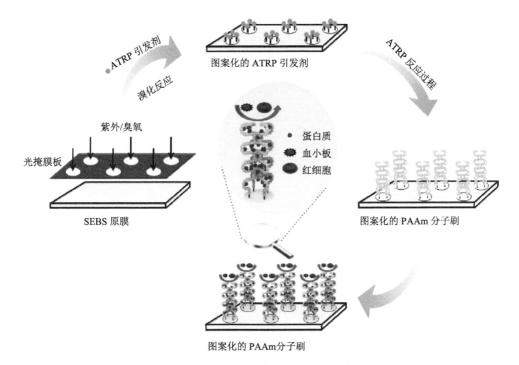

图 6-2　紫外光刻蚀技术结合表面引发原子自由基聚合方法

在氢化的苯乙烯-丁二烯-苯乙烯表面构筑微图案化的 PAAm 分子刷

随后，将六种蛋白质分别用异硫氰酸荧光染料（FITC）和罗丹明 B（RBITC）标记：牛纤维蛋白原（BFg）、溶菌酶（Lyz）、血蓝蛋白（Hc）用绿色染料 FITC 标记，牛血清白蛋白（BSA）、血红蛋白（Hb）、转铁蛋白（Tf）用红色染料 RBITC 标记。然后分别在图案化 PAAm 表面 37℃ 孵化 1h。荧光照片显示，六种蛋白质均吸附在 PAAm 分子刷区域［图 6-3（a）~（f）］。蛋白质吸附的荧光强度分布图［图 6-3（a'）~（f'）］进一步证实了血浆蛋白的选择性吸附。其中，转铁蛋白图案化表面吸附能力最强。疏水 SEBS 区域的荧光强度远弱于亲水的 PAAm 区域，说明 PAAm 分子刷对蛋白质的吸附能力远强于材料与蛋白质的疏水相互作用力。PAAm 分子刷是氢键的受体和供体，容易与蛋白质的肽键形成多位点的氢键相互作用；同时，PAAm 分子刷容易发生凝胶化而产生分子链缠结的三维结构，提供更多的作用位点，并提升对蛋白质的截留能力。可见，氢键作用、笼蔽效应和分子刷的表面形貌发挥了协同作用，实现了 PAAm 分子刷从血液中选择性吸附蛋白质的能力。PAAm 分子刷具有良好的生物相容性，可保持吸附蛋白质的活性。该方法简便有效，对于研究蛋白质与材料之间的相互作用具有积极意义。

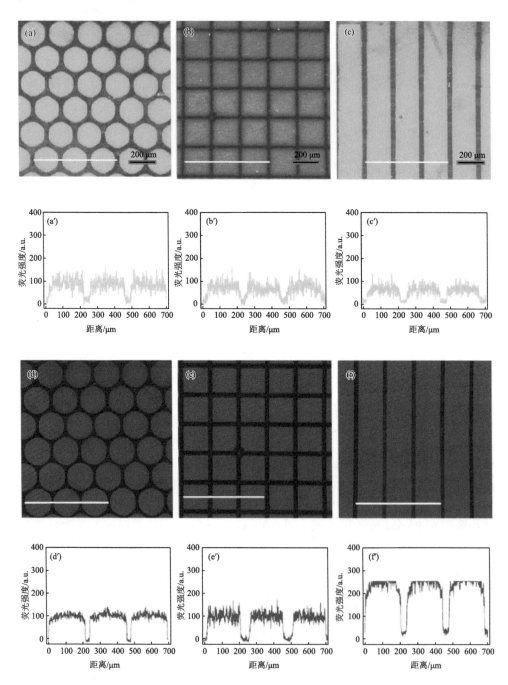

图 6-3 图案化 PAAm 分子刷吸附血浆蛋白的荧光图片

(a) ~ (c) 异硫氰酸荧光素标记的牛纤维蛋白原、溶菌酶、血蓝蛋白；(d) ~ (f) 罗丹明 B 标记的牛血清蛋白、血红蛋白、转铁蛋白；(a') ~ (f') 对应 (a) ~ (f) 血浆蛋白吸附强度的线条轮廓图

2. 材料表面与血小板选择性作用

血小板是血液中的一种无核细胞，通常以非活化的形式循环于血管内。当血小板接触到血管内皮损伤部位时，活化并黏附于血管损伤部位，实现止血功能[18]。除了止血功能以外，血小板与许多生理和病理的过程都密切相关[19, 20]。例如，血小板生理缺陷、血小板减少症或抗血小板药物都可能影响血小板的功能，导致出血性疾病。血小板具有高度黏附性，几乎所有功能都与血小板黏附特性有关[21]。因此了解血小板的黏附机制和评估血小板功能对基础研究和临床应用都有着非常重要的意义。

表面图案化是研究细胞黏附增殖机制的常用方法[22]。利用图案化表面对血小板黏附行为或功能进行检测，需要图案化表面对血小板的黏附有良好的可控性[23]。石强研究员课题组利用传统的紫外接枝和光掩膜板相结合的方法，以 2-甲基丙烯酰氧基磷酰胆碱（MPC）为接枝单体，在 SEBS 基底上构建了圆孔阵列的微图案表面[24]。如图 6-4 所示，2 min 时，接枝链 PMPC 在孔内开始形成，有效阻止了血小板在该区域的黏附。由于 MPC 单体用量较少[2 wt%（质量分数）]，6 min 时，孔内区域接枝的 PMPC 链开始降解。同时，因为光衍射效应，肋宽处生成了少量的接枝单体。血小板在孔内和肋宽处都有黏附。随紫外辐照时间的进一步延长（10 min），孔内 PMPC 链进一步降解，孔内高度略低于肋宽处高度，血小板倾向黏附在孔内区域。仅依靠紫外辐照时间，实现了血小板在PMPC接枝后的SEBS膜表面的黏附转换。

根据血小板在图案化表面的黏附模式，石强研究员课题组继续检测了功能缺失的血小板。血小板表面激活的 GPⅡb/Ⅲa 受体，属于 β₃ 整合素，通过与纤维蛋白原和血管性血友病因子（vWF）结合，介导血小板聚集。选择性地拮抗 GPⅡb/Ⅲa 受体可有效阻止血小板聚集和血栓形成。选用抗血小板药物 tirofiban（替罗非班，血小板 GPⅡb/Ⅲa 受体拮抗剂）对血小板进行处理[25]，用以阻断血小板表面 GPⅡb/Ⅲa 受体与纤维蛋白原的作用，从而模拟功能缺失的血小板。由于 tirofiban 对富含血小板的血浆有稀释作用，为排除稀释因素，用磷酸缓冲溶液替代 tirofiban 稀释富血小板的血浆。研究表明，稀释几乎不影响血小板黏附形态；稀释前后，血小板都呈现丝状伪足或者完全铺展形态。但稀释后，血小板黏附数量有一定程度的降低。而富含血小板的血浆经 5 μg/mL tirofiban 处理后，黏附的血小板从形态和数量上都与未处理的血小板有区别。未处理的血小板均匀地黏附于孔内区域，而与药物作用后，部分血小板无法黏附进入孔内区域。当继续提高使用的 tirofiban 浓度时，几乎观察不到血小板在孔内区域规则的黏附和聚集。可见，根据血小板在图案化表面的黏附模式，可以准确地检测血小板的正常功能。

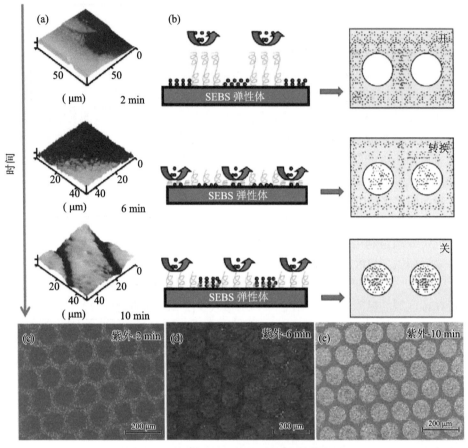

图 6-4 图案化表面的原子力显微镜照片（a）、血小板在图案化表面的黏附模式转换示意图（b）及血小板黏附随时间变化的扫描电子显微镜照片[（c）～（e）]

仅通过 UV 辐照就可以调控血小板黏附模式转换

通过控制紫外辐照时间，可实现血小板在图案化表面黏附模式的转换，但仍缺乏有效的方式对血小板黏附机理和黏附行为进行定量研究，尤其是单个血小板在材料表面的黏附机理。在随后的工作中，石强研究员课题组通过设计合理的光掩膜板，在 SEBS 表面构建了直径分别为 3 μm、6 μm、9 μm、12 μm 的圆形阵列区域，为血小板提供黏附位点（图 6-5）。该设计的优点在于，一方面多个血小板共同黏附到特定区域（如 12 μm），便于研究血小板与血小板之间的相互作用；另一方面，直径 3 μm 的黏附区域只能容纳单个血小板的黏附，易于揭示单个血小板受限黏附的机理。通过控制血小板与图案化表面的作用时间，可观察到血小板在图案化表面的黏附过程及其黏附动力学。同时考察了纤维蛋白原、纤连蛋白及胶原蛋白对血小板黏附的影响[26]。

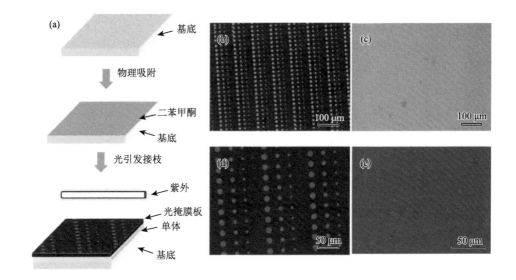

图 6-5 表面图案化的制备过程及制备的图案化表面

（a）不同孔径阵列的图案化表面制备过程；（b）光掩膜板的光学照片；（c）图案化表面的光学照片；（d）吸附在图案化表面的纤维蛋白原的荧光照片；（e）图案化表面的电镜照片

血小板黏附阵列随着孵化时间的延长（10～90 min）逐渐形成（图 6-6）。10 min 时，血小板黏附不够稳定；20 min 后，血小板开始出现在 12 μm 和 9 μm 区域，少量进入 6 μm 区域，3 μm 区域未见血小板黏附。90 min 后，不同尺寸孔中黏附的血小板阵列形成。随着黏附区域面积的减少，黏附血小板的数量逐渐减少，当黏附区域的直径降低到 3 μm 时，血小板呈现单个黏附的状态。血小板在黏附过程中产生 4 种不同的形态。随着血小板的活化，圆形血小板的膜骨架肌动蛋白进行重组，收缩环从膜骨架分离，进而伸展出丝状伪足。黏附过程中，板状伪足在丝状伪足之间展开或者从血小板边缘重新开始[27]。血小板在黏附基底表面呈现铺展状态。在直径为 3 μm 的孔内，其黏附和铺展明显受到抑制，几乎没有完全铺展的血小板。12 μm 区域为血小板黏附提供了足够的空间，血小板迅速铺展而达到稳定黏附，诱导附近血小板进入黏附区域，而 3 μm 区域的血小板无法依赖本身的铺展来稳定黏附，因此该区域最后形成血小板黏附阵列。

依据血小板在黏附过程中形态的变化，将血小板形态分为未激活的圆形（round）、丝状伪足（filopodiaper）和铺展（spreading）三种形态阶段进行统计分析。在 12 μm 黏附区域，随着时间的延长，血小板逐渐由丝状伪足转变为完全铺展。而在 3 μm 黏附区域，由于黏附区域的受限，大部分血小板呈圆形状态。不同孵化时间的血小板黏附统计图如图 6-7 所示。随着黏附时间的延长，血小板黏附数量不断增加，当黏附时间达到 90 min 后，血小板基本上占据所有可用黏附空间，此时血小板在黏附数量上不再增加[28]。根据血小板的黏附数量随着孵化时间的变化，可以计算出不同孔径中血小板黏附的初始速率、加速段速率。血小板黏附呈现初始加速、完成黏附和到达平台三个阶段。通过预吸附纤连蛋白、纤维蛋白原和胶原蛋白，考察了三种蛋白质对血小板黏附的影响，并对不同黏附区域血小板黏附数量和形貌进行了统计分析。结果表明，纤连蛋白与纤维蛋白原对血小板的作用较为相似，均促进血小板的黏附聚集，多数血小板在这两种蛋白的诱导下呈现大量的丝状伪足，而胶原蛋白则趋向于使血小板黏附稳定，促使血小板完成铺展而获得稳定的黏附。

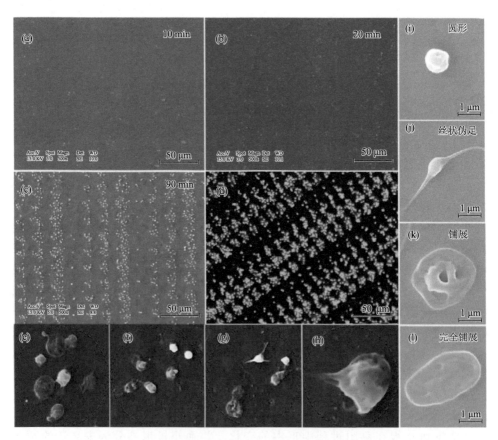

图 6-6　血小板在图案化表面黏附形貌和黏附模式随时间的变化

（a）～（c）血小板在图案化表面黏附 10 min、20 min、90 min 后的扫描电子显微镜照片；（d）血小板黏附 90 min 后的荧光照片；（e）～（h）血小板在 12 μm、9 μm、6 μm、3 μm 黏附区域的数目和形貌；（i）～（l）黏附血小板的四种形貌：圆形、丝状伪足、铺展和完全铺展

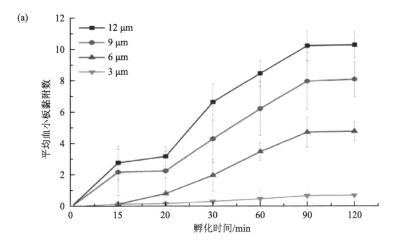

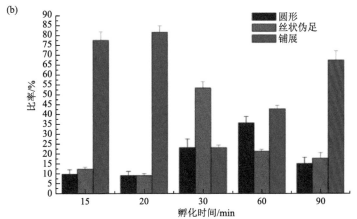

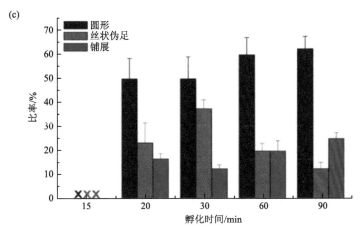

图 6-7　血小板黏附数量和形貌随时间的变化

（a）血小板黏附数量随时间的变化；（b）在 12 μm 黏附区域黏附血小板的形貌变化；（c）在 3μm 黏附区域黏附血小板的形貌变化

3. 材料表面与红细胞选择性作用

红细胞是非黏性细胞，基于红细胞的监测、疾病诊断和药物缓释等应用受到越来越多的重视，因此材料表面与红细胞选择性作用具有非常重要的研究意义[29]。

近年来，由于纳米纤维的高表面积和多孔性增强了细胞与纳米纤维之间的相互作用，纳米纤维在细胞捕捉和释放领域得到了迅速发展[30]。然而，纳米纤维通常不能捕获和分离非黏附细胞（如红细胞），而且在细胞捕捉和释放过程中常常造成细胞损伤。此外，纳米纤维经常激活血液中的血小板，诱导血小板在血液接触表面黏附，导致从血液中分离目标细胞十分困难[31]。因此，人们期望制备一种纳米纤维，可以有效地从血液中捕获非黏附的红细胞，并且容易地释放捕获的细胞而不损伤细胞的结构和功能。

利用"智能"纳米纤维是捕获和释放非黏附细胞的基本策略。"智能"纳米纤维主要由响应性聚合物制成。响应性聚合物固有的纳米结构使纳米纤维对外部刺激具有高度的敏感性，并且将响应性聚合物制成纳米纤维，可精确实现"开-关"操作以调控纳米纤维的形态和功能[30]。从细胞捕捉角度来看，基于聚 N-异丙基丙烯酰胺（PNIPAAm）的纳米纤维，具有亲水和疏水之间的转变（约 32℃），是理想的原料[32]。PNIPAAm 容易与其他高分子量聚合物一起纺丝，形成亲水的纳米纤维，并提高与水接触时的稳定性。此外，PNIPAAm/聚己内酯（PCL）共混溶液，通过单喷头静电纺丝法就可以制备以 PNIPAAm 为壳层的核-壳纳米纤维[33]，将纳米尺度效应扩展到宏观尺度，不但能够精确地调控纳米纤维的性能，而且为可控的细胞捕获和释放创造了条件。

石强研究员课题组通过静电纺丝方法制备了 PNIPAAm 和 PCL 核-壳结构的纳米纤维[34]。由于纺丝过程中的相分离，PNIPAAm 分布在纤维外层形成壳结构，PCL 则分布于纤维内层形成核结构。PNIPAAm 使纳米纤维具有温度响应性［图6-8（a）～（c）］。同时，在纺丝溶液中加入纳豆激酶，使纳豆激酶直接包裹在微纳米纤维中。在与血液接触的过程中，纳豆激酶直接从纤维中释放出来，抑制血小板黏附［图 6-8（d）～（f）］，利于微纳米纤维直接捕捉红细胞。在 37℃时，分子链呈塌陷状态，表现疏水性，纳米纤维可以从全血中黏附红细胞［图 6-8（g）］，红细胞捕获效率超过 80%。在 25℃时，分子链处于伸展状态，呈亲水性，捕捉的红细胞重新释放回血液中［图 6-8（h）和（i）］，释放效率超过 90%。在捕捉和释放过程中，红细胞保持了完整性和正常功能，为原位研究和检测红细胞提供了技术支持。

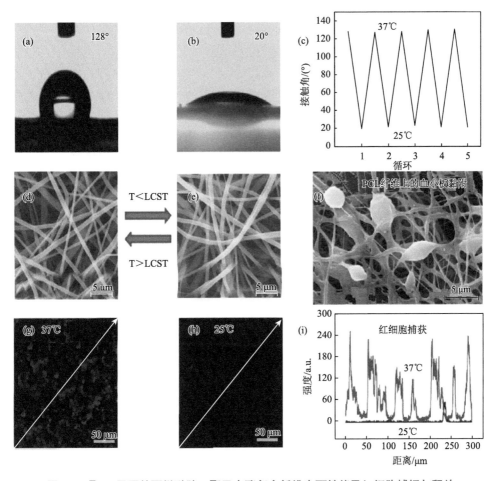

图 6-8 聚 N-异丙基丙烯酰胺、聚己内酯复合纤维表面性能及红细胞捕捉与释放

（a）～（c）PNIPAAm/PCL 纤维表面亲水性随温度变化；（d）～（f）纤维表面抗血小板黏附性能；（g）～（i）
纤维表面红细胞捕捉与释放，LCST 代表低临界溶解温度

  石强研究员课题组随后构建了亲水性的双组分聚合物刷图案化表面，其中一种聚合物刷具有良好的抗污性能，而另一种聚合物刷能够有效捕获不同的目标蛋白，这种双组分聚合物刷图案化表面可以从全血中选择性地捕获包括红细胞在内的各类细胞[35]。首先利用表面引发光聚合技术（SIPP）在 SEBS 表面接枝一层具有超亲水性质的聚 2-丙烯酰胺基-2-甲基丙磺酸（PAMPS）分子刷，然后通过紫外光刻蚀技术在 PAMPS 分子刷表面固定图案化的 ATRP 引发剂，并利用 SI-ATRP 反应接枝了第二层亲水的 PAAm 分子刷，从而成功构建了二元图案化的亲水性分子刷（图 6-9）。

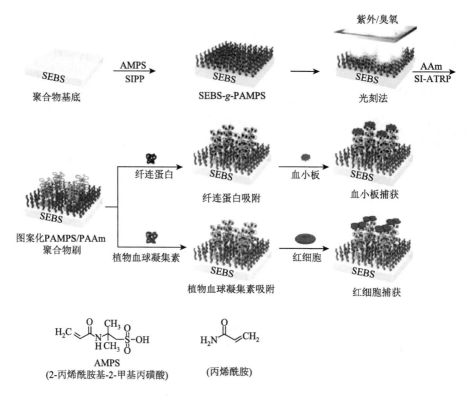

图 6-9 双组分聚合物分子刷图案化表面的制备及其选择性捕捉红细胞和血小板的机理

随后利用 PAAm 分子刷分别吸附了两种蛋白——植物血球凝集素（PHA）和纤连蛋白（FN）。通过蛋白质与细胞之间的特异性识别作用实现了红细胞和血小板的选择性捕获（图 6-10）。在吸附 FN 和 PHA 的二元图案化表面分别做了血小板 [图 6-10（a1）～（a3）] 和红细胞 [图 6-10（b1）～（b3）] 的圆形阵列结构，与 FN 和 PHA 的吸附区域保持一致。放大的细胞图片显示，捕获的血小板保持了圆形形态 [图 6-10（a3）]，红细胞保持了两面凹形圆饼状结构 [图 6-10（b3）]。为了验证图案化表面从全血中选择性地捕获血细胞的能力，分别在 SEBS 原膜、预吸附 FN 的 SEBS 接枝后形成的非图案化（SEBS-g-PAMPS-g-PAAm）表面和预吸附 PHA 的 SEBS-g-PAMPS-g-PAAm 表面做了全血黏附实验。结果显示 SEBS 原膜黏附了大量杂乱无章的血小板和红细胞 [图 6-10（c）]，而在预吸附 FN 的 SEBS-g-PAMPS-g-PAAm 表面只存在血小板 [图 6-10（d）]，在预吸附 PHA 的 SEBS-g-PAMPS-g-PAAm 表面只存在红细胞 [图 6-10（e）]，证明制备的材料能够选择性地从全血中捕获红细胞和血小板。此外，超亲水 PAMPS 分子刷有效地阻止了蛋白质在材料表面的非特异性吸附，亲水的 PAMPS/PAAm 分子刷在捕获血细胞过程中不会对血细胞自身造成任何损伤，为血液组分分离和原位检测提供了理想的平台。

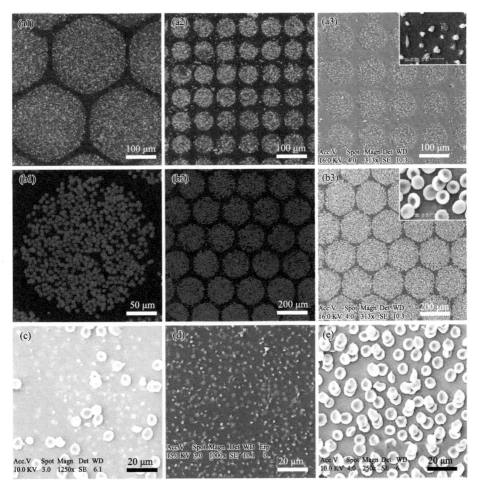

图 6-10 （a1）～（a3）血小板黏附在图案化表面的激光共聚焦和电镜照片；（b1）～（b3）红细胞黏附在图案化表面的激光共聚焦和电镜照片；（c）接触全血后，SEBS 膜表面黏附的红细胞和血小板的电镜照片；（d）接触全血后，预吸附纤连蛋白的 SEBS-*g*-PAMPS-*g*-PAAm 表面黏附的血小板的电镜照片；（e）接触全血后，预吸附植物血球凝集素的 SEBS-*g*-PAMPS-*g*-PAAm 表面黏附的红细胞的电镜照片

6.2 自适应性血液相容性材料

自适应性生物材料表界面设计理念，基于材料表面与特定蛋白和细胞的作用和级联反应，控制其他种类细胞的行为，在生物学的原理上十分成熟，但如何通

过智能材料的设计实现自适应性响应行为是关键。从这一角度来看，植介入器械表面内皮化和细胞微环境的自适应性提供了一定的研究思路。

6.2.1 自适应性血液相容性材料表面结构构建

1. 自适应性表面内皮化

植介入器械表面内皮化是提高器械血液相容性的重要方法之一。然而，材料表面通常缺乏自适应性，尚无法根据细胞的变化及时调整表面与细胞的作用，诱导内皮细胞（EC）的快速生长。自然界，内皮细胞生长过程中体现了机械自适应性[36]。在内皮细胞生长过程中会分泌基质金属蛋白酶（MMPs）。这种酶可引起 ECM 降解，导致 ECM 变软，利于内皮细胞生长。计剑教授团队根据这一现象，制备了一种基于 MMPs 敏感的聚电解质膜。该膜由聚赖氨酸（PLL）和甲基丙烯酸酯透明质酸（HA-MA）聚合物通过层-层组装法制备，并通过 MMPs 敏感肽交联，使膜响应于 MMPs 而具有可变的机械性能。MMPs 敏感肽交联后，PLL/HA-MA 膜的硬度增加。采用金属基质酶处理后，膜逐渐变软。因此，交联膜利于内皮细胞的有效黏附。而随着内皮细胞分泌的 MMPs 使膜发生降解，单层内皮细胞膜则快速形成。而且，由于快速形成了内皮细胞单层膜，内皮功能如完整性、生物分子释放、功能相关基因的表达和抗血栓特性均得到了根本改善[36]。

2. 自适应性表面调控细胞微环境

植介入医疗器械进入体内，不可避免地带来组织损伤和异物反应，不仅会引发凝血问题，还会使体内微环境发生变化，造成反应活性氧（ROS）浓度急剧升高。通常情况下，ROS 在体内处于平衡状态，过多或过少都可能引发疾病。例如，ROS 增加，造成血细胞氧化和激活、血栓形成，导致磷脂层、蛋白质、DNA 链的损伤，并可能诱发癌症、神经病变及心血管病变。同时，ROS 在体内起信号分子的作用，若浓度过低，将导致一些生物功能紊乱。因此保持 ROS 在体内的平衡十分重要[37]。

细胞自身具有完善的抗氧化防御体系［图 6-11（a）］，当细胞外 ROS 浓度升高后，细胞启动自身的酶和非酶抗氧化防御系统，包括过氧化氢酶、超氧化物歧化酶、谷胱甘肽过氧化物酶和抗坏血酸等，调节 ROS 浓度，以维持细胞生理平衡。从细胞自身抗氧化能力受到启发，石强研究员课题组利用静电纺丝方法制备了响应性抗氧化功能表面［图 6-11（b）］。以亲水聚合物 F127 的酰化物、ROS 响应性聚合物 PEGDA-EDT 和 SEBS 为纺丝聚合物制备的纤维结构稳定，具有氧化响应性和高血液相容性。当体系中 ROS 过量时，构筑的表面中的 ROS 响应性聚合物会释放抗氧化物质，消耗过量的 ROS，使体系中的 ROS 趋于平衡，维持细胞正常的生理功能[38]。

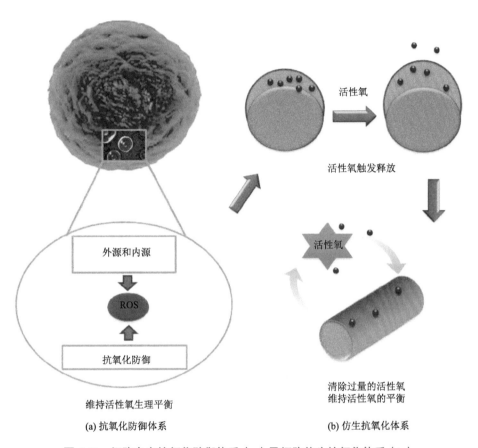

图 6-11　细胞自身抗氧化防御体系（a）及细胞仿生抗氧化体系（b）

　　将纺丝纤维浸泡在不同浓度的过氧化氢（H_2O_2）溶液中，随着 H_2O_2 浓度的增加，抗氧剂 AA-2G 的释放量和释放速率都变大。这主要是因为 H_2O_2 将共聚物氧化后，形成了完全亲水的聚合物，具有交联结构的纺丝纤维呈现出水凝胶的特性，加速了 AA-2G 的释放 ［图 6-12（a）］。为验证材料表面在血液中的抗氧化能力，将纤维纺在 SEBS 上，并制成血袋，用于低温保存红细胞。与存储于其他血袋中的红细胞相比，存储在响应性聚合物和抗氧剂纤维修饰的血袋内（SEBS/A-F127/PEGDA-EDT/AA-2G）的红细胞，其 H_2O_2 浓度、溶血率、机械脆性、氧化程度均最低，说明氧化响应的纤维可以保护红细胞免受氧化损伤，并使体系 H_2O_2 浓度维持在正常生理水平，维持红细胞正常的生理功能 ［图 6-12（b）～（d）］。

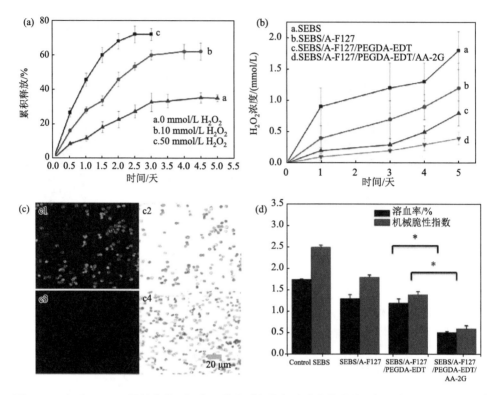

图 6-12 （a）AA-2G 释放曲线；（b）血袋中过氧化氢浓度变化曲线；（c）存储于 SEBS 原膜
（c1，c2）和 SEBS/A-F127/PEGDA-EDT/AA-2G 纤维修饰血袋（c3，c4）的红细胞激光共聚
焦图片；（d）存储不同纤维修饰血袋中的红细胞的溶血率和机械脆性

以上方法虽然消除了过量的 ROS，但随着抗氧剂的消失，体内恢复平衡的能
力逐渐消失。行之有效的方法是激活细胞自身的防御体系，实现机体的正常运行。
石强研究员课题组随后设计了针对激活细胞膜钠钾泵的自适应方案[39]。通常情况
下，细胞与细胞外基质（ECM）不断地进行着物质和能量的交换。ECM 是纤维结
构，主要包含胶原蛋白、蛋白多糖、糖蛋白和少量其他蛋白质。除了作为组织支
架之外，ECM 还提供了一个动态环境，不断向内部细胞提供物理和化学信号，调
控细胞的多种行为[40]。ECM 蛋白、多糖和合成聚合物用于仿生模拟 ECM。生物
仿生的 ECM 具有调节维持细胞功能的细胞外微环境的潜力。

植入器械引起的病理变化通常包括过量 ROS 产生和随之而来的钾离子渗漏[41]。
基质中过量的 ROS 和钾离子使细胞天然防御系统失活。因此，针对钾离子和 ROS
设计生物仿生的 ECM，可以有效提高 ECM 敏感性和自适应性。此外，ECM 中可
释放的生物分子十分重要，生物分子不仅需要去除细胞外的过量物质，而且需要
通过靶向细胞膜，活化细胞防御系统，进而恢复细胞的正常功能。细胞膜中的

Na/K-ATP 酶是理想的靶向目标。Na/K-ATP 酶是一种跨膜蛋白，在膜中起离子转运作用，维持细胞内高 K^+ 浓度、低 Na^+ 浓度，而细胞外低 K^+ 浓度、高 Na^+ 浓度的状态。一方面，过量的 ROS 抑制 Na/K-ATP 酶活性，导致 K^+ 外排加快和 K^+ 通道延迟，导致细胞外液中 K^+ 浓度高。另一方面，Na/K-ATP 酶参与氧化应激过程中的信号转导以调整细胞运行机制，并在维持细胞内外 K^+ 浓度平衡中发挥关键作用。因此，释放生物分子靶向 Na/K-ATP 酶并活化 Na/K-ATP 酶是激活细胞防御系统和恢复细胞正常功能的有效方法。

石强研究员课题组以 SEBS 为基体，用静电纺丝方法制备了微/纳米纤维仿生 ECM（图 6-13）。首先，合成了含有聚乙二醇、硫醚和冠醚基团的 K^+ 与 ROS 双响应三聚体 PEGDA-EDT-BCAm。硫醚和冠醚基团使三聚体具有 K^+ 与 ROS 双响应功能，而聚乙二醇基团赋予三聚体良好的生物相容性，适用于组织工程。然后，用静电纺丝方法制备了包裹抗坏血酸-2-葡萄糖苷（AA-2G）的 PCL/PEGDA-EDT-BCAm 纤维。纺丝纤维无细胞毒性、抗蛋白吸附、血小板黏附，具有良好的生物相容性。AA-2G 在高/低温或氧化条件下可以稳定存在。与抗坏血酸（AA）不同，AA-2G 受氧化影响较小，可以长时间地储存在微/纳米纤维中。在病变条件下（高 K^+ 或 H_2O_2 浓度），纤维发生双响应，AA-2G 从纤维中响应释放，并容易吸附在细胞膜上，且立即被膜上的 α-葡萄糖苷酶代谢，生成 AA，起到原位抗氧化效果，消除 ROS，恢复 Na/K-ATP 酶活性。

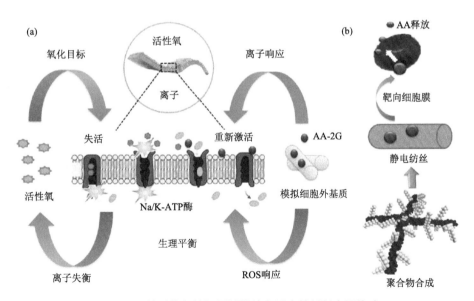

图 6-13　针对修复钠钾泵活性的自适应性材料表面构建

（a）修复钠钾泵活性的自适应性材料表面构建原理；（b）仿细胞外基质构建过程及其保护血细胞氧化示意图

以红细胞为模型，验证仿生 ECM 的自适应性和抗氧化效果（图 6-14）。将纺丝后的弹性体制成 400 mL 血袋，仿生 ECM 处于血袋内层，将 200 mL 红细胞装入血袋，4℃密封储存。5 天后，与存储于弹性体（SEBS）中的红细胞相比，仿生 ECM 血袋中，K^+ 与 H_2O_2 浓度最低，接近新鲜血液水平；膜上 Na/K-ATP 酶保持高活性；细胞膜氧化损伤低，膜上脂质过氧化物丙二醛含量降低；细胞渗透压溶血率低，并保持了细胞的膜弹性、形变能力；细胞形貌呈现正常的双面凹饼状。在细胞存储期间，随时间延长，细胞外环境发生变化，ROS 浓度逐渐升高，细胞 Na/K-ATP 酶活性降低，细胞内外阳离子梯度失衡，胞外 K^+ 浓度升高。而仿生 ECM 覆盖的血袋，纺丝纤维中存在硫醚和冠醚基团，可根据体系中 ROS 和 K^+ 浓度响应释放 AA-2G。释放的 AA-2G 递送至细胞膜表面，并通过 α-葡萄糖苷酶分解产生 AA，去除细胞周围过量的 ROS 和 K^+，并重新激活了细胞膜中的 Na/K-ATP 酶。激活的 Na/K-ATP 酶修复了细胞内外阳离子浓度梯度，恢复了细胞正常的功能。因此储存在仿生 ECM 内的细胞保持了良好的形貌和活性，各项生物指标与新鲜血液接近。在细胞发生病变初期，通过仿生 ECM 响应性和自适应作用，调节细胞 Na/K-ATP 酶活性，使微环境恢复平衡；并调节 ROS 参与的免疫反应，提高植介入器械的完整性和使用寿命。

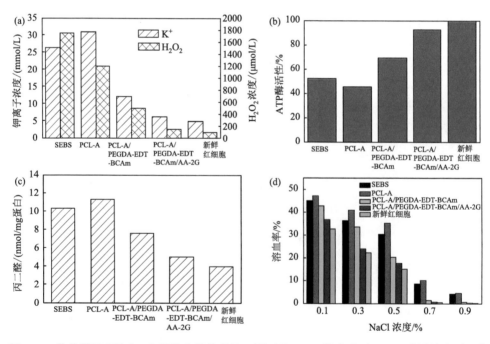

图 6-14　体外模拟实验中，红细胞存储体系的 K^+ 浓度和 H_2O_2 浓度（a）、ATP 酶活性（b）、膜内氧化物质丙二醛浓度（c）和不同 NaCl 浓度中红细胞的溶血率（d）

6.2.2　自适应性血液相容性材料表面与血液组分的相互作用

1. 血小板

血小板激活是材料表面产生凝血的关键因素，自适应表面与血小板的作用尤为重要。计剑教授团队设计了机械响应型自适应性表面，并比较了三种基质{金属基质蛋白酶响应膜[MMP(S)x-cl]、非响应膜[MMP(IS)x-cl]、玻璃载玻片基底}上 EC 单层膜的形成，及其与血小板的作用和抗凝血能力[36]。

如图 6-15（a）所示，三种基底诱导形成的 EC 单层膜上都有血小板黏附。响应性 MMP(S)x-cl 基底，EC 单层膜表面有少量黏附的血小板，并呈圆形非激活状态。相比之下，非响应膜基底，较多的血小板黏附在 EC 单层膜上，呈激活态；玻璃载玻片基底上则黏附了大量的血小板。此外，为了评价不同 EC 单层膜的抗凝活性，测定了活化部分的凝血活酶时间（APTT）、凝血酶时间（TT）。如图 6-15（b）所示，对于响应膜 MMP(S)x-cl 基底，APTT 和 TT 分别为 48.7 s 和 39.3 s，明显长

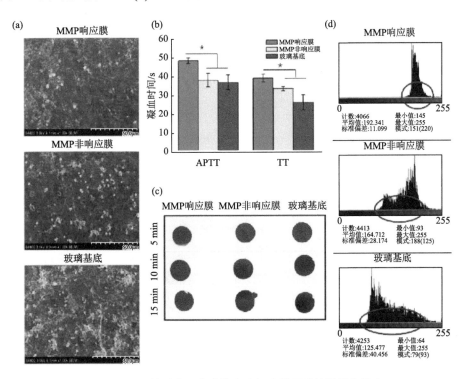

图 6-15　三种基质表面生成的内皮细胞单层膜的抗凝血能力

（a）黏附的血小板电镜照片；（b）活化部分凝血活酶时间、凝血酶时间测试结果；（c）全血凝血时间；
（d）15 min 全血凝血时间柱状图分析

于 MMP(IS)x-cl 基底（分别为 38.3 s 和 33.6 s）和玻璃载玻片（分别为 37.0 s 和 26.3 s）。最后，通过全血凝固时间（WBCT）测量 EC 单层膜的抗血栓功能，如图 6-15（c）所示，接触 5 min 时，所有血液均呈鲜红色，三种基底间无差异。10 min 和 15 min 后，在 MMP(S)x-cl 基底 EC 单层膜上的血液保持鲜红色，而在 MMP(IS)x-cl 和玻璃载玻片基底 EC 单层膜上的血液，颜色变暗，开始凝结。对血样（15 min）颜色分布强度进行柱状图分析 [图 6-15（d）]，结果显示，三种基质引起的凝血程度差异明显。

2. 红细胞

红细胞的主要功能为输送氧气和二氧化碳，红细胞膜容易氧化，引发溶血。石强研究员课题组针对红细胞的氧化、溶血问题，设计了具有自适应性的仿生 ECM，ECM 主要由 PCL-A/PEGDA-EDT-BCAm/AA-2G 微纳米纤维组成。ECM 无细胞毒性、不吸附蛋白，并且不断地与细胞进行信号传递和物质传递，保护红细胞[39]。研究结果表明，ECM 蛋白吸附量远低于对比的 PCL 纤维，这主要是因为 ECM 组成的纤维中含有 PEGDA-EDT-BCAm 三嵌段聚合物，其中的 PEG 链段具有明显的抗蛋白吸附能力。为验证 ECM 具有恢复红细胞正常功能的能力，从健康新西兰大白兔耳部动脉抽取血液，分离出红细胞，加入高钾浓度的 PBS 溶液后，分成两部分（图 6-16）。一部分保持不变，一部分用 ECM 处理 30 min。然后，分别

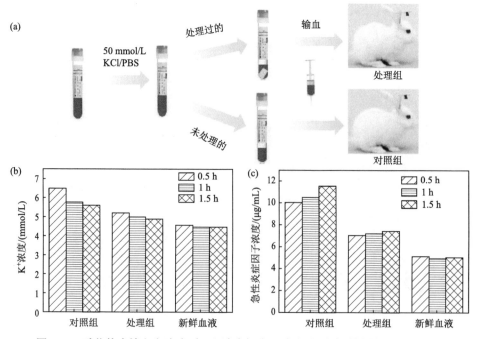

图 6-16 动物体内输血实验（a）、血液中钾离子浓度（b）与炎症因子浓度（c）

输入两组兔子体内，检测兔子血液中的炎症因子、红细胞溶血和血液中钾离子的浓度。实验表明，输入 ECM 处理过的血液的兔子，炎症因子、红细胞溶血、红细胞的形貌和携氧能力、血液中钾离子浓度接近新鲜红细胞的各项指标；而未经 ECM 处理的血液输入兔子体内，导致兔子抽搐，血液的各项指标远远超过正常值。体内试验证明 ECM 具有自适应性，可建立与红细胞的作用通路，维持红细胞的正常功能。

3. 血小板和白细胞

白细胞的主要功能是杀菌，抵御微生物入侵，参与体内免疫反应。血小板常常参与免疫反应（炎症），影响材料的血液相容性。Choong 教授课题组通过在 PCL 纤维表面聚合吡咯（PPy）和肝素（HEP）混合物涂层，制备了具有电刺激响应和自适应特性的血管移植物材料[42]。随后，在交流电刺激下，研究了两种材料［仅 PPy 涂覆的 PCL 纤维（PCL/PPy），PPy 和 HEP 混合物涂覆的 PCL 纤维（PCL/PPy-HEP）］引发的血小板和白细胞黏附情况。

使用定制的 6 室电刺激阵列，Choong 教授课题组研究了在电刺激条件下，血管移植物材料与白细胞及血小板的相互作用。在体内，血管移植材料上的血栓形成主要依赖于血小板的活化，血小板表面的 CD62P（P-选择素）过度表达是血小板活化的标志之一。CD62P 还可作为白细胞上的受体介导白细胞结合到受损的内皮或生物材料表面[43]。反过来，激活的白细胞分泌炎症介质，如细胞因子和白介素，加速血栓形成，最终导致移植失败[44]。移植物与富含血小板的血浆共孵育 2 h，检测血小板的 CD62P 表达，评价血小板的激活情况。结果表明，PCL/PPy 纤维表面与纯 PCL 纤维表面的血小板活化程度接近，且在 100 Hz 交流电刺激下保持不变；PCL/PPy-HEP 纤维表面的血小板激活程度高于 PCL 纤维表面，但当施加交流电刺激时，激活程度显著降低，远低于 PCL 纤维上血小板的激活水平。

6.3　自适应性高血液相容性材料的潜在应用

自适应性高血液相容性材料具有血液环境中的自适应能力，可延长材料在体内的服役时间，在人工肺、心脏支架、人工血管等领域具有潜在应用。

6.3.1　人工肺

在人工肺中，中空纤维束超大的表面积对气体交换至关重要，但与血液接触，其表面也会快速产生凝血。血栓及其并发症一直限制人工肺的应用。人工肺表面生成一氧化氮（NO）可抑制血小板活化和纤维束凝血，并由于其在血液中的半衰期短，减少患者出血风险。Lai 教授课题组利用嵌入铜纳米粒（Cu-NP）的 PDMS 中空纤维和标准聚甲基戊烯（PMP）纤维分别制备了微型人工肺（MAL），并研究了人工肺的凝块形成和气体交换性能[45]。Cu-NP 可以与灌注 S-亚硝基-N-乙酰基青霉胺（SNAP）供体反应，生成 NO。随后，将微型人工肺平行植入绵羊的静脉-静脉体外膜氧合回路。通过计算血流阻力来表征纤维束上的血块形成。与对照组 PMP 纤维束相比，含 Cu-NP 的 PDMS 中空纤维束的血流阻力增量明显减少。对照组的阻力从（26±8）mmHg·min/mL 上升到（72±23）mmHg·min/mL，而含 Cu-NP 的 PDMS 装置的阻力从（23±5）mmHg·min/mL 上升到（35±8）mmHg·min/mL。扫描电镜结果表明含 Cu-NP 的 PDMS 纤维束具有较低的凝血率。

6.3.2 心脏支架

心血管支架表面构建 NO 生成涂层，有利于提高心脏支架的治疗效果。最近，西南交通大学黄楠课题组利用贻贝黏附蛋白的原理，设计了硒代胱氨酸（SeCA）和多巴胺（Dopa）的"一锅法"共聚，在 316 L 不锈钢（SS）支架上形成了 NO 生成涂层[46]。SeCA/Dopa 涂覆的心脏支架如图 6-17 所示。在 316 L 不锈钢支架拉开过程中，涂层保持稳定。将支架浸入含 S-硝基硫醇的 PBS 溶液中，NO 生成量可达 10^{-10} mol/(cm^2·min)。而且，生成量可通过 SeCA/Dopa 共聚比例和 PBS 溶液的浸泡时间调控。在使用过程中，由于新鲜血液中存在 S-硝基硫醇物质，与 SeCA/Dopa 涂层发生反应，因而局部催化生成 NO。SeCA/Dopa 涂层以可控和稳

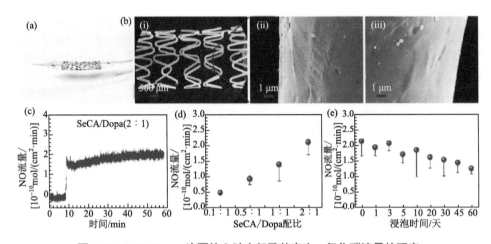

图 6-17 SeCA/Dopa 涂覆的心脏支架及其产生一氧化碳流量的研究

（a）安装在血管成形球囊上的心脏支架；（b）SeCA/Dopa 涂覆的 316L SS 心脏支架的电镜照片；（c）SeCA/Dopa（2：1）共聚物在 PBS 中与含有 NO 供体反应产生 NO 的流量图；（d）NO 的流量与 SeCA/Dopa 配比的关系图；（e）NO 流量与 SeCA/Dopa（2：1）共聚物浸泡时间关系图

定的方式释放 NO，可持续 60 天以上。此外，释放的 NO 通过上调环鸟苷一磷酸的合成来抑制平滑肌细胞（SMC）的增殖和迁移，以及血小板的活化和聚集。总之，一氧化氮生成涂层增强了内皮细胞的黏附、增殖和迁移，实现了体内快速的再内皮化，有效减少了支架再狭窄和新生内膜增生。SeCA/Dopa 涂覆的 316L 不锈钢支架有望应用于心血管疾病治疗。

6.3.3　人工血管

小口径组织工程血管（TEBVs）容易产生血栓，是临床应用的最大障碍之一。植入未修饰的 TEBVs 导致血小板聚集并进一步激活凝血级联反应，在此过程中，血小板释放的高浓度二磷酸腺苷（ADP）起着重要作用。血管内皮细胞通过酶反应可以持续产生内源性抗血小板物质，防止血管内凝血。受这一现象启发，朱楚洪教授课题组设计了两种酶的仿生协同催化，可降低 TEBVs 中 ADP 的浓度，抑制血小板聚集。阿普雷酶和 5′-核苷酸酶（5′-NT）分别催化 ADP 转化为 AMP（单磷酸腺苷），AMP 转化为腺苷，而腺苷抑制血小板激活和黏附，这种级联反应在生理条件下发生[47]。

为了提高阿普雷酶和 5′-核苷酸酶的稳定性，朱楚洪教授课题组以还原氧化石墨烯（RGO）为载体，在 RGO 表面共价结合这两种酶，如图 6-18 所示。作为催化剂载体，RGO 的二维结构提供了合适的几何形状，大表面积使其易于以最小的势垒扩散接触到底物/产物，从而促进从 ADP 到腺苷的级联反应。他们在 RGO 表面通过共价键与 5′-核苷酸酶和阿普雷酶结合，并将 RGO 酶复合物固定在胶原涂覆的脱细胞血管基质表面，使 RGO 发挥催化作用。实验结果表明，这两种酶在生理条件下可协同催化促凝的 ADP 转化为抗凝的 AMP 和腺苷。AMP 和腺苷可以减弱甚至阻止 ADP 诱导的血小板聚集，从而抑制血栓形成。腺苷还可通过自适应的方式调节细胞能量代谢和优化微环境来加速 TEBVs 的内皮化，从而使 TEBVs 在 RGO 酶复合物失去活性后仍具有抗血栓功能，确保血管通畅性。

6.3.4　前景展望

近年来，抗污和自适应性的抗血栓表面设计与构建虽然得到了长足的发展，并建立了一些具有潜在应用的方法[48, 49]，但这些新表面还没有从根本上解决人体抗凝的需要。同时，危及生命的出血并发症风险仍然存在。因而，自适应性抗凝血表面从设计到应用还有一段很长的路程[50]。未来研究需要集中在以下三个方面：首先，需要联合使用多种抗凝技术来提升材料表面的血液相容性，例如，使用亲水涂层来抵抗非特异性蛋白质吸附，聚合物释放一氧化氮来抑制血小板活化。

这一领域需要揭示两个或多个抗凝血机制之间的相互作用；其次，需要建立清晰和全面的评估标准，从而评价这些表面修饰方法、响应型和自适应性、宿主生物介质和表面之间的相互作用、改性医疗器械性能、临床环境中的接触时间等，因此，必须选择适当的动物模型进行实验；最后，需要经过临床阶段的实验验证，检验真实条件下血液接触表面是否实现完全抗凝，确保自适应性血液相容性材料的安全可靠性。

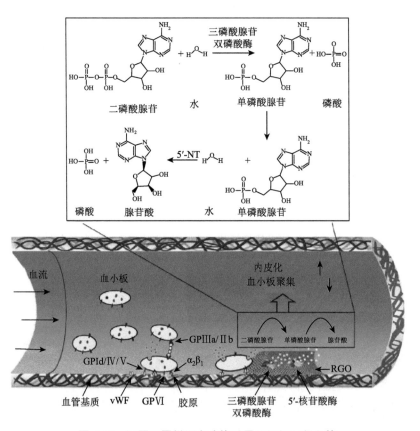

图 6-18　还原石墨烯固定酶体系用于组织工程血管

参 考 文 献

[1] Ratner B D. The catastrophe revisited: blood compatibility in the 21st century. Biomaterials, 2007, 28（34）: 5144-5147.

[2] Saha K, Moyano D F, Rotello V M. Protein coronas suppress the hemolytic activity of hydrophilic and hydrophobic nanoparticles. Materials Horizons, 2014, 1（1）: 102-105.

[3] Qi P, Maitz M F, Huang N. Surface modification of cardiovascular materials and implants. Surface and Coatings

Technology, 2013, 233: 80-90.

[4] Maitz M, Gago R, Abendroth B, et al. Hemocompatibility of low-friction boron-carbon-nitrogen containing coatings. Journal of Biomedical Materials Research, Part B: Applied Biomaterials, 2006, 77 (1): 179-187.

[5] Cortecchia E, Pacilli A, Pasquinelli G, et al. Biocompatible two-layer tantalum/titania-polymer hybrid coating. Biomacromolecules, 2010, 11 (9): 2446-2453.

[6] Chang Y, Shu S H, Shih Y J, et al. Hemocompatible mixed-charge copolymer brushes of pseudozwitterionic surfaces resistant to nonspecific plasma protein fouling. Langmuir, 2009, 26 (5): 3522-3530.

[7] Zhang Z, Zhang M, Chen S, et al. Blood compatibility of surfaces with superlow protein adsorption. Biomaterials, 2008, 29 (32): 4285-4291.

[8] Carr L, Zhou Y, Krause J, et al. Uniform zwitterionic polymer hydrogels with a nonfouling and functionalizable crosslinker using photopolymerization. Biomaterials, 2011, 32 (29): 6893-6899.

[9] Statz A R, Meagher R J, Barron A E, et al. New peptidomimetic polymers for antifouling surfaces. Journal of the American Chemical Society, 2005, 127 (22): 7972-7973.

[10] Xu F, Li Y, Kang E, et al. Heparin-coupled poly(poly(ethylene glycol)monomethacrylate)-Si(111)hybrids and their blood compatible surfaces. Biomacromolecules, 2005, 6 (3): 1759-1768.

[11] Hristov M, Erl W, Weber P C. Endothelial progenitor cells: mobilization, differentiation, and homing. Arteriosclerosis, Thrombosis, and Vascular Biology, 2003, 23 (7): 1185-1189.

[12] Szmitko P E, Fedak P W M, Weisel R D, et al. Endothelial progenitor cells: new hope for a broken heart. Circulation, 2003, 107 (24): 3093-3100.

[13] Woywodt A, Bahlmann F H, de Groot K, et al. Circulating endothelial cells: life, death, detachment and repair of the endothelial cell layer. Nephrology Dialysis Transplantation, 2002, 17 (10): 1728-1730.

[14] Rana D, Matsuura T. Surface modifications for antifouling membranes. Chemical Reviews, 2010, 110 (4): 2448-2471.

[15] Yang W, Bai T, Carr L R, et al. The effect of lightly crosslinked poly(carboxybetaine)hydrogel coating on the performance of sensors in whole blood. Biomaterials, 2012, 33 (32): 7945-7951.

[16] Xiao D, Zhang H, Wirth M. Chemical modification of the surface of poly(dimethylsiloxane)by atom-transfer radical polymerization of acrylamide. Langmuir, 2002, 18 (25): 9971-9976.

[17] Hou J, Shi Q, Ye W, et al. Micropatterning of hydrophilic polyacrylamide brushes to resist cell adhesion but promote protein retention. Chemical Communications, 2014, 50 (95): 14975-14978.

[18] Lam W A, Chaudhuri O, Crow A, et al. Mechanics and contraction dynamics of single platelets and implications for clot stiffening. Nature Materials, 2011, 10 (1): 61.

[19] Massberg S, Grahl L, von Bruehl M L, et al. Reciprocal coupling of coagulation and innate immunity via neutrophil serine proteases. Nature Medicine, 2010, 16 (8): 887-896.

[20] Zimmerman G A, Weyrich A S. Arsonists in rheumatoid arthritis. Science, 2010, 327 (5965): 528-529.

[21] Ciciliano J C, Tran R, Sakurai Y, et al. The platelet and the biophysical microenvironment: lessons from cellular mechanics. Thrombosis Research, 2014, 133 (4): 532-537.

[22] Jang K, Sato K, Mawatari K, et al. Surface modification by 2-methacryloyloxyethyl phosphorylcholine coupled to a photolabile linker for cell micropatterning. Biomaterials, 2009, 30 (7): 1413-1420.

[23] Jiang S, Cao Z. Functionalizable, and hydrolyzable zwitterionic materials and their derivatives for biological applications. Advanced Materials, 2010, 22 (9): 920-932.

[24] Ye W, Shi Q, Wong S C, et al. Patterning surfaces for controlled platelet adhesion and detection of dysfunctional platelets. Macromolecular Bioscience, 2013, 13 (6): 676-681.

[25] Reiter R A, Mayr F, Blazicek H, et al. Desmopressin antagonizes the *in vitro* platelet dysfunction induced by GP II b/ IIIa inhibitors and aspirin. Blood, 2003, 102 (13): 4594-4599.

[26] Ye W, Hou J, Shi Q, et al. Precise patterning of the SEBS surface by UV lithography to evaluate the platelet function through single platelet adhesion. Biomaterials Science, 2014, 2 (9): 1186-1194.

[27] Song L, Zhao J, Luan S, et al. Fabrication of a detection platform with boronic-acid-containing zwitterionic polymer brush. ACS Applied Materials & Interfaces, 2013, 5 (24): 13207-13215.

[28] Yan C, Sun J, Ding J. Critical areas of cell adhesion on micropatterned surfaces. Biomaterials, 2011, 32 (16): 3931-3938.

[29] Zhao C, Shi Q, Hou J, et al. Capturing red blood cells from the blood by lectin recognition on a glycopolymer-patterned surface. Journal of Materials Chemistry B, 2016, 4 (23): 4130-4137.

[30] Kim Y J, Ebara M, Aoyagi T. A smart nanofiber web that captures and releases cells. Angewandte Chemie International Edition, 2012, 51 (42): 10537-10541.

[31] Gunawan S T, Kempe K, Bonnard T, et al. Multifunctional thrombin-activatable polymer capsules for specific targeting to activated platelets. Advanced Materials, 2015, 27 (35): 5153-5157.

[32] Deka S R, Quarta A, di Corato R, et al. Magnetic nanobeads decorated by thermo-responsive PNIPAM shell as medical platforms for the efficient delivery of doxorubicin to tumour cells. Nanoscale, 2011, 3 (2): 619-629.

[33] Chen M, Dong M, Havelund R, et al. Thermo-responsive core-sheath electrospun nanofibers from poly(*N*-isopropylacrylamide)/polycaprolactone blends. Chemistry of Materials, 2010, 22 (14): 4214-4221.

[34] Shi Q, Hou J, Zhao C, et al. A smart core-sheath nanofiber that captures and releases red blood cells from the blood. Nanoscale, 2016, 8 (4): 2022-2029.

[35] Hou J, Shi Q, Ye W, et al. A novel hydrophilic polymer-brush pattern for site-specific capture of blood cells from whole blood. Chemical Communications, 2015, 51 (20): 4200-4203.

[36] Hu M, Chang H, Zhang H, et al. Mechanical adaptability of the MMP-responsive film improves the functionality of endothelial cell monolayer. Advanced Healthcare Materials, 2017, 6 (14): 1601410.

[37] Kawagishi H, Finkel T. Unraveling the truth about antioxidants: ROS and disease: finding the right balance. Nature Medicine, 2014, 20 (7): 711-713.

[38] Wang H, Xu X, Chen R, et al. Bioinspired antioxidant defense system constructed by antioxidants-eluting electrospun F127-based fibers. ACS Applied Materials & Interfaces, 2017, 9 (44): 38313-38322.

[39] Luan X, Wang H, Xiang Z, et al. Bio-mimicking dual-responsive extracellular matrix restoring extracellular balance through Na/K-ATPase pathway. ACS Applied Materials & Interfaces, 2019, 11 (23): 21258-21267.

[40] Jun J I, Lau L F. Taking aim at the extracellular matrix: CCN proteins as emerging therapeutic targets. Nature Reviews Drug Discovery, 2011, 10 (12): 945-963.

[41] Köpfer D A, Song C, Gruene T, et al. Ion permeation in K$^+$channels occurs by direct Coulomb knock-on. Science, 2014, 346 (6207): 352-355.

[42] Xiong G M, Yuan S, Wang J K, et al. Imparting electroactivity to polycaprolactone fibers with heparin-doped polypyrrole: modulation of hemocompatibility and inflammatory responses. Acta Biomaterialia, 2015, 23: 240-249.

[43] Anderson J M, Rodriguez A, Chang D T. Foreign body reaction to biomaterials. Seminars in Immunology, 2008, 20 (2): 86-100.

[44] Ariganello M B, Simionescu D T, Labow R S, et al. Macrophage differentiation and polarization on a decellularized pericardial biomaterial. Biomaterials, 2011, 32（2）：439-449.

[45] Lai A, Demarest C T, Do-Nguyen C C, et al. 72-Hour *in vivo* evaluation of nitric oxide generating artificial lung gas exchange fibers in sheep. Acta Biomaterialia, 2019, 90：122-131.

[46] Yang Z, Yang Y, Zhang L, et al. Mussel-inspired catalytic selenocystamine-dopamine coatings for long-term generation of therapeutic gas on cardiovascular stents. Biomaterials, 2018, 178：1-10.

[47] Huo D, Liu G, Li Y, et al. Construction of antithrombotic tissue-engineered blood vessel via reduced graphene oxide based dual-enzyme biomimetic cascade. ACS Nano, 2017, 11（11）：10964-10973.

[48] Leslie D C, Waterhouse A, Berthet J B. A bioinspired omniphobic surface coating on medical devices prevents thrombosis and biofouling. Nature Biotechnology, 2014, 32（11）：1134.

[49] Fan X, Lin L, Dalsin J L, et al. Biomimetic anchor for surface-initiated polymerization from metal substrates. Journal of the American Chemical Society, 2005, 127（45）：15843-15847.

[50] Amoako K, Gbyli R. Improving the hemocompatibility of biomedical polymers //Hemocompatibility of Biomaterials for Clinical Applications. Cambridge：Woodhead Publishing, 2018：223-252.

（石　强　叶　玮　侯建文　殷敬华）

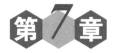

应用于血管支架表面的自适应性抗增生涂层

7.1 引言

心血管疾病（cardiovascular diseases，CVD）是一种严重威胁人类生命的疾病。《中国心血管病报告 2018》中指出[1]，我国 CVD 患病率和死亡率仍在不断升高，推算患病总人数在 2.9 亿左右，死亡率居于疾病死亡首位。CVD 在中国乃至世界已经成为重大的公共卫生问题。

经皮冠状动脉介入治疗（percutaneous coronary intervention，PCI）是治疗冠心病的重要临床手段，但是 PCI 存在尚未克服的难题——支架内再狭窄（in stent restenosis，ISR）。1977 年 Andress Grüentzig 进行了世界上第一例经皮腔内冠状动脉成形术（percutaneous transluminal coronary angioplasty，PTCA），自此以 PTCA 为主的冠心病介入治疗技术迅速发展，然而单纯 PTCA 治疗的再狭窄率为 30%～50%[2]。随后金属血管支架置入术基本替代了单纯球囊扩张术，避免了手术后发生弹性回缩和负性血管重塑，但支架内再狭窄率仍达 30%。2003 年以来，药物洗脱支架（drug eluting stent，DES）的临床应用使支架内再狭窄率降到 10%以下。但仍未能完全杜绝 ISR 的发生，这极大地影响了 PCI 的远期疗效。

大量的研究表明，DES 的支架内再狭窄的发生机制涉及多种细胞及炎症反应，其中最主要的机制是血管损伤及异物刺激作用导致血管平滑肌细胞向损伤内膜处迁移、增生，同时细胞外基质也发生增生。研究还发现，内皮化不全及支架内新生动脉粥样硬化（in-stent neoatherosclosis，ISNA）的形成也与再狭窄的发生、发展密切相关[3]。

当 DES 植入靶血管后，药物作用导致新生内膜形成受限，因此早期管腔丢失并不明显，但在这一时期可能启动新生动脉粥样形成；中期支架涂层上药物的释放速率减缓，对细胞的抑制作用减弱，启动管腔丢失的进程；后期由于药物完全释放，对平滑肌的抑制作用降低或消失，新生动脉粥样硬化的快速进展促使晚期管腔丢失加速，从而形成晚期支架内再狭窄[4]。临床和组织学研究已经证明 DES 晚期支架再狭窄具有"晚期追赶"现象，导致这种现象的部分原因是晚期药物缺乏和持久性炎症刺激导致的后续细胞增殖。

目前临床使用的 DES 只是在介入的早期阶段通过释放抗细胞增殖的药物起到抑制炎症和内膜增生的作用，而之后对于药物、载体与支架植入血管组织及血液的相互作用没有实现足够有效的控制，药物未能实现依据病变程度按需释放。药物的不当释放行为可导致血管内皮延迟愈合，并可能增加晚期并发症，包括晚期、极晚期支架内血栓和晚期支架内再狭窄（VLST）的发生风险。因此，在血管支架表面设计构筑具有自适应性的抗组织增生涂层，依据植入靶血管微环境的变化适应性地释放药物或生物活性物质，如构建原位催化血液中存在的内源性一氧化氮（NO）供体可控释放 NO，依据不同患者支架植入血管部位由于炎症反应程度不同而导致微环境的差异性，实现智能型的按需药物释放。纳米载药系统在动脉粥样硬化治疗中的应用也在逐渐兴起，纳米药物可以靶向富集在动脉粥样硬化病灶，并根据病变血管微环境响应性地按需释放药物，抑制斑块发展。纳米平台还可与血管支架相结合，靶向自适应性治疗粥样硬化和减少支架植入后的再狭窄等并发症。这是一种旨在提高 PCI 远期疗效的新型支架设计策略。

7.2 冠脉粥样硬化与血管支架介入治疗

7.2.1　冠脉粥样硬化

动脉粥样硬化是冠状动脉疾病的主要致病因素，是由受损血管内皮和含脂质泡沫巨噬细胞部位的慢性炎症引起的。这些巨噬细胞来源于单核细胞向动脉壁的浸润，在动脉粥样硬化斑块被破坏后导致冠状动脉狭窄和血栓性梗阻[5]。其中动脉粥样硬化（或斑块）在动脉内膜中发展[6]，逐渐变硬，使动脉管腔变窄并限制血液流动。

动脉粥样硬化病变发展过程如图 7-1 所示。最初为血液中单核细胞/白细胞在活化的内皮单层表面黏附，随后向血管内膜定向迁移，进入血管内膜的白细胞成熟后变化为巨噬细胞，吞噬血管内膜中沉积的脂质，成为泡沫细胞，并分泌大量炎症因子和趋化因子。随后血管平滑肌细胞（VSMC）会在炎症因子和趋化因子的作用下，从中膜向内膜迁移。同时内膜基质细胞增殖，细胞外基质如胶原蛋白、弹性蛋白和蛋白聚糖合成活动增加。斑块中的巨噬细胞和 VSMC 发生死亡或凋亡，在斑块部位形成坏死核心[7]。在动脉粥样硬化的发展过程中,斑块部位的基质金属蛋白酶表达量增加,导致纤维帽破裂,触发血栓,引发心梗[8]。

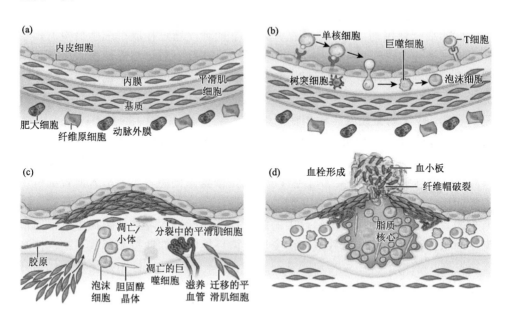

图 7-1 动脉粥样硬化病变发展过程[8]

炎症反应是导致动脉粥样硬化的一个主要原因,其可以影响脂质代谢、血管壁的结构及巨噬细胞和 T 细胞的行为,从而导致粥样硬化的发生[9]。循环血液中的单核细胞和 T 细胞会在多种趋化因子(如单核细胞趋化因子 MCP-1 等)的作用下浸润血管内膜[10, 11]。随后,单核细胞迅速转变为巨噬细胞,主动吞噬清除载脂蛋白,形成泡沫细胞。巨噬细胞、泡沫细胞和 T 细胞组成的病变组织是动脉粥样硬化的初始阶段,也被称为“脂肪斑纹”[12]。炎症细胞分泌多种细胞因子会进一步促进平滑肌细胞的迁移和增殖[13],从收缩表型转变为分泌表型,并且分泌基质金属蛋白酶,其可分解细胞外基质中的弹力纤维和胶原蛋白。在酶的作用下,VSMC 可以通过弹力膜进入内膜下其他区域,导致内膜增厚。在持续的脂质和炎症因子的刺激下,巨噬细胞、T 细胞、平滑肌细胞和细胞外基质共同在动脉壁中形成粥样斑块[9]。

动脉粥样硬化斑块发生的部位通常在动脉系统的特定部位,如侧支、分叉或动脉内部的弯曲处,即会发生扰流和低剪切应力(ESS)的部位。因此动脉粥样硬化的发生存在一定的力学因素。内皮细胞(EC)在剪切应力刺激作用下会释放血管舒张剂——NO。EC 功能性产物如血小板内皮细胞黏附分子、血管内皮-钙黏蛋白和血管内皮生长因子受体 2 均受到剪切应力的调节和增强作用[14]。动脉壁上的环状拉伸应力可以调节血管 VSMC 的增殖、分化和 ECM 的合成[15]。此外，环状应变还能增强 VSMC 收缩，提高 VSMC 收缩蛋白（如平滑肌 α-肌动蛋白、钙调节蛋白-1[16]等）的表达。通过循环拉伸作用，ECM 蛋白质合成率显著增加。

7.2.2　支架植入位置的血管微环境与血管支架内再狭窄的发生

介入治疗是动脉粥样硬化的主要治疗手段之一，对于药物治疗不理想、狭窄程度较高的冠心病而言，能够迅速改善血运。支架植入位置的靶血管病变微环境与健康的血管组织相比，各种活性氧、酶、pH 和剪切力均会发生改变。

动脉粥样硬化的病变过程通常伴随着炎症反应与氧化应激损伤。氧化应激是指体内微环境氧化与抗氧化作用失衡，更倾向于氧化。氧化应激会导致中性粒细胞炎性浸润，蛋白酶分泌增加，同时产生大量氧化中间产物，主要为活性氧（reactive oxygen species，ROS）和活性氮（reactive nitrogen species，RNS）。氧化应激在动脉粥样硬化病变过程的作用非常复杂，伴随着一系列的演变过程，主要包括以下几点。①巨噬细胞能够诱导 ROS 浓度的增加[17]。巨噬细胞在体内的主要功能是杀菌、清除组织驻留细胞及免疫相关的功能。从动脉粥样硬化病变开始到斑块破裂，巨噬细胞在各个阶段都发挥着必要的作用。②炎症诱导氧化应激的产生[18]。炎症是动脉粥样硬化斑块破裂和动脉血栓形成进展的关键因素。炎症与氧化应激是相互关联的，它们在动脉粥样硬化斑块形成过程中形成恶性循环。细胞老化和动脉粥样硬化中都会有还原型烟酰胺腺嘌呤二核苷酸磷酸（NADPH）氧化酶 4 的产生，导致 ROS 水平上升，进而引发炎症反应，促进动脉粥样硬化进程。③细胞凋亡诱导氧化应激的产生[19]。在动脉粥样硬化过程中，几乎所有类型的细胞都会经历凋亡，包括平滑肌细胞、淋巴细胞、内皮细胞和巨噬细胞。在晚期的动脉粥样硬化中，细胞凋亡会增加，从而引起超氧化物歧化酶的降低，导致 ROS 水平的上升。④自噬诱导氧化应激[20]。自噬是指依赖溶酶体的降解行为，由缺氧、炎症、内质网应激、氧化脂蛋白和氧化应激引起，这些都与动脉粥样硬化有关。自噬过程中，在各种自噬介质和胰岛素的系列作用下会形成囊泡，然后被溶酶体降解，释放出胆固醇，这种游离的脂肪酸会导致线粒体过氧化，引起线粒体氧化应激行为。线粒体功能的紊乱、血管内皮紧张素的变化、表观遗传学的变化、蛋白质的变化都会引起 ROS 水平的上升，引起氧化应激的产生。

氧化应激是大多数动脉粥样硬化病理研究的重点，ROS 水平的升高也会推动动脉粥样硬化的进程。图 7-2 是氧化应激推动动脉粥样硬化进程的途径，主要伴随着线粒体功能紊乱、内质网压力、细胞自噬、炎症反应、表观遗传学变化、巨噬细胞吞噬等。因此，清除体内 ROS 或者提高抗氧化能力是预防和治疗动脉粥样硬化的关键。临床解剖学表明，支架植入早期的 ROS 水平会急剧上升。

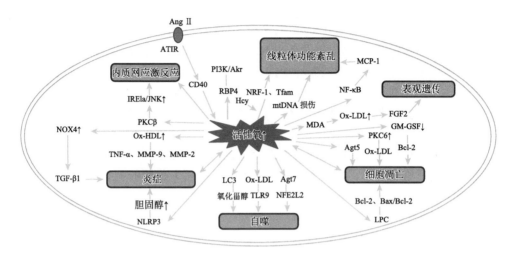

图 7-2　ROS 在细胞中的影响示意图

在动脉粥样硬化病变过程中，局部微环境的变化还伴随着各种酶表达活性的升高或降低，其中最主要的酶是基质金属蛋白酶（MMPs）。数种基质金属蛋白酶参与了动脉粥样硬化发展的过程。基质金属蛋白酶大致可分为胶原酶、基质溶解素、明胶酶和金属弹性蛋白酶。各种基质金属蛋白酶在动脉粥样硬化进程的不同时期有着不同的表达水平，如表 7-1 所示。其中，最受关注的 MMP-3 的表达和活性与平滑肌细胞的数量呈正相关，MMP-9 在急性冠状动脉事件中表达水平升高。

表 7-1　不同基质金属蛋白酶在动脉粥样硬化进程中的变化

基质金属蛋白酶种类		在动脉粥样硬化中的变化
胶原酶	MMP-1	晚期动脉粥样硬化斑块的血栓形成过程中表达与活性升高；表达与活性升高会导致斑块不稳定
	MMP-8	
	MMP-13	
基质溶解素	MMP-3	调节平滑肌的同时，导致斑块愈合的中断；MMP-3 的表达和活性与平滑肌细胞的数量呈正相关
	MMP-7	在巨噬细胞中表达；在动脉粥样硬化斑块进展中起有害作用；在晚期动脉粥样硬化斑块中能检测到 MMP-7 的表达，而健康动脉中检测到的水平忽略不计
	MMP-10	调节巨噬细胞的迁移与侵袭；在动脉粥样硬化中的直接变化尚未被评估
明胶酶	MMP-2	在动脉粥样硬化和非动脉粥样硬化中的平滑肌细胞层和内皮细胞层以相似的水平表达；动脉粥样硬化斑块附近血浆中表达水平增加
	MMP-9	斑块平滑肌细胞和内皮细胞中的 MMP-9 表达水平均有所增加，同时在巨噬细胞中高表达；急性冠状动脉事件中 MMP-9 高表达
金属弹性蛋白酶	MMP-12	可能促进泡沫细胞、巨噬细胞的死亡并造成坏死核心扩张

冠脉支架的介入不可避免地会对内皮细胞和动脉内层造成损伤，血栓形成、血小板活化、白细胞黏附、平滑肌细胞增殖、基质积聚和血管重塑均参与再狭窄的发病机制，其中，产生再狭窄的最主要因素是平滑肌细胞增殖。总而言之，再狭窄是对血管内损伤的应激反应[21]。裸支架植入后的再狭窄主要与内膜损伤和新生内膜有关，而药物洗脱支架植入后的再狭窄可能更多地与长期炎症和新生动脉粥样硬化有关。平滑肌细胞的增殖由动脉损伤驱动，并导致血管管腔直径减小。最初巨噬细胞和平滑肌细胞推动局部炎症应答，但后来随着新生内膜和细胞外基质的厚度不断增加，将导致晚期再狭窄的发生[22]。

7.3 ▶ 防止支架内再狭窄的自适应性抗增生表面构建策略

目前临床上针对狭窄程度达 75%以上的动脉粥样硬化血管，在药物治疗效果不理想的情况下，常采用经皮冠脉成形术置入血管支架进行介入治疗。血管支架的临床应用在很大程度上解决了动脉粥样硬化引起的血管狭窄等问题，但随后出现的两大并发症——ISR 及支架内血栓（ST）大大影响了血管支架的长期疗效。DES 的应用在很大程度上解决了 ISR 的问题，但是由于内皮化延迟、炎症和高敏反应等原因，DES 存在较高的晚期血栓的风险[23]。长期临床随访研究表明，第二代 DES 依然存在约 10%的晚期及超晚期再狭窄率。随着服役时间的增加，DES 的临床应用中 ISR 的晚期追赶问题也逐渐引起人们的重视。为了解决动脉粥样硬化治疗中的多种问题，研究者进行了大量的工作，并提出和发展了多种新型血管支架构建策略和动脉粥样硬化的靶向治疗策略。

7.3.1　靶向动脉粥样硬化响应性纳米系统构建策略

近年来，随着纳米医疗的发展，动脉粥样硬化靶向治疗策略逐渐成为一个新的研究热点。纳米制剂能够增强药物或成像分子在靶病变部位的聚集，减少对非靶向细胞、组织和器官的副作用。纳米药物可以用于直接靶向狭窄程度较低的早中期动脉粥样硬化斑块，减缓或逆转动脉粥样硬化的进程，同时也可以结合血管支架联合治疗狭窄程度较高的晚期动脉粥样硬化，抑制血管增生，减少再狭窄的发生。纳米载药系统可以靶向动脉粥样硬化病变部位的特定细胞，如内皮细胞、巨噬细胞、平滑肌细胞和泡沫细胞等[24]，如图 7-3 所示。具有环境响应性/适应性智能纳米载药系统的开发，进一步提高了纳米制剂的效率和疗效，同时为个性化精准治疗提供了可能。在动脉粥样硬化中，酸性微环境、升高的剪切应力、酶和ROS 均发生了改变，纳米载药系统可被设计为对这些内源性刺激进行响应，以释放或抑制动脉粥样硬化的药物或生物制剂。此外，也可以利用如光、磁场等外源性刺激进行响应，用于药物的运输、治疗。纳米载药系统也可被设计为对多种刺激进行响应，增强纳米载药系统对粥样硬化的疗效。

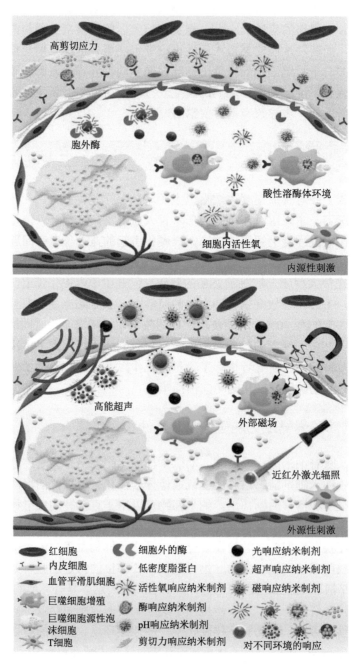

图 7-3　靶向治疗动脉粥样硬化的智能纳米载药系统[24]

1. ROS 响应策略

ROS 主要由超氧化物、羟基自由基、H_2O_2、过氧亚硝酸盐和次氯酸盐等组成。ROS 水平过高可引起氧化脂蛋白（Ox-LDL）增加、内皮功能障碍、DNA 损伤、白细胞迁移分化、VSMC 增生、MMPs 升高等。ROS 水平升高可能是引起动脉粥样硬化发生的一个关键因素[25]。动脉粥样硬化斑块部位 ROS 水平显著增加，使其可成为动脉粥样硬化响应性/适应性治疗的一个关键刺激因子。

2. 酶响应策略

许多酶都参与了动脉粥样硬化的形成过程，如MMPs、透明质酸酶、组织蛋白酶等。近年来，这些酶成为动脉粥样硬化治疗、药物传递和控释的刺激物与靶点。MMPs和透明质酸酶是目前研究较多的刺激物和靶点，其中MMP-13、MMP-2和MMP-9是常见的三种靶基质金属蛋白酶[26]。组织蛋白酶B在不稳定斑块中的活性显著高于稳定斑块，因此可以同时作为动脉粥样硬化的靶点和刺激物[27]。设计酶响应智能纳米载药系统，根据动脉粥样硬化病灶微环境酶水平的变化，智能释放药物，对动脉粥样硬化进行靶向治疗。

3. pH 响应策略

众所周知，炎症部位的细胞微环境呈酸性，而动脉粥样硬化斑块部位巨噬细胞吞噬大量的Ox-LDL会导致大量的乳酸堆积，进一步加重局部酸性[28, 29]。Naghavi等[30]使用两种pH敏感性的染料对动脉粥样硬化斑块中的pH进行测定，结果表明，人动脉粥样硬化斑块部位的pH为6.5～8.5，兔动脉粥样硬化斑块的pH为5.5～7.5。而巨噬细胞中溶酶体的pH为4.7～4.8。动脉粥样硬化病变部位的弱酸性微环境（pH为6.0～6.8）和巨噬细胞中溶酶体酸性环境（pH低于5.0）[31]可用于控制动脉粥样响应性精准治疗的响应刺激因子。

4. 剪切力响应策略

血管暴露在各种各样的血流动力作用下，如流体剪切力、流体静应力和脉动性血液压力及血流引起的循环拉应力[32]。随着动脉粥样硬化斑块的不断发展，血管会不断变狭窄，病变部位的流体剪切力和壁剪切应力均会不断提高。正常动脉血管的壁剪切应力为1～10 dyn/cm^2，而病变动脉血管的壁剪切应力可以达到31.90～136.09 dyn/cm^2。这种异常的剪切应力可以作为一种刺激因子和靶向因子，触发药物局部递送和药物释放到靶病变斑块病灶处。大多数采用流体剪切力为刺激因子的药物递送系统的微纳颗粒均是通过模拟血小板的结构进行设计的，这些方法利用高剪切应力下，纤维蛋白原、vWF及纤连蛋白可以与活化的整合素$\alpha_{IIb}\beta_3$结合以促进血小板在病变血管狭窄部位的聚集,从而进行靶向和响应性治疗[33, 34]。

5. 外源刺激响应及多重响应策略

利用外源信号进行刺激响应,靶向和智能治疗动脉粥样硬化的载药系统也是目前研究的一个重要方向。光响应纳米递送系统是外源刺激响应纳米治疗中很重要的一种,近红外射线响应是目前研究的一个主流方向。运用磁性纳米粒在外加磁场的作用下,对动脉粥样硬化血管或血管支架进行磁靶向,也是一种实现动脉粥样硬化靶向治疗的有效手段。

多重刺激响应纳米系统可以利用多种内源或外源的刺激因子对靶病变部位进行靶向智能治疗,多重刺激响应可以提高纳米制剂的性能,具有更好的靶向性和更高的药物传递效率。目前靶向动脉粥样硬化的多重响应纳米治疗系统的研究并不多,基于光响应构建的多重响应纳米平台目前较多,如光/ROS 响应、光/pH 响应、光/酶响应等。其他多重刺激响应的纳米平台,如 pH、剪切应力和 ROS 响应相结合的纳米平台等,在动脉粥样硬化的治疗中也有很大的潜力。

7.3.2 响应性血管支架构建策略

目前,血管支架依然是治疗冠脉严重粥样硬化病变血管的主要临床手段,但响应性血管支架的开发研究较少。血管支架植入病变血管组织后,同时接触两种服役环境,一种是血液微环境,另一种是粥样硬化的血管组织。因此可以根据这两种服役环境对血管支架进行设计,开发具有环境响应性的智能血管支架,实现差异化智能释放药物,这可能是一种解决血管支架再狭窄、血栓等并发症的行之有效的方法。

1. 血液微环境响应性血管支架构建策略

血管支架由于制备材料的局限性,表面改性策略是新型血管支架开发的一类重要手段。在血管支架表面构建血液微环境响应的改性层,实现抗凝血、抗增生、抗炎和促内皮化等多种功能,是血管支架表面改性研究的一大亮点。NO 是一种重要的生物信号分子,在心血管系统中,健康的血管内皮可以以源源不断地产生 NO,以维持血管健康微环境。NO 能够抑制血小板的激活、调控单核细胞的行为、舒张血管等。NO 还可以通过环磷酸鸟苷(cGMP)调控平滑肌细胞的生长、分化及表型。NO 的半衰期极短,通常以 RSNO 的形式存在于血液系统中,被称为内源性 NO 供体。RSNO 能够被含有硫醇的化合物如 L-胱氨酸、有机硒、过渡金属离子(Cu^{2+}、Fe^{2+})或碲等催化产生 NO(图 7-4)。在冠心病介入治疗中,将 NO 引入血管支架系统中,靶向植入粥样硬化病变血管,可为心血管疾病提供一种有效的治疗策略。

采用多种方法将胱氨酸、硒代胱胺、Cu^{2+}等多种物质引入到血管支架表面，从而成功构建多种血液响应 NO 催化释放涂层。这些 NO 催化释放改性表面均表现出显著的抗粥样硬化血管再狭窄、抗血栓，同时对血管内皮友好的一系列优异性能。

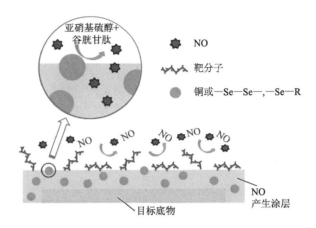

图 7-4　血液微环境响应性 NO 释放表面构建示意图[35]

　　硫化氢（hydrogen sulfide，H$_2$S）是存在于体内的一种内源性气体分子，具有减少心肌损伤、保护血管、限制炎症反应和调节血压、维持心血管稳态等多重作用。在体内 H$_2$S 主要来源于 L-半胱氨酸，在胱硫醚-β-合酶和胱硫醚-γ-裂合酶作用下产生。H$_2$S 对低密度脂肪酸的氧化代谢、血管炎症反应、血管重构、血栓形成等皆有调节作用，而且不与过氧化物生成毒性代谢产物。在冠心病血管介入治疗中，可利用介入球囊、支架等植入物将 H$_2$S 供体靶向输送于病变血管位置，局部释放 H$_2$S 以影响粥样斑块的逆转，抑制内膜增生行为。目前研究较多的 H$_2$S 供体主要包括硫化盐和有机 H$_2$S 供体。巯基激活型供体如 N-SH 型供体，以及 S-SH 型供体，如 L-半胱氨酸、大蒜素、青霉胺等，被认为是最有应用前景的 H$_2$S 供体。以阿司匹林和去甲基茴三硫为原料合成了一种新型的 H$_2$S 供体 ACS14。ACS14 能缓慢持久地释放 H$_2$S，有效地减轻血栓及炎症的形成，保护内皮细胞，防止内膜增生，调控血管内稳态。

2. 血管微环境响应性血管支架构建策略

　　血管病变微环境响应性血管支架的设计与前面的动脉粥样硬化靶向纳米系统的设计相似。利用病变血管微环境的 ROS、pH、酶和剪切力等因素的差异，在血管支架表面构建能够响应性释放药物或功能性生物物质。同时，血管支架直接靶向植入病变血管，靶向响应、智能治疗粥样硬化血管，以实现对病变血管的按需给药。血管支架表面直接构建响应性涂层是一个新兴的研究方向。Hahn 等在 PCL

支架表面利用仿贻贝蛋白的聚多巴胺涂层成功沉积了 $CaCO_3$ 纳米球。该 $CaCO_3$ 包被的 PCL 支架能够智能地根据病变血管的 pH 变化释放 CO_2 气泡，阻止病灶处的脂质沉积，同时还可以溶解和带走病变斑块中多余的脂质，防止支架植入后的再狭窄和逆转粥样硬化斑块。Ren 等[36]利用 PLL 和甲基丙烯酸酯改性的透明质酸在支架材料表面构建了能够对 MMPs 响应的机械适应性表面。黄楠课题组也在血管微环境响应性血管支架的构建方面进行了一些研究。利用植物多酚和具有氧化还原（REDOX）响应能力的二硫、二硒化合物（如胱胺、硒代胱胺等）在血管支架表面成功构建了具有 ROS 响应的载药涂层，该支架能够根据病变血管组织 ROS 水平的变化，智能释放抗增生药物，实现响应性智能抗增生。

7.4 血液微环境响应性的抗增生表面

7.4.1 血液微环境响应性的 NO 催化释放抗增生表面

NO 是一种细胞间信使小分子，在人体内，一氧化氮合酶（NOS）在还原型 NADPH 及氧气存在的条件下催化氧化 L-精氨酸末端胍基中的氮，分解为 L-瓜氨酸和 NO。血管中的天然内皮细胞连续分泌 NO，其生物活性包括抗血小板活化、抗 VSMC 增殖和抗炎。NO 通过降低细胞内的钙含量调节血管的舒缩，在 VSMC 中，NO 可以激活对 NO 敏感的鸟苷酸环化酶（GC），产生第二信使环磷酸鸟苷，从而导致血管平滑肌的松弛，抑制平滑肌细胞的增殖[37]。NO 具有多种血管保护作用及抗动脉粥样硬化的特性，如表 7-2 所示。

表 7-2 NO 的血管保护作用及其影响

行为	影响
抑制血小板活化和聚集	血栓形成减少可能减少 VSMC 增殖
抑制血小板-白细胞相互作用	减少白细胞募集
抑制细胞黏附分子的表达	白细胞黏附和外渗减少
清除脂质自由基	降低低密度脂蛋白（LDL）氧化
抑制 VSMC 增殖	减少新内膜形成，减少细胞外基质的产生
抑制组织因子表达	血栓形成减少

在过去的二十年中，开发可用于临床治疗的 NO 释放或催化生物材料受到很大的关注。目前的研究可以分为：从内源性供体催化释放 NO 和从外源性供体催化释放 NO。

1. 从内源性供体催化释放 NO

NO 在体内的半衰期极短，内皮细胞分泌的 NO 会以 *S*-亚硝基硫醇（RSNO）等形式存在于血液系统中。而储存于血液系统中的 RSNO 可以被多种物质催化分解释放出 NO（图 7-5）。因此，以血液系统中内源性的 RSNO 为供体，构建了多种 NO 催化释放表面。

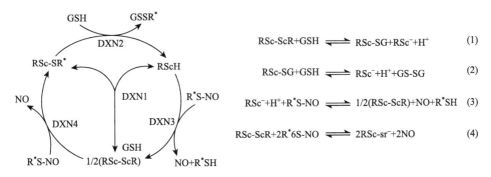

$$RSc\text{-}ScR + GSH \rightleftharpoons RSc\text{-}SG + RSc^- + H^+ \qquad (1)$$

$$RSc\text{-}SG + GSH \rightleftharpoons RSc^- + H^+ + GS\text{-}SG \qquad (2)$$

$$RSc^- + H^+ + R^*S\text{-}NO \rightleftharpoons 1/2(RSc\text{-}ScR) + NO + R^*SH \qquad (3)$$

$$RSc\text{-}ScR + 2R^*6S\text{-}NO \rightleftharpoons 2RSc\text{-}sr^- + 2NO \qquad (4)$$

图 7-5　利用谷胱甘肽作为还原剂，通过有机硒类化合物催化 RSNO 分解反应[38]

Yang 等[39]设计了一种模拟内皮功能的 NO 催化生物活性涂层，能够改善血管支架的生物相容性（图 7-6）。研究使用 3, 3-二硒代二丙酸（SeDPA）构建 NO

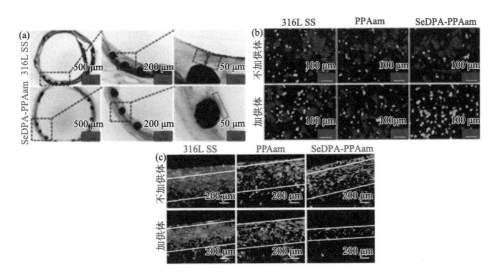

图 7-6　（a）VSMC 与 HUVEC 的共培养结果；（b）支架植入兔髂动脉 4 周后的组织切片；（c）VSMC 在 316L SS、PPAam 和 SeDPA-PPAam 表面上的迁移状态[39]

催化生物活性涂层，催化 RSNO 产生 NO。SeDPA 被成功地固定在等离子体聚烯丙胺（PPAam）表面，固定 SeDPA 后的 PPAam 涂层显示出催化分解内源性 RSNO 连续地产生 NO 的能力。该涂层催化释放的 NO 能显著地增加血小板和 VSMC 中 cGMP 的合成，从而抑制血小板的黏附和激活，抑制 VSMC 的黏附、增殖和迁移。固定 SeDPA 的 PPAam 涂层同时表现出了促进 EC 的黏附、增殖和迁移的能力。316L SS 支架和 SeDPA-PPAam 涂覆的支架分别植入兔髂动脉 4 周，结果显示 SeDPA-PPAam 支架显著抑制新内膜的增生。

Gao 等[40]通过静电层层自组装将 PLL 和聚 γ-谷氨酸（PGA）交替沉积在电纺聚 ε-己内酯表面，然后通过酰胺化反应将 SeCA 表面接枝，作为催化释放 NO 的催化剂（图 7-7）。体外催化结果显示，45%的供体在 3h 内被催化分解生成 NO，证明负载催化剂的材料可以显著地加速 NO 从 RSNO 中分解释放。负载 SeCA 的材料可以在 NO 供体存在下使 VSMC 呈小多边形或圆形，无典型的纺锤形细胞骨架，证明负载 SeCA 的材料能抑制 VSMC 的黏附和迁移。这种催化产生 NO 的材料有望在血管再生的早期阶段通过抑制 VSMC 发挥抗再狭窄的作用。另外在动静脉分流实验中，该材料能通过降低血小板和其他血细胞的黏附与活化来预防急性血栓的形成。

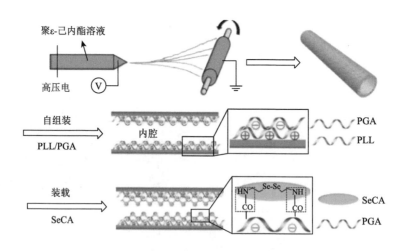

图 7-7　负载 SeCA 的血管植入物的原位催化生成 NO 的构建[40]

除二硒类化合物的应用外，铜离子也可作为催化剂用于催化血液中供体释放 NO[41, 42]。将二价铜离子装载在材料表面，在体内谷胱甘肽的还原作用下，被还原生成的一价铜离子发挥作用，Cu[+] 在被氧化成 Cu[2+] 的过程中，可以催化低分子量亚硝基谷胱甘肽（GSNO）生成 NO 和醇类（图 7-8）[41]。

$$2GS^* + 2Cu^{2+} \rightleftharpoons GSSG + 2Cu^+$$

$$GSNO + Cu^+$$

$$\longrightarrow \quad NO + GS^* + Cu^{2+}$$

图 7-8　铜离子催化 GSNO 释放 NO 示意图[41]

Li 等[43]采用聚多巴胺涂层（PDA）和铜离子构建了一种 NO 催化活性涂层（图 7-9）。铜离子的催化作用使得涂层（Cu/PDA）具有类谷胱甘肽过氧化物酶（GPx）活性，能够催化 RSNO 释放 NO。铜离子在 PDA 涂层中的均匀分布确保了长期 NO 催化活性的有效性。该 Cu/PDA 表面对 VSMC 的增殖显示出显著的抑

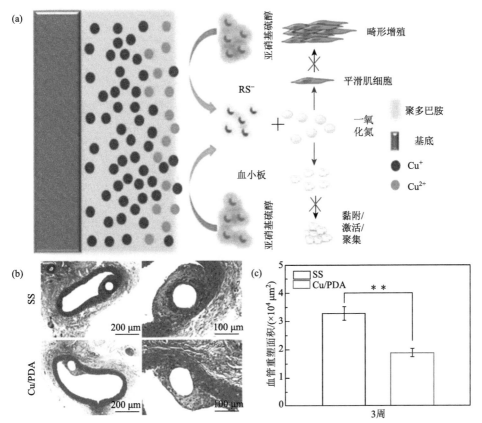

图 7-9　（a）由 Cu^{2+} 处理的 PDA 涂层催化内源性 RSNO 产生 NO 的过程；（b）Cu/PDA 涂覆的 316L SS 和裸 316L SS 丝植入大鼠腹主动脉 3 周后对血管组织进行苏木精-伊红（HE）染色结果；（c）植入 3 周后 SS 和 Cu/PDA 的血管重塑区域[43]

**$P<0.01$

制效果，并且还有效地减少了血栓的形成。另外，NO 催化表面对内皮细胞的生长行为具有积极影响。体内研究证实，改性表面可促进健康内皮细胞的形成，抑制内膜增生，有利于实现再内皮化，降低血管支架内再狭窄的概率。

Luo 等[44]构建了一种原位生成 NO 的胶原蛋白/儿茶酚铜固定涂层（图 7-10）。该涂层选择具有邻苯二酚结构的表没食子儿茶素没食子酸酯（EGCG）与内皮细胞的细胞外基质的主要成分胶原进行交联成膜。铜通过与邻苯二酚结构螯合的形式被引入涂层中。结果显示，涂层中出现了三种价态的铜 Cu(Ⅰ)、Cu(Ⅱ)和 Cu(0)。体外催化 NO 的实验表明，该涂层催化生成的 NO 速率与正常健康的内皮细胞相近，释放量处于正常生理水平。细胞实验结果显示，该涂层在供体存在的情况下，内皮细胞表现出更高的活力，同时也具有良好的黏附和增殖能力，而对平滑肌细胞的增殖与黏附则产生明显的抑制作用，具有抗增生效果。

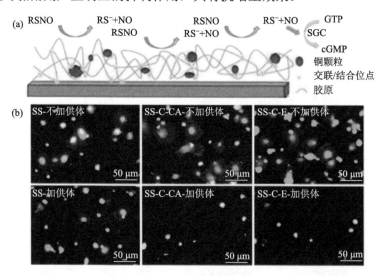

图 7-10　（a）胶原蛋白/儿茶酚铜固定涂层；（b）在 2 h 培养内添加和不添加 NO 供体的不同样品上培养的 VSMC 的荧光照片[44]

在涂层中分别引入二硒类化合物和铜离子能使表面具备 NO 催化释放能力，然而表面上的这些催化位点常常由于体内蛋白质的吸附而被部分屏蔽，因此，将这两种具有催化 NO 释放的成分同时引入，由于其协同作用可能会更好地模拟内皮细胞的功能。

据报道，由于不同手性分子接枝的表面展现不同的蛋白质吸附行为，因此表面手性可能影响催化 NO 释放材料的催化活性。Weng 等[45]将具有不同手性的胱氨酸固定在 Ti-O 膜上以催化内源性 RSNO 分解产生 NO。化学发光分析显示，两种对映异构体胱氨酸固定化的表面均能稳定而持续地释放 NO，而且 L-胱氨酸固定的表面比 D-胱氨酸固定的表面能催化更多的 NO 释放，使 L-胱氨酸表面上的血小板活化被明显抑制。结果表明，L-胱氨酸固定的表面由于表面手性作用和 NO 催化释放的协同作用，有利于调节 NO 释放和调节 EC 的行为，为血管生物材料的内皮化提供了有效的方法。

类似地，Fan 等[46]使用不同手性的硒代胱氨酸（L-硒代胱氨酸和 D-硒代胱氨酸）作为固定在 TiO$_2$ 膜上的催化分子用于分解内源性 NO 供体（图 7-11）。L-Se 或 D-Se 催化产生的 NO 为零级反应的释放速度。L-硒代胱氨酸能促进 GSNO 在样品表面的吸附。在表面上吸附后，GSNO 立即被消耗以产生 NO。与从表面解吸平衡的蛋白质吸附不同，GSNO 由于恒定消耗而连续转移到表面，由于 GSNO 的更快转移，在 L-Se 表面表现出更强的催化 NO 释放的能力。

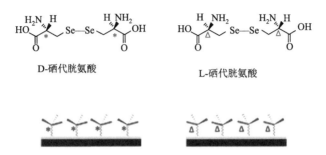

图 7-11　通过聚多巴胺将 L-硒代胱氨酸和 D-硒代胱氨酸固定在 TiO$_2$ 表面[46]

2. 从外源性供体催化释放 NO

人血管中缺乏内源性 NO 供体被认为是支架植入后血栓形成、管腔再狭窄的原因之一。有研究采用了静脉注射施加 NO 供体，同时结合生物材料催化释放 NO 的策略，可以有效地解决血管植入物的血栓及再狭窄问题。Wang 等[47]利用酶前体药物治疗技术（EPT）制造了一种功能性人工血管（图 7-12）。通过亲和素和生物素之间的特异性结合将半乳糖苷酶固定在人工血管上，然后，将该血管植入大鼠腹主动脉中。当尾静脉注射使用糖基化的 NO 前药时，前药循环并与酶固定的人工血管相接触，酶能催化 NO 前药分解释放 NO。这种固定酶的人工血管展现出了良好的体内稳定性。在植入大鼠体内 30 天后仍然显示出有效的催化性能。人工血管中固定酶活性可以在体内组织环境中保存至少 1 个月。酶功能化的人工血管在催化 NO 前药的分解中表现出优异的性质。体外释放测定和离体模型中的荧光探针示踪实验证实，该人工血管具有局部按需释放 NO 的功能。腹主动脉植入 1 个月的结果显示，这种酶功能化的人工血管具有显著抑制血栓和调控血管重构的能力。

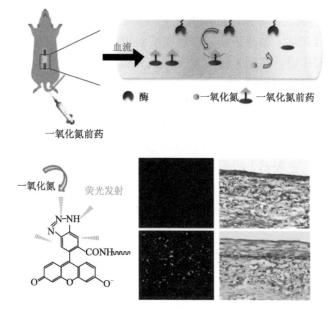

图 7-12　固定在血管移植物上的酶可以催化外源提供的前药以局部释放 NO[47]

7.4.2　血液微环境响应性的 H₂S 催化释放抗增生表面

20 世纪 90 年代后期，H_2S 被证实是存在于体内的第三种内源性气体分子，具有减少心肌损伤、保护血管、限制炎症反应和调节血压维持心血管稳态等多重作用[48]。

在血管系统中，H_2S 对低密度脂肪酸的氧化代谢、血管炎症反应、血管重构、血栓形成皆有调节作用。H_2S 的供体可通过减少白细胞对血管组织的渗透，抑制氧化低密度脂蛋白诱导的泡沫细胞的形成，从而减少动脉粥样硬化的发生。H_2S 具有抗炎效应，其机制之一是 H_2S 可以抑制白细胞黏附因子的表达，从而减少白细胞与内皮细胞的黏附。此外，H_2S 信号还可以防止组织水肿而产生抗炎作用。在慢性缺氧时，H_2S 可通过激活细胞外激酶促进血管生成，并促进内皮细胞增殖与迁移[49]。H_2S 对主动脉平滑肌细胞增殖和凋亡具有调节作用，可通过抑制促分裂原活化蛋白激酶（MAPK）信号途径抑制血清及内皮素诱导的血管平滑肌细胞增殖，还可以通过激活 caspase-3 途径诱导主动脉平滑肌细胞凋亡，维持血管正常结构和功能。H_2S 分子通过影响血小板行为（黏附、聚集、释放）、纤维蛋白原的构象及接触凝血酶系统多途径调控凝血系统的平衡[50]。Zagli 等[51]证实 NaHS 能够阻止凝血酶、ADP、胶原等多种激活剂对血小板的激活，并呈现剂量效应关系。H_2S 还可以通过改变胶原蛋白及纤维蛋白原的黏附位点的构象进而影响血小板的黏附行为，血小板膜上自身的黏附分子如 P 选择素也随着 H_2S 浓度的上升而减少。浓度为 0.00001～0.1 mmol/L 的 H_2S 可延长凝血时间、降低纤维蛋白原的交联速度，并促进纤维蛋白分解。这些多重抗凝血效应可能与 H_2S 对关键凝血蛋白结构中赖氨酸残基上的巯基的修饰作用有关。

基于 H_2S 在心血管系统中的多重生物学效应，研究者在 H_2S 供体和药物研发的领域做了很多工作，并取得了一定的进展。部分 H_2S 的供体如双氯芬酸衍生物、5-氨基水杨酸衍生物已经用于临床抗感染治疗中。巯基激活型供体如 N-SH 型供体、S-SH 型供体被认为是最有应用前景的化合物，它们仅需要体内生理剂量的巯基就可以释放足量的 H_2S。但这些供体采用传统的静脉或口服给药方式，由于不容易控制 H_2S 的释放量，靶向性较差，副作用明显，尚不能定位应用于动脉粥样硬化及支架内再狭窄的治疗中。如果能在冠心病血管介入治疗中，利用介入球囊、支架等植入物将 H_2S 供体靶向输送于病变血管位置，局部释放 H_2S 影响粥样斑块的逆转及内膜增生行为，将为 H_2S 治疗心血管疾病开创一种新型有效的治疗方式。

黄楠课题组在研发有效的 H_2S 的释放及作用方式，以及 H_2S 释放器械在介入治疗环境中的应用方面开展了一些基础研究工作。

对于 H_2S 供体药物的开发，长效、缓释及靶向是设计的重点和方向。阿司匹林作为世界三大经典药物之一，在临床上有近百年的成熟的应用，在心血管领域，目前将阿司匹林用于支架介入治疗后的抗血栓治疗[52]。阿司匹林具有保护内皮细胞、抗炎[53]等功效，其抗凝血的功能可以防止病变区域血栓的形成，而炎症反应目前也被广泛认为是导致动脉粥样硬化及其他心血管类疾病的重要因素之一。以阿司匹林为母药引入能够释放 H_2S 的二硫醇硫酮基团合成了一种新型的 H_2S 供体 ACS14（图 7-13），该药物能缓慢持久地释放 H_2S，可有效地减轻血栓及炎症的形成，保护内皮细胞，防止内膜增生，对血管内稳态的维持起着有效的调控作用。

为了保证 H_2S 供体 ACS14 药物释放的靶向及有效性，针对动脉粥样硬化低 pH 高炎性环境设计了环境响应型邻苯二酚改性壳聚糖/透明质酸载药涂层，该涂层具有良好的稳定性及 pH 响应性，在病变环境下可以有效调控药物的释放（图 7-13）。该涂层修饰的材料炎症反应较小（TNF-α 表达弱），具有抑制新生内膜增生的效果（平滑肌细胞表型为收缩型，新生内膜薄）。

研究表明，金属血管介入材料表面构建环境响应型 H_2S 催化/释放涂层可以通过调控氧化/还原环境介导气体信号的释放，维持血管稳态，有助于降低支架内再狭窄风险和提高介入材料应用的安全性与有效性。

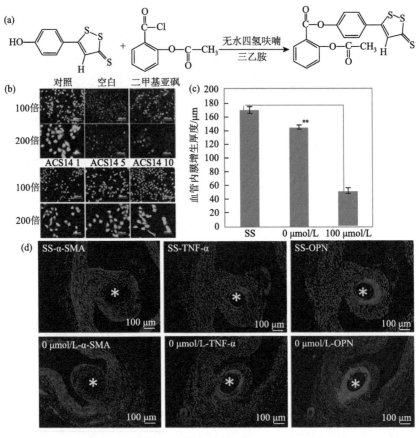

图 7-13 （a）去甲基茴三硫和乙酰水杨酰氯合成药品 ACS14；（b）药品 ACS14 对 H_2O_2 诱导内皮细胞凋亡的 AO/PI 染色结果；（c）不同样品血管植丝 4 周后新生内膜的厚度；（d）不同样品腹主动脉植丝 30 天后免疫组化染色结果

7.5 ▶ 炎症微环境响应性的抗增生表面

7.5.1 氧化还原响应性的抗增生表面

氧化还原反应在细胞中普遍存在，并在细胞生理代谢过程中起关键作用。正常组织的细胞中活性氧物种 ROS 和谷胱甘肽（GSH）处于生理平衡状态，在发生病变时，组织常会伴随着炎症发生，在炎性微环境中，细胞处于比正常水平高的 ROS 和高的 GSH 水平。由于在人体内许多生物信号分子浓度都很低，通过对在生理环境中超低的 ROS 和 GSH 水平进行响应，调控药物的可控释放或生物信号分子的释放对研究者来说是一个巨大的挑战。据报道，细胞内的 GSH 浓度仅为 1～10 nmol/L，而炎性部位的 ROS 的浓度总和仅相当于 50～100 μmol/L 过氧化氢[54]。

硫元素和硒元素都是人体所需的微量元素，参与生命活动的重要进程，这两种元素均对氧化还原环境敏感，可用作氧化还原响应的材料组分。在含硫和含硒的氧化还原响应材料中，使用最多的是含二硫键和二硒键的材料，因为它们比单硫和单硒材料具有更低的化学键键能，对氧化还原环境的刺激更加敏感。在氧化条件下，它们能生成砜或者硒酸，在还原环境中能生成硫醇或硒醇。

血管支架的植入不可避免地进一步损伤粥样硬化血管组织，激活机体免疫应答，使植入部位产生炎症，从而引起组织增生，导致再狭窄。支架内再狭窄可能会使已经疏通的血管再次堵塞，导致心脏缺血，严重者甚至导致死亡，因此设计出抗增生的血管植入器械尤为重要。在炎症部位的 ROS 和 GSH 水平会高于正常组织，可利用氧化还原敏感材料对较高水平的 ROS 和 GSH 进行响应，释放药物或者生物信号分子，达到抗增生的目的。

Deng 等通过 EGCG 和胱胺发生迈克尔加成与席夫碱反应，以及 EGCG 与金属离子的螯合作用，在 316L 不锈钢表面构建酚胺交联涂层（图 7-14）。通过 XPS 分析涂层在不同浸泡液中和不同浸泡时间后 S 元素的含量，从而研究涂层的氧化还原行为。经 GSH 和 H_2O_2 溶液浸泡的样品表面 S 的丢失率均要高于纯水浸泡组，

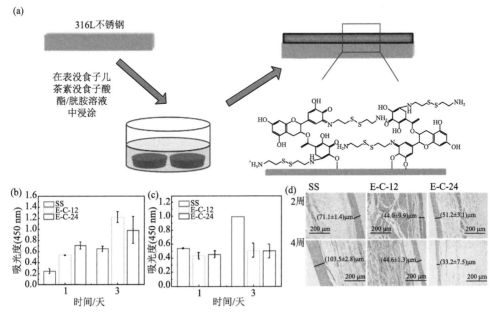

图 7-14 （a）EGCG/胱胺交联涂层在 316L 不锈钢表面构建；（b）内皮细胞培养 1 天、3 天增殖活性结果；（c）平滑肌细胞培养 1 天、3 天增殖活性结果；（d）大鼠皮下植入 2 周、4 周后样品的组织切片显微照片

这是由于在氧化或还原体系中S—S键被氧化或还原断键，S元素从样品表面流失，这说明 EGCG/胱胺交联涂层确实能够对氧化和还原微环境具有响应性。EGCG/胱胺交联涂层有利于血清蛋白的吸附和固定，促进内皮细胞的黏附与增殖，也能在一定程度上抑制平滑肌细胞增殖，同时交联涂层还具有抗炎、降低血小板在表面的黏附与激活等功能。

另外，通过胱胺或者硒代胱胺构建的酚胺交联涂层能够催化 NO 释放，发挥抗凝和抗增生作用。Yang 等[55]开发了一种聚多巴胺涂层固定硒代胱胺的生物活性表面，如图 7-15 所示，该表面能够在 GSH 和 RSNO 的环境中，催化释放 NO。通过调控反应条件，可使产生的 NO 稳定在生理浓度，从而使得改性后的心血管支架实现抗增生和促进内皮化。将多巴胺换成没食子酸（GA）[56]，利用胱胺和硒代胱胺制备了"gallolamine"涂层，该涂层具有一定的抗氧化能力，能够清除体内的自由基，同样表现出了抑制平滑肌增生、血小板的激活等特性。体内试验证实，该涂层修饰的血管支架能够有效地抑制植入血管的增生，减少再狭窄的发生。

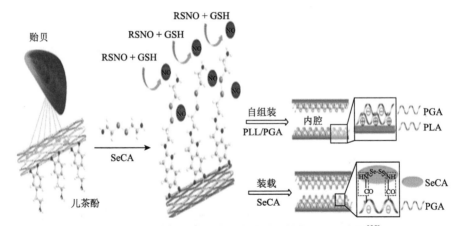

图 7-15　多巴胺框架内固定硒代胱胺及催化 NO 示意图[55]

除了氧化还原涂层外，Feng 等[57]制备了具有核壳结构的氧化响应的纳米颗粒，如图 7-16 所示。核壳结构的氧化还原响应纳米颗粒直径约为 212 nm，载药率为 6.8%。在 1 mmol/L 的 H_2O_2 条件下，4 h 后雷帕霉素完全释放。通过荧光显微镜结合流式细胞术检查该颗粒的细胞摄取曲线，发现 VSMC 可以内吞该核壳结构响应颗粒，并呈时间和浓度依赖性。细胞评价及动物实验结果表明，该核壳结构氧化还原响应型纳米颗粒能够很好地抑制平滑肌增殖和预防血管内再狭窄发生。Dou 等[58]研制出一种氧化还原响应型载药纳米颗粒，通过使用 4-二甲基氨基吡啶（DMAP）和 4-（羟甲基）苯基硼酸醇酯（PBAP）修饰 β-环糊精，得到具有 ROS 响应的材料，然后采用纳米沉淀/自组装方法制得装载雷帕霉素的纳米颗粒，其制备过程如图 7-17 所示。该 ROS 响应载药颗粒直径约 254 nm，载药率为 7.0%，与之前的颗粒相比，粒径和载药有所上升。在 1 mmol/L 的 H_2O_2 溶液中，2 h 后雷帕霉素累计释放量可达到 89.2%。用该颗粒治疗模型小鼠两个月以后，对病变小鼠动脉进行截面观察，发现用纳米颗粒治疗后的小鼠，动脉相比于对照组增生情况明显降低，具有抗增生作用。

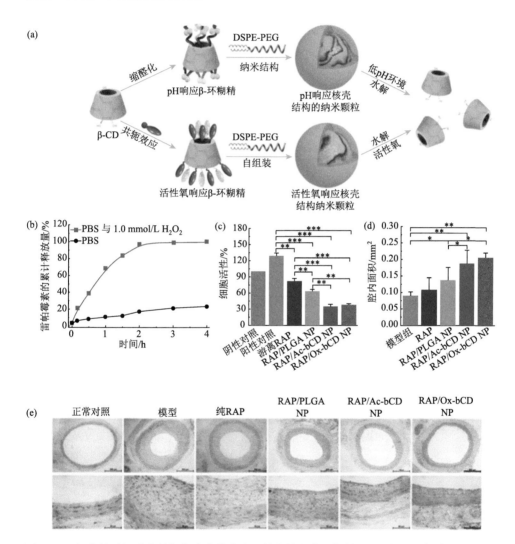

图 7-16 （a）针对再狭窄的靶向治疗的炎症可触发的纳米颗粒的设计；（b）颗粒在 H_2O_2 中的药物释放曲线；（c）平滑肌细胞增殖活性结果；（d）HE 染色的经受各种处理的大鼠分离的颈动脉的组织切片的管腔面积；（e）HE 染色的经受各种处理的大鼠分离的颈动脉的组织切片[57]

*P＜0.05，**P＜0.01，***P＜0.001

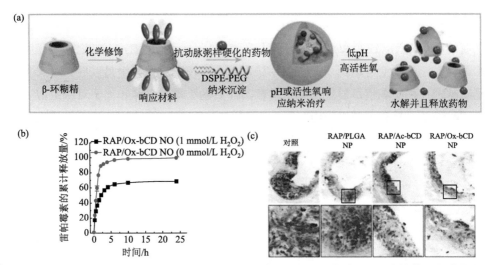

图 7-17 （a）具有环境响应的纳米颗粒的设计示意图；（b）颗粒在 H_2O_2 中的药物释放曲线；（c）油红 O（ORO）染色的主动脉根部横截面[58]

7.5.2 酶响应性的抗增生表面

7.2.2 节中提到在动脉粥样硬化病变部位有一系列基质金属蛋白酶的表达发生异常，并且这些基质金属蛋白酶对动脉粥样硬化的形成过程起到关键作用。酶响应性药物载体在治疗动脉粥样硬化、抗增生方面具有很好的应用前景。Nguyen 等[59]制备了一种可以对基质金属蛋白（MMP-2、MMP-9）酶响应的胶束纳米颗粒，用于靶向治疗冠脉部位的心肌梗死（图 7-18）。这种胶束纳米颗粒在 MMP-2 和

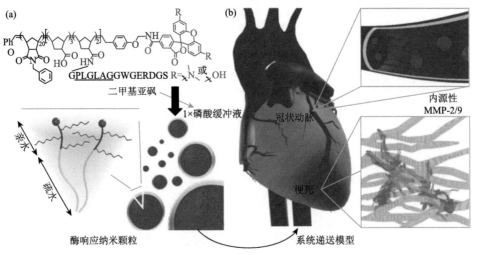

图 7-18 响应性纳米颗粒由酶诱导而靶向、积累并保留在急性心肌梗死内[59]

MMP-9 的表达上调的环境中会从离散型胶束纳米颗粒形态向网状支架形态转变。在病变部位较高水平的 MMP-2 和 MMP-9 的微环境中，胶束纳米颗粒聚集于病变部位，使其负载的药物实现靶向治疗。

Chau 等[60]开发了一种 MMP-2 响应的自组装凝胶材料（图 7-19）。他们将一种能够在 MMP-2 作用下特异性断键的六肽 PVGLIG（脯氨酸-缬氨酸-甘氨酸-亮氨酸-异亮氨酸-甘氨酸）插入自组装多肽（SAP）中，研究了响应性肽段在 SAP 中不同插入位置时的自组装能力和凝胶能力，并表征了其对 MMP-2 的响应能力。

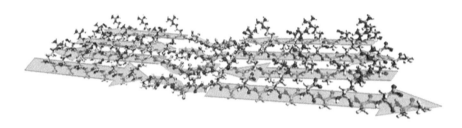

图 7-19　多肽组装模型[60]

其中响应性肽段（PVGLIG）为无规卷曲区域（蓝色条带部分），RADA 肽链为平行反向排列（黄色条带部分）

黄楠课题组利用明胶和肝素通过静电自组装的形式构建了一种能够在 MMP-2 作用下快速降解的药物载体，并对药物进行装载，以期实现酶响应的药物释放模型的建立（图 7-20）。初步探索了这种药物载体模型的酶响应可行性，并评价了其生物安全性，证明了其装载药物的可能性。

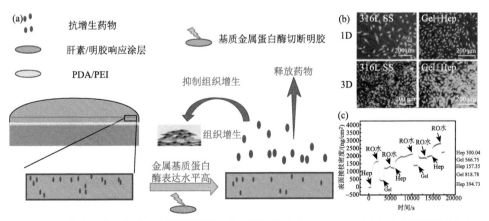

图 7-20　（a）响应性抗增生表面设计模型，其中明胶能够在 MMP-2 表达水平升高时快速降解；（b）对肝素/明胶涂层的生物安全性评价；（c）QCM-D 表征其动态成膜过程

酶响应性药物释放模型在治疗癌症领域已经取得了较多的研究成果，并已经开始应用到临床，而其应用于心血管疾病治疗领域尤其是抗增生方面尚处于初步研究阶段，有待研究者们进一步的努力，这种新型的智能药物载体在心血管疾病治疗领域拥有潜在的应用前景。

7.6 自适应性抗增生功能涂层及在血管支架表面改性中的应用

智能响应性材料和智能纳米平台的研究目前已取得了很大进展。这些新材料的开发为自适应性血管支架的发展提供了基础。将智能材料装载抗增生药物应用于血管支架，根据植入血管的病变程度及增生情况，适应性地释放药物，按需给药、按病给药，是新型血管支架新一代开发策略，有望提高血管支架的长期疗效。我们将多种响应性涂层应用于血管支架表面改性，并取得了一定的进展。

Fan 等[61]利用 Cu(OH)$_2$ 与苯-1, 3, 5-三羧酸（BTC）成功构筑了纳米铜基金属有机骨架（纳米 Cu-MOF）（图 7-21），然后将纳米 Cu-MOF 晶体固定在聚多巴胺涂覆的支架表面，用于分解内源性的 GSNO，催化释放 NO。同时，铜离子的释

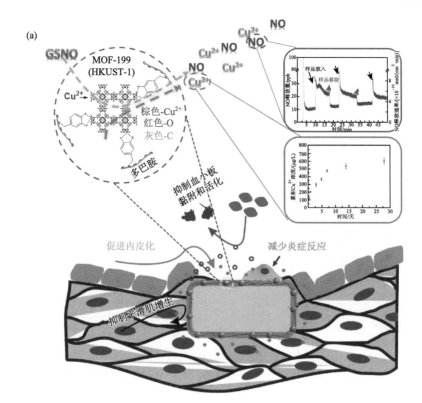

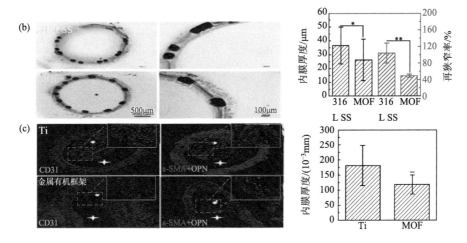

图 7-21 （a）固定纳米 Cu-MOF 涂层；（b）组织形态学分析评估裸 316L SS 和纳米 Cu-MOF 固定支架对 ISR 的影响；（c）植入大鼠腹主动脉 4 周后，Ti 和纳米 Cu-MOF 固定的 Ti 丝的内膜厚度[61]

放也可刺激内皮细胞的黏附、增殖和迁移。固定纳米 Cu-MOF 的聚多巴胺涂层（MOF）能够稳定地催化 GSNO 的分解和 NO 的释放，该释放速率 [2.4×10^{-10} mol/(cm^2 · min)] 在最佳生理值的范围内。蛋白质吸附后该涂层的 NO 释放速率 [1.6×10^{-10} mol/(cm^2 · min)] 仍处于正常内皮细胞分泌的范围内。铜离子的加入使涂层促进了内皮细胞增殖，而在低浓度（<7.5 mg/mL）时能选择性抑制平滑肌细胞。纳米 Cu-MOF 固定涂层减少了新生内膜的厚度。NO 和铜离子的同时释放所发挥的协同作用通过 NO-cGMP 途径抑制 VSMC 介导的增生，在内皮化的同时抑制了血管内膜的增生。

Li 等[62]将多巴胺与硒代胱胺进行交联反应，然后再与铜离子（Cu^{2+}）形成配位络合物，同时将硒代胱胺和铜离子固定到涂层中（图 7-22）。该 Cu^{II}-Dopa/SeCA 涂层表现出良好的长期 NO 催化活性，涂层在含 NO 供体的 PBS 中持续暴露 1 个月后，仍保留了 44% 的天然涂层的 NO 释放速率。cGMP 合成检测结果也显示出由于 NO 的连续产生而对血管平滑肌细胞的黏附产生显著抑制作用。随后将 Cu^{II}-Dopa/SeCA 涂层改性的支架植入新西兰白兔的髂动脉 1 个月和 3 个月后的组织形态学分析评估发现，改性的支架实现了内皮单层完全覆盖，与裸支架相比，Cu^{II}-Dopa/SeCA 涂层改性支架表现出了显著的抗增生能力。这种金属-儿茶酚胺骨架赋予了血管支架所需的 NO 催化释放功能，能够实现长期、稳定和可调节的 NO 释放，选择性地抑制血管平滑肌细胞增殖和迁移，有助于血管支架植入后抑制再狭窄，促进体内再内皮化。

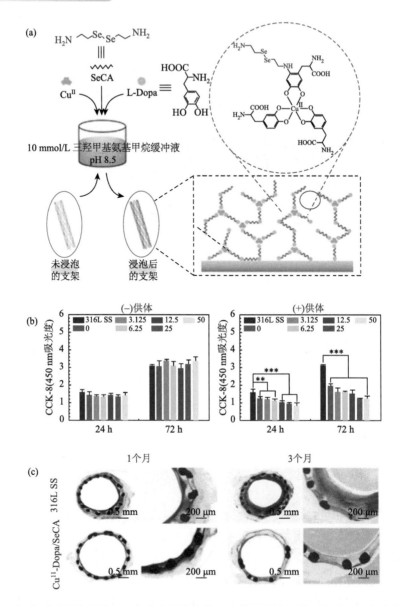

图 7-22 （a）受贻贝启发的 NO 产生涂层的配位和儿茶酚胺协同表面化学；（b）在有/无 NO 供体的细胞培养基中培养 VSMC 的 24 h 和 72 h 增殖结果；（c）通过组织形态学分析评估裸 316L SS 和 Cu^{II}-Dopa/SeCA 涂层心血管支架对 ISR 的影响[62]

Qiu 等[63]通过活化肝素（Hep）羧基，将肝素共价接枝到等离子体聚烯丙胺（PPAam）上，然后将 SeCA 接枝到活化的肝素羧基上，通过顺序接枝的方式构建了 Hep/SeCA 改性的 PPAam 涂层（图 7-23）。Hep/SeCA 包被的支架的体外 NO 释放行为显示，涂层在经历初段的快速催化 NO 释放后，释放模式逐渐趋于稳态，释放速率为 $(1.23 \pm 0.42) \times 10^{-10}$ mol/(cm^2·min)。在含有 10 μmol GSNO 和 10 μmol GSH 的 PBS 中浸泡 15 天后仍然保留了约 61% 的初始 NO 释放效率。接枝了 SeCA 后并未对涂层的抗凝血性能造成影响。该涂层涂覆的支架能同时上调 α-平滑肌肌动蛋白（α-SMA）的表达和增加 VSMC 的 cGMP 合成能力，从而显著地促进其收缩表型并抑制其增殖。该涂层提供了选择性利于 EC 的微环境，支架植入一个月的结果显示，Hep/SeCA 修饰的 316L SS 支架相比裸支架减少了大约 25% 的内膜增生和 19% 的 ISR，3 个月达到 46% 和 28%，Hep/SeCA 涂层表现出优异的抑制内膜增生的能力。

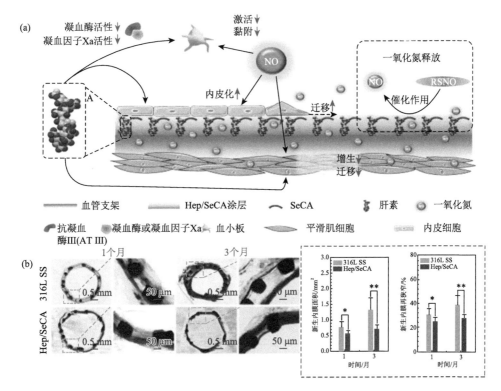

图 7-23　（a）通过协同应用生物活性肝素和产生 NO 的物质构建内皮仿生涂层；（b）组织形态学分析评估 Hep/SeCA 涂层对 ISR 的影响[63]

对于氧化还原响应载药血管支架的开发，黄楠课题组也开展了一些研究。将匹伐他汀钙这种能够抑制平滑肌细胞增生的药物装载进 EGCG/胱胺交联涂层，如图 7-24 所示。该涂层中的二硫键在动脉粥样硬化病变部位的氧化应激环境下能够断键，使得载药涂层在 ROS 水平上升时能快速释放匹伐他汀钙。而病变血管 ROS

水平的上升，与支架内再狭窄、新生动脉粥样硬化的发生均有直接关系。匹伐他汀钙的释放能够抑制再狭窄和防止新生动脉粥样硬化。在体外研究了不同氧化水平下匹伐他汀钙的释放速率，并利用微流控细胞培养平台评价了静态和动态情况下的内皮细胞的生长行为。通过 SD 大鼠皮下植入评价了各样品的组织相容性，发现载药组具有最优的组织相容性。将样品植入 SD 大鼠的腹主动脉，发现载药样品具有最佳的抗增生能力。将该载药涂层对血管支架进行改性，制备了 ROS 响应性血管支架。支架在体内植入一个月后的切片分析表明，沉积该载药涂层的支架内几乎未出现血管内膜增生。

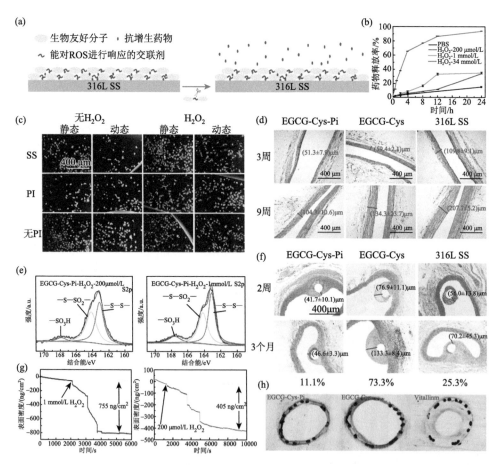

图 7-24 （a）ROS 响应性药物载体模型示意图；（b）体外药物释放；（c）微流控芯片细胞动静态培养；（d）SD 大鼠皮下植入；（e）XPS 研究涂层响应行为；（f）SD 大鼠腹主动脉切片 HE 染色；（g）检测氧化条件下动态质量损失；（h）植入一个月后支架切片

根据病变血管微环境，设计了多种响应性血管支架，体外及体内试验均证明所设计的响应性血管支架能够显著地抑制平滑肌细胞的增殖和血管组织增生，从而抑制支架内再狭窄的发生。期望我们的研究能为新一代自适应性血管支架的开发提供基础和一定指导。

参 考 文 献

[1]　胡盛涛, 高润霖, 刘力生, 等. 《中国心血管病报告 2018》概要. 中国循环杂志, 2019, 34 (3)：209-220.

[2]　Newsome L T, Kutcher M A, Royster R L. Coronary artery stents: part I. Evolution of percutaneous coronary intervention. Anesthesia and Analgesia, 2008, 107 (2)：552-569.

[3]　Brancati M F, Burzotta F, Trani C, et al. Coronary stents and vascular response to implantation：literature review. Pragmatic and Observational Research, 2017, 8：137-148.

[4]　罗明华, 王贺, 关怀敏. 支架内新生动脉粥样硬化研究进展. 中国循环杂志, 2014, 29 (10)：848-851.

[5]　Libby P. Inflammation in atherosclerosis. Nature, 2002, 420 (6917)：868-874.

[6]　Kalampogias A, Siasos G, Oikonomou E, et al. Basic mechanisms in atherosclerosis: the role of calcium. Medicinal Chemistry, 2016, 12 (2)：103-113.

[7]　Tabas I. Macrophage death and defective inflammation resolution in atherosclerosis. Nature Reviews Immunology, 2010, 10：36-46.

[8]　Libby P, Ridker P M, Hansson G K. Progress and challenges in translating the biology of atherosclerosis. Nature, 2011, 473：317-325.

[9]　Legein B, Temmerman L, Biessen E A L, et al. Inflammation and immune system interactions in atherosclerosis. Cellular and Molecular Life Sciences, 2013, 70：3847-3869.

[10]　Wong L S, Yuan H, Ma C, et al. MCP-1 and adiponectin in cigarette smoke induced atherosclerosis. Molecular and Cellular Biology, 2004, 15：225.

[11]　Sundell C L, Daugherty A, Stalvey A L, et al. Suppression of VCAM-1 and MCP-1 attenuates atherosclerosis in LDL receptor-knockout and ApoE-knockout mouse models. Circulation, 1999, 100：42.

[12]　van Royen N, Hoefer I, Buschmann I, et al. Effects of local MCP-1 protein therapy on the development of the collateral circulation and atherosclerosis in Watanabe hyperlipidemic rabbits. Cardiovascular Research, 2003, 57：178-185.

[13]　Hultén L M, Levin M. The role of hypoxia in atherosclerosis. Current Opinion in Lipidology, 2009, 20：409-414.

[14]　Yu X H, Zhang J, Zheng X L, et al. Interferon-gamma in foam cell formation and progression of atherosclerosis. Clinica Chimica Acta, 2015, 441：33-43.

[15]　Balligand J L, Feron O, Dessy C. eNOS activation by physical forces：from short-term regulation of contraction to chronic remodeling of cardiovascular tissues. Physiological Reviews, 2009, 89：481-534.

[16]　Gupta V, Grande-Allen K J. Effects of static and cyclic loading in regulating extracellular matrix synthesis by cardiovascular cells. Cardiovascular Research, 2006, 72：375-383.

[17]　Li X, Chu J, Wang A, et al. Uniaxial mechanical strain modulates the differentiation of neural crest stem cells into smooth muscle lineage on micropatterned surfaces. PLoS One, 2011, 6：26029.

[18]　Liao X H, Sluimer J C, Wang Y, et al. Macrophage autophagy plays a protective role in advanced atherosclerosis. Cell Metabolism, 2012, 15：545-553.

[19]　Lozhkin A, Vendrov A E, Pan H, et al. NADPH oxidase 4 regulates vascular inflammation in aging and atherosclerosis. Journal of Molecular and Cellular Cardiology, 2017, 102：10-21.

[20] Subramanian M, Thorp E, Hansson G K, et al. Treg-mediated suppression of atherosclerosis requires MYD88 signaling in DCs. Journal of Clinical Investigation, 2013, 123: 179-188.

[21] Ouimet M. Autophagy in obesity and atherosclerosis: interrelationships between cholesterol homeostasis, lipoprotein metabolism and autophagy in macrophages and other systems. Biochimica et Biophysica Acta, 2013, 1831: 1124-1133.

[22] de Young M B, Dichek D A. Gene therapy for restenosis: are we ready? Circulation Research, 1998, 82: 306-313.

[23] Chung I M, Gold H K, Schwartz S M, et al. Enhanced extracellular matrix accumulation in restenosis of coronary arteries after stent deployment. Journal of the American College of Cardiology, 2002, 40: 2072-2081.

[24] Inoue K. Pathological perspective of drug-eluting stent thrombosis. Thrombosis, 2012, 2012: 219389.

[25] Maruf A, Wang Y, Yin T, et al. Atherosclerosis treatment with stimuli-responsive nanoagents: recent advances and future perspectives. Advanced Healthcare Materials, 2019, 8: 1900036.

[26] Kattoor A J, Pothineni N V K, Palagiri D, et al. Oxidative stress in atherosclerosis. Current Atherosclerosis Reports, 2017, 19: 42.

[27] Tawakol A, Castano A P, Anatelli F, et al. Photosensitizer delivery to vulnerable atherosclerotic plaque: comparison of macrophage-targeted conjugate versus free chlorine (e6). Journal of Biomedical Optics, 2006, 11: 8.

[28] Zhao C F, Herrington D M. The function of cathepsins B, D, and X in atherosclerosis. American Journal of Cardiovascular Disease, 2016, 6: 163-170.

[29] Parathath S, Yang Y, Mick S, et al. Hypoxia in murine atherosclerotic plaques and its adverse effects on macrophages. Trends in Cardiovascular Medicine, 2013, 23: 80-84.

[30] Naghavi M, John R, Naguib S, et al. pH heterogeneity of human and rabbit atherosclerotic plaques; a new insight into detection of vulnerable plaque. Atherosclerosis, 2002, 164: 27-35.

[31] Ohkuma S, Poole B. Fluorescence probe measurement of the intralysosomal pH in living cells and the perturbation of pH by various agents. Proceedings of the National Academy of Sciences of the United States of America, 1978, 75: 3327-3331.

[32] Chiu J J, Chien S. Effects of disturbed flow on vascular endothelium: pathophysiological basis and clinical perspectives. Physiological Reviews, 2011, 91: 327-387.

[33] Jackson S P. The growing complexity of platelet aggregation. Blood, 2007, 109: 5087-5095.

[34] Durrant T N, van den Bosch M T, Hers I. Integrin $\alpha_{IIb}\beta_3$ outside-in signaling. Blood, 2017, 130: 1607-1619.

[35] Yang Y, Qi P K, Yang Z L, et al. Nitric oxide based strategies for applications of biomedical devices. Biosurface and Biotribology, 2015, 1: 177-201.

[36] Ren K F, Ji J, Shen J C. Tunable DNA release from cross-linked ultrathin DNA/PLL multilayered films. Bioconjugate Chemistry, 2006, 17: 77-83.

[37] Munzel T, Gori T. Nebivolol: the somewhat-different beta-adrenergic receptor blocker. Journal of the American College of Cardiology, 2009, 54: 1491-1499.

[38] Riccio D A, Schoenfisch M H. Nitric oxide release: part I. Macromolecular scaffolds. Chemical Society Reviews, 2012, 41: 3731-3741.

[39] Yang Z, Yang Y, Xiong K, et al. Nitric oxide producing coating mimicking endothelium function for multifunctional vascular stents. Biomaterials, 2015, 63: 80-92.

[40] Gao J, Wang Y, Chen S, et al. Electrospun poly-ε-caprolactone scaffold modified with catalytic nitric oxide generation and heparin for small-diameter vascular graft. RSC Advances, 2017, 7: 18775-18784.

[41] Sakhaei Z, Kundu S, Donnelly J M, et al. Nitric oxide release via oxygen atom transfer from nitrite at copper (ii).

Chemical Communications, 2017, 53: 549-552.

[42] Smith J N, Dasgupta T P. Kinetics and mechanism of the decomposition of S-nitrosoglutathione by L-ascorbic acid and copper ions in aqueous solution to produce nitric oxide. Nitric Oxide: Biology and Chemistry, 2000, 4: 57-66.

[43] Li X, Shen F, Wang K, et al. Endothelial mimetic multifunctional surfaces fabricated via polydopamine mediated copper immobilization. Journal of Materials Chemistry B, 2018, 6: 7582-7593.

[44] Luo R, Liu Y, Yao H, et al. Copper-incorporated collagen/catechol film for in situ generation of nitric oxide. ACS Biomaterials Science & Engineering, 2015, 1: 771-779.

[45] Weng Y, Wu S, Fan Y, et al. Chirality-mediated enhancement of nitric oxide release and regulation of endothelial cells behaviors by cystine immobilization on Ti-O films. RSC Advances, 2017, 7: 27272-27280.

[46] Fan Y, Pan X, Wang K, et al. Influence of chirality on catalytic generation of nitric oxide and platelet behavior on selenocystine immobilized TiO$_2$ films. Colloids and Surfaces B: Biointerfaces, 2016, 145: 122-129.

[47] Wang Z, Lu Y, Qin K, et al. Enzyme-functionalized vascular grafts catalyze insitu release of nitric oxide from exogenous NO prodrug. Journal of Controlled Release, 2015, 210: 179-188.

[48] Kimura H. The physiological role of hydrogen sulfide and beyond. Nitric Oxide: Biology and Chemistry, 2014, 41: 4-10.

[49] Polhemus D, Kondo K, Bhushan S, et al. Hydrogen sulfide attenuates cardiac dysfunction after heart failure via induction of angiogenesis. Circulation Heart Failure, 2013, 6: 1077-1086.

[50] Olas B. Hydrogen sulfide in hemostasis: friend or foe? Chemico-Biological Interactions, 2014, 217: 49-56.

[51] Zagli G, Patacchini R, Trevisani M, et al. Hydrogen sulfide inhibits human platelet aggregation. European Journal of Pharmacology, 2007, 559: 65-68.

[52] Yamamoto Y, Yamashita T, Kitagawa F, et al. The effect of the long term aspirin administration on the progress of atherosclerosis in ApoE-/- LDLR-/- double knockout mouse. Thrombosis Research, 2010, 125: 246-252.

[53] Sorokin A V, Yang Z H, Vaisman B L, et al. Addition of aspirin to a fish oil-rich diet decreases inflammation and atherosclerosis in ApoE-null mice. The Journal of Nutritional Biochemistry, 2016, 35: 58-65.

[54] de Gracia L C, Joshi-Barr S, Nguyen T, et al. Biocompatible polymeric nanoparticles degrade and release cargo in response to biologically relevant levels of hydrogen peroxide. Journal of the American Chemical Society, 2012, 134: 15758-15764.

[55] Yang Z, Yang Y, Zhang L, et al. Mussel-inspired catalytic selenocystamine-dopamine coatings for long-term generation of therapeutic gas on cardiovascular stents. Biomaterials, 2018, 178: 1-10.

[56] Yang Z, Qiu H, Li X, et al. Plant-inspired gallolamine catalytic surface chemistry for engineering an efficient nitric oxide generating coating. Acta Biomaterialia, 2018, 76: 89-98.

[57] Feng S, Hu Y, Peng S, et al. Nanoparticles responsive to the inflammatory microenvironment for targeted treatment of arterial restenosis. Biomaterials, 2016, 105: 167-184.

[58] Dou Y, Chen Y, Zhang X, et al. Non-proinflammatory and responsive nanoplatforms for targeted treatment of atherosclerosis. Biomaterials, 2017, 143: 93-108.

[59] Nguyen M M, Carlini A S, Chien M P, et al. Enzyme-responsive nanoparticles for targeted accumulation and prolonged retention in heart tissue after myocardial infarction. Advanced Materials, 2015, 27: 5547-5552.

[60] Chau Y, Luo Y, Cheung A C, et al. Incorporation of a matrix metalloproteinase-sensitive substrate into self-assembling peptides: a model for biofunctional scaffolds. Biomaterials, 2008, 29: 1713-1719.

[61] Fan Y, Zhang Y, Zhao Q, et al. Immobilization of nano Cu-MOFs with polydopamine coating for adaptable gasotransmitter generation and copper ion delivery on cardiovascular stents. Biomaterials, 2019, 204: 36-45.

[62] Li X, Qiu H, Gao P, et al. Synergetic coordination and catecholamine chemistry for catalytic generation of nitric oxide on vascular stents. NPG Asia Materials, 2018, 10：482-496.

[63] Qiu H, Qi P, Liu J, et al. Biomimetic engineering endothelium-like coating on cardiovascular stent through heparin and nitric oxide-generating compound synergistic modification strategy. Biomaterials, 2019, 207：10-22.

（王　进　李　欣　赵安莎　杨　苹　黄　楠）

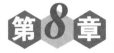

第 8 章

自适应性组织再生材料

自适应性生物材料的特征在于：材料的性能不是静态和固定的，而是根据生理环境不同阶段的需求随时间和空间进行动态演化，并且具有一定的回馈调节能力，实现抗凝血、促组织生长、抗菌等生物功能，以更好地适应创伤修复和组织再生过程，达到理想的修复效果。根据材料的结构和性能，自适应性生物材料可以分为以下种类。① 具有选择性功能的材料，如细胞（细菌）选择性、组织选择性等。例如，在阻抗蛋白吸附和细胞黏附的亲水聚合物刷表面固定特异性作用于内皮细胞或上皮细胞的功能多肽或黏附蛋白，选择性诱导相关细胞的黏附和增殖，促进上皮/内皮组织结构和功能的重建，同时减少促疤痕生成的成纤维细胞的黏附与增殖。② 响应疾病微环境的刺激响应性材料，如可在组织微环境 pH 或特定酶作用下释放药物的纳米材料等。③ 具有回馈机制的高级刺激响应性材料。在刺激响应材料的基础上更进一步，材料能够针对生物体信号的强弱进行响应和反馈，并根据疾病部位的具体情况实现快速的正或负反馈调节。④ 基于动态可逆化学键的材料，如基于超分子作用和可逆共价键的材料。在组织修复过程中，常常伴随着细胞的动态募集、黏附、铺展、迁移、增殖等行为。超分子作用或可逆共价键构成的材料在满足材料基本强度要求的同时，能够对细胞的多种行为产生的动态作用力进行反馈，使得材料能更好地促进组织的修复和功能重建。⑤ 调控生物体内免疫过程的材料。在机体组织受损后，首先到达缺损部位的是迁移能力较强的巨噬细胞、中性粒细胞、平滑肌细胞和成纤维细胞。中性粒细胞的过度聚集、巨噬细胞不可控分化、平滑肌细胞过度增殖或成纤维细胞数量过多常会导致过度炎症反应、凝血、组织过度增生及瘢痕性愈合等。在材料表面固定细胞因子如白介素 4，可诱导巨噬细胞向利于组织修复的 M2 表型极化；同时固定多肽或血管形成因子等生物活性信号诱导内皮细胞或上皮细胞的迁移，这一作用随着材料表面的巨噬细胞逐渐被组织细胞取代而消失，具有自适应性。

8.2 具有细胞选择性的自适应性材料

8.2.1 材料表界面性质对细胞行为的影响

生物材料通过表界面来调控蛋白质黏附、细胞行为和组织响应，进而决定材料的生物功能。植介入器械的表面改性会改善其生物学行为、赋予传统医疗器械新的功能。

1. 材料表面改性对细胞黏附和迁移行为的影响

材料的表面改性及修饰可以显著改善材料的性能；作为生物材料，尤其可以改善其表面的化学物理结构、亲疏水性、形态结构、细胞亲和性和选择性等。

尺寸达几十微米的微粒可以允许细胞在微粒表面黏附，可作为 3D 微载体进行细胞扩增，或者获得一些特殊的结构与功能。Zheng 等[1]利用模板诱导结晶法，制备了两面形态结构不同的聚己内酯微粒，尺寸达 70 μm。微粒的一面光滑、另一面粗糙，具有显著的不对称形态结构。粗糙面可以黏附更多的蛋白质，也更有利于细胞黏附。通过分步接种，即先接种成纤维细胞并占据微粒的粗糙面，再接种内皮细胞，此时因为粗糙面已经没有空间，内皮细胞只能选择黏附到微粒的光滑面，从而获得具有不对称结构的细胞微粒（图 8-1）。

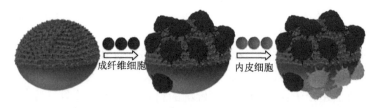

成纤维细胞　内皮细胞

图 8-1　在不对称微粒表面分步接种成纤维细胞和内皮细胞得到不对称结构细胞微粒[1]

通过材料表面的胺解[2]、表面引发原子转移自由基聚合（SI-ATRP）[3]、多巴胺修饰[4]、点击化学[5]、层层组装[6]等方法，可以有效地对材料的表面进行修饰和改性。例如，层层组装法作为一种经典的表面修饰方法，被广泛用于各种材料的改性与修饰。最近，Zhang 等[6]通过静电层层组装，将具有光敏感特性的聚丙烯酸-丙烯酸芘甲酯共聚物胶束粒子复合到材料表面，光照后由于芘甲酯键断裂和脱落的芘甲醇自发组装，材料表面的亲疏水性和粗糙度均发生转变，从而对细胞的黏附产生了促进作用。

钛及钛合金材料作为医用植入体在临床上应用广泛，其表面改性可以提高材料与周围组织的整合性或赋予新的功能。通过电解得到的钛纳米管结构由于具有微小的空腔与巨大的比表面积而受到广泛关注。然而未经修饰的钛纳米管用于载药时存在快速被动释放的问题。Wu 等[7]将温敏聚合物聚 N-异丙基丙烯酰胺（PNIPAm）接枝到钛纳米管内表面，构建了一种具有温度开关响应的控释表面（图 8-2）。当温度高于 37℃时，钛纳米管内的 PNIPAm 聚合物刷转变为坍缩状态，释放出预包埋的磷酸鞘氨醇（S1P），加速内皮细胞的迁移。

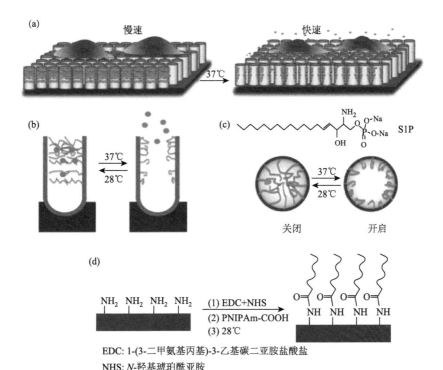

图 8-2　具有温度开关性能的钛纳米管对包埋的 S1P 具有温度依赖的释放性能[7]

（a）在高于 PNIPAm 的下临界共溶温度（LCST）时，S1P 多肽被释放，从而加速内皮细胞的迁移；纳米管阵列的侧视图（b）和俯视图（c），显示温度响应性 PNIPAm 被固定到纳米管的内表面，在 LCST 以下（如 28℃），PNIPAm 分子链处于舒展状态，通道关闭，在 LCST 以上（如 37℃），PNIPAm 分子链处于塌缩状态，通道打开，这种变化可用于调控 S1P 的释放行为，（c）图上部显示的是 S1P 的结构式；（d）PNIPAm 接枝到钛纳米管上的原理示意图，通过多巴胺（DA）和聚乙烯亚胺（PEI）处理钛纳米管表面，再通过 EDC/NHS 催化作用共价偶联羧端基 PNIPAm

细胞在材料表面的行为受到表面修饰分子性质的影响，如亲水大分子能降低细胞在表面的黏附。系列研究工作表明，调控细胞迁移速率的内在因素是细胞在材料表面的黏附力。在黏附力适中时，迁移速率最快；黏附力太大或太小，细胞的迁移速率都会变慢[8-10]。Wu 等[3]通过表面引发原子转移自由基聚合（SI-ATRP）的方法，在玻片表面构建了一层高密度的聚甲基丙烯酸-2-羟乙酯（PHEMA）与聚甲基丙烯酸缩水甘油酯（PGMA）共聚物刷，其中，PGMA 中的环氧基团通过开环反应共价固定促进细胞黏附的 RGD 三肽。进一步在共聚物刷表面接枝 PHEMA 长度呈梯度变化的聚合物刷，从而梯度遮盖下面的 RGD 三肽。这种结构为细胞与材料的作用提供了梯度变化的黏附力，并在一定范围内使细胞定向迁移。另外，Ren 等[11]基于主客体相互作用制备了一种具有动态双响应的表面，即通过紫外光或另外一种客体分子调控主客体相互作用，进而使内皮细胞亲和性多肽（REDV）接枝或脱离材料表面，以此改变内皮细胞与材料的黏附力，进而改变细胞的迁移能力。这些结果进一步证明了细胞的迁移速率主要受细胞与材料的黏附力调控，控制好材料与细胞的相互作用对调节细胞在材料上的迁移行为至关重要。

2. 梯度材料调控细胞定向迁移

如前所述，材料-细胞的相互作用对调控细胞行为至关重要。细胞迁移的方向性主要受不平衡力或其他诱导源的影响。在构建不平衡力的基础上，引入细胞特异性亲和物质，则可望同时实现细胞的选择性黏附和定向迁移，从而为自适应性组织再生材料的设计与制备提供理论和实验依据。

1）二维梯度材料对细胞定向迁移的影响

在二维平面材料上构建相关分子的梯度信号，可以实现细胞在材料表面的定向迁移。Ren 等[9]通过 SI-ATRP 将甲基丙烯酸-2-羟乙酯（HEMA）接枝到玻片表面，并结合注射法制备出 PHEMA 聚合物刷厚度梯度表面。通过椭圆偏振光谱和 X 射线光电子能谱证明了所制备的梯度的厚度和化学组成。将血管平滑肌细胞（SMC）培养在 PHEMA 梯度表面，结果表明 SMC 在该表面向着 PHEMA 厚度低的一端发生定向迁移。进一步的研究证实，SMC 在 PHEMA 表面迁移时，用于细胞-材料相互作用的肌动蛋白和黏着斑在厚度（亲水性）越高的 PHEMA 上表达越少，导致细胞与基底的黏附性下降，铺展面积也随之降低。该方法通过简单的注射法制备了能够诱导 SMC 定向迁移的聚合物刷，同时也表明通过改变材料表面的亲疏水性可调控细胞的黏附力，进而影响细胞迁移。

同样，在调控 SMC 的迁移方面，Yu 等[12]首先利用蠕动泵使端基叠氮化的 PEG 溶液和普通的 PEG 溶液共同形成具有浓度梯度的混合溶液，叠氮基团的浓度自上而下逐渐升高。将玻片置于该混合溶液中处理 4 h，使其表面具有均匀 PEG 阻黏层且带有梯度的叠氮基团。通过点击反应接枝炔基官能化的 VAPG 多肽（弹性蛋白衍生多肽），从而获得 VAPG 多肽的梯度表面。由于 VAPG 多肽能与 SMC 进行结合，所制备的梯度表面可实现对 SMC 的黏附并促进 SMC 向着 VAPG 多肽密度较高的地方进行定向迁移。

2）原位梯度信号调控细胞在三维材料中的定向迁移

由于体内细胞处于三维环境中，调控细胞在三维材料中的迁移可更直接地为组织再生材料的设计提供理论指导。例如，在体内炎症反应的过程中，针对不同表型的巨噬细胞如何影响内皮细胞迁移行为的问题，Li 等[13]利用不同孔径的胶原-壳聚糖支架，研究了内皮细胞（EC）在巨噬细胞诱导作用下向支架内部迁移的情况。利用干扰素和脂多糖对原代巨噬细胞（M0）进行极化，使其变成 M1 表型。M1 表型的巨噬细胞能分泌肿瘤坏死因子-α（TNF-α）和血管内皮生长因子（VEGF）等细胞因子或生长因子，从而促进 EC 向胶原-壳聚糖支架中迁移。在有巨噬细胞 M1 诱导的情况下，EC 能够在支架中迁移到更深的位置，且 EC 在孔径大的支架中迁移距离更大。

细胞在三维材料中的迁移也受到材料降解性的影响。Yu 等[14]通过制备细胞响应性的水凝胶，研究了在诱导源的作用下细胞在水凝胶中的迁移行为。利用甲基丙烯酸酐修饰的透明质酸上的双键和带有巯基的基质金属蛋白酶-2（MMP-2）敏感的多肽进行迈克尔加成反应，得到一种对 MMP-2 响应而降解的水凝胶。细胞在材料中迁移时会分泌 MMP-2，从而降解周围的基质来获取运动空间。实验中利用单核细胞 U937 作为诱导源并结合 Transwell 模型，研究了 SMC 在不同水凝胶中的三维迁移情况（图 8-3）。在 U937 诱导下，SMC 能迁移更深的距离，且 SMC 在 MMP 响应的水凝胶中迁移的距离明显比在非响应水凝胶中的大。进一步研究

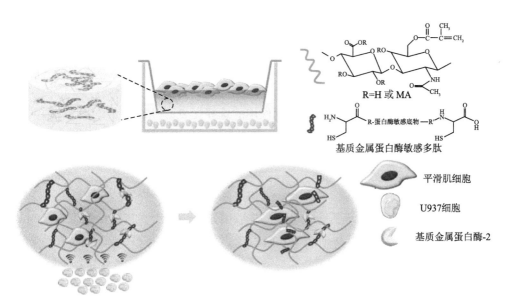

图 8-3　MMP 交联的细胞响应性 MA-HA 水凝胶的合成示意图，以及平滑肌细胞在 U937 细胞的诱导作用下向水凝胶中的迁移行为[14]

表明，SMC 在水凝胶中以间充质方式迁移，SMC 在迁移过程中分泌的 MMP 能有效降解 MMP 响应的水凝胶，从而具有较快的迁移速率。体内埋置实验结果证明了细胞向该水凝胶材料中的侵入符合同样的规律。

8.2.2 细胞选择性材料的设计

传统的生物材料在蛋白质吸附、细胞黏附等方面缺乏特异性，重点表现在其与细胞间的相互作用和细胞类型的关系不大。如可促进细胞黏附和增殖的生物活性材料虽然在很多报道中对于目标细胞表现出很好的效果，但实际上对于其他类型的细胞的生长也具有促进作用，并不一定完全有利于组织再生。与之相比，细胞选择性表界面可主要作用于目标细胞，促进其吞噬、黏附、增殖等功能，但不对其他细胞产生影响或者下调竞争细胞的相关行为。

材料对于目标细胞的促进作用体现在黏附、增殖、迁移、分化等行为上，其中，黏附作为细胞与材料接触后的第一步尤为重要。因而在细胞选择性材料设计中首先需要考虑如何同时促进目标细胞的黏附和阻抗竞争细胞的黏附。为达到这一目的，可将化学信号、物理信号和生物信号等能够选择性作用于特定细胞的物质引入材料表界面上。

1. 化学信号

采用化学信号的细胞选择性表面通常包括对目标细胞的选择性结合及对其他类型细胞的阻抗。表面修饰具有抗污能力的亲水性或两性离子聚合物可以降低蛋白质吸附和阻抗非目标细胞的非特异性黏附[15]。信号分子通过与特定细胞的结合，促进目标细胞的黏附，并进一步激活细胞的其他功能，如定向迁移和分化等。在设计信号分子与抗污性聚合物协同作用的选择性表面时，需充分考虑构象关系的影响，协调二者的接枝长度和密度，寻求非特异性阻抗和特异性黏附间的平衡。

常见的选择性细胞结合分子包括多肽、抗体和其他可被特定类型细胞识别的趋化因子。细胞选择性多肽对于特定细胞具有高选择性，且与蛋白质相比，具有更高的稳定性和可操作性，因而被广泛用于选择性表面的设计。

精氨酸-甘氨酸-天冬氨酸（RGD）三肽固定于材料表面后能显著促进细胞的黏附与生长。然而由于其对血小板表面的整合素 $\alpha_{IIb}\beta_3$ 有高的识别能力，在接触到血液时会导致血小板的沉积及其他细胞的非特异性黏附[16]。与之相比，半胱氨酸-精氨酸-精氨酸-谷氨酸（CRRE）多肽对于 $\alpha_{IIb}\beta_3$ 亲和能力低，而对于内皮细胞高表达的整合素 $\alpha_5\beta_1$ 具有高亲和性，因而更适用于血液接触型选择性表面的设计[17]。

Kato 等针对内皮细胞和平滑肌细胞成功筛选出 12 种选择性多肽，其中半胱氨酸-丙氨酸-甘氨酸（CAG）三肽具有最好的内皮细胞选择性[18]。通过表面引发

ATRP 聚合，在聚氨酯表面引入亲水性聚乙二醇甲基丙烯酸酯（PEGMA）和全氟苯基甲基丙烯酸酯共聚物后，进一步通过迈克尔加成反应将 CAG 三肽共价接枝到材料表面的双键上。所获得的材料表面可选择性地促进内皮细胞的快速生长，同时降低了血小板的黏附和激活。衍生于纤连蛋白的精氨酸-谷氨酸-天冬氨酸-缬氨酸（REDV）四肽对于内皮细胞高表达而平滑肌细胞低表达的 $\alpha_4\beta_1$ 整合素具有特异性结合能力，同样可选择性地促进内皮细胞的黏附增长。通过迈克尔加成反应将其固定在高亲水性 N-（2-羟丙基）甲基丙烯酰胺（HPMA）和抗菌性丁子香基甲基丙烯酸酯（EgMA）共聚的亲水性聚合物刷上，所获得的表面不仅选择性地促进了内皮细胞的黏附，还兼具降低血小板黏附和抗菌的功能。

除整合素外，细胞表面特异性表达的其余蛋白或细胞因子受体也可用于设计选择性材料表面，如人骨髓来源的循环内皮祖细胞表面高表达的 CD34 和 CD133，脂肪干细胞表达的 CD3、CD29、CD105 等[19, 20]。Melchiorri 等对比固定抗 CD34 抗体和装载血管内皮生长因子的人工血管发现，抗 CD34 抗体带来的非特异性吸附更小、洗脱率更低，在早期内皮形成过程中可保持内腔直径稳定，降低再狭窄的风险[21]。丝状真菌产生的疏水蛋白具有特定的亲水和疏水区域，具有较强的黏附性，可在保持活性的前提下用来固定抗体。例如，Zhang 等利用瑞氏木霉疏水蛋白（HFBI）在人工血管表面固定内皮细胞特异性的抗 CD31 抗体，显著提高了内皮细胞的黏附[22]。

除多肽和抗体外，其他可与细胞产生特异性相互作用的分子也被用于制备细胞选择性表面，如肝素、尼龙-3 聚合物等均能在一定程度上选择性促进内皮细胞的黏附、铺展和增殖。含糖聚合物可通过半乳糖基与肝细胞特异性表面的去唾液酸糖蛋白结合，因而可用于选择性促进肝细胞的黏附[22-25]。

2. 物理信号

除提供机械支撑和接枝位点外，基底本身的物理性质对于细胞的行为也有很大的影响。例如，在多肽接枝量相同而润湿性不同的基底上，细胞的黏附行为呈现很大的差异。模量、拓扑形貌等同样可以显著影响细胞的黏附，并与细胞种类有关。例如，成纤维细胞的黏附能力较强，但在固定 RGD 的低模量表面却呈现为球形聚集体[26]。研究细胞感知纳米结构表面的机理同样可以为细胞选择性表面的制备提供指导信息[27]。不同于化学和其他通过需要直接接触的方式影响细胞行为的因素，硬度作为材料的固有性质，可从材料表面开始到距离细胞数十甚至数百纳米的范围影响细胞行为[28]。当细胞直接与涂覆于硬基底上的软薄层相接触时，可同时感知到涂层及基底的硬度[29, 30]。例如，在硬的基底上用硫酸鱼精蛋白和 DNA 通过层层组装的方法构筑较软的多层膜，其厚度与层数呈正相关。随着组装层数的增加，平滑肌细胞的黏附数量降低速度远远大于内皮细胞，从而使得内皮细胞选择性黏附的比例随组装层数增加。

材料表面的粗糙度、孔隙率、微纳米尺度的图案等拓扑结构对于细胞与材料间的相互作用至关重要[31-33]。各向异性点阵和条带表面对细胞行为的影响及其背后的机理已经被广泛探究[34, 35]。研究表明，宽度 1 μm 的条带表面最适于内皮细胞的黏附和增殖，同时抑制平滑肌细胞的生长。此外，纳米图案能很好地阻抗血细胞的黏附，降低其激活率。Csaderova 等通过电子束刻蚀和热压技术制备了纳米点阵化的聚己内酯表面，发现其可以抑制成纤维细胞黏附，并有利于内皮细胞的铺展和促进内皮层的重建[36]。这些结果对于通过合理设计表面拓扑结构来调控细胞行为，进而构建细胞选择性的血管再生材料具有重要意义。

3. 生物信号

与材料表面的化学和物理信号对细胞的直接调控不同，材料也可以通过释放特定的趋化因子和细胞因子来募集目标细胞，从而实现更为高级的生物功能。再生是一个包含多种细胞的复杂过程，不同类型的细胞通过协同或对抗效应来相互影响。因而调控细胞与细胞间的相互作用可能比直接调控细胞与材料间相互作用更有效[37, 38]。特别是炎症反应与愈合过程有着非常密切的关联。募集的炎症细胞所分泌的趋化因子及细胞因子对于内皮细胞和上皮细胞有趋化吸引和促进分裂的作用，因而可通过诱导这些细胞向受损位置迁移来促进血管化。然而在慢性炎症中，由免疫细胞产生的因子可诱发上皮-间充质转变及间充质-成肌纤维细胞转变，最终导致永久性纤维疤痕[39]。如从循环中募集的巨噬细胞会在不同因子的刺激下向 M1 和 M2 两种不同的表型极化，对于后续募集的细胞类型和细胞行为会产生明显不同的影响[40, 41]。事实上在受损初期免疫细胞的聚集是不可避免的，因而材料对于免疫的响应性具有重要的意义。

有多种与细胞相关的获得特异性功能表面的方法。其中一种是通过在材料表面培养免疫细胞作为因子来源，从而显著影响干细胞的定向迁移和导向性分化。如 M1 型巨噬细胞能以趋化因子受体 CXCR4 依赖型方式促进神经干细胞和祖细胞的远端迁移。此外神经干细胞和祖细胞衍生的神经元整合到局部回路，在与 M2 型巨噬细胞的联合移植表现出增强的功能性。然而，它也限制了神经干细胞和祖细胞所衍生细胞的迁移[42]。研究者还探究了巨噬细胞在 PCL 纳米纤维膜和 PCL 平面膜上培养后对于间充质干细胞（MSC）的捕获能力。PCL 纳米纤维膜募集了更多的单核细胞，并能支持巨噬细胞从 M1 到 M2 的表型转变。将体内植入的 PCL 膜取出用于体外 Transwell 小室迁移实验。结果表明，与同样植入的 PCL 平面膜相比，骨髓间充质干细胞（BMSC）会由于更高水平的基质细胞衍生因子-1（SDF-1）而向 PCL 纳米纤维膜迁移[43]。这些结果表明了免疫细胞和干细胞固有的相互作用的重要性。从这个角度考虑，组织再生材料可通过表面捕获特定免疫细胞，进而构建利于组织再生的微环境和优化细胞间相互作用，最终获得更好的组织修复效果。

　　基于细胞间的相互通信，间充质干细胞及其分泌物在免疫调节、抗疤痕、血管再生等方面具有多功能性。MSC 分泌的多种生长因子和趋化因子不仅能够促进血管化，还可以诱导巨噬细胞向抗炎表型极化[44-46]。例如，将 MSC 接种在 PCL 电纺纤维上，能够促进巨噬细胞的募集，诱导其向抗炎表型极化，从而加速创口愈合。

　　FTY720 是一种磷酸鞘氨醇（S1P）的合成类似物，可与 S1P 受体结合并激活下游通路。S1P 信号通路涉及巨噬细胞表型调控，能增加抗炎细胞如 M2 型巨噬细胞的募集[47, 48]。当移植在下颌缺损部位时，装载 FTY720 的 PLGA/PCL 电纺纳米纤维上 M2 型巨噬细胞比例增加，能明显诱导骨组织向内生长[49]。此外，FTY720 可以选择性地募集具有抗炎功能的非典型单核细胞 Ly6Clo，从而控制组织纤维化程度[50]。与 FTY720 共混的 PLGA 薄膜可以促进抗炎表型巨噬细胞的聚集，加速肌肉纤维的重建，减少纤维化组织的生成[51]。

8.2.3　细胞选择性材料在组织再生中的应用

1. 血管内皮再生

　　心血管疾病是如今人类死亡的重大诱因之一[52]。基于支架植入的 PTCA 已被用于治疗冠状血管疾病等心血管堵塞，并取得较好的疗效[53, 54]。然而，植入支架可能会导致平滑肌细胞的快速黏附及增殖，从而发生血管变窄的现象，即支架内再狭窄现象。即使使用药物洗脱支架，由于植入晚期会发生局部血栓，长期植入使用依然有很高的失败概率[55, 56]。血管内皮可防止血管内增生及血栓形成，从而维持血管功能的完整性。因此，材料表面诱导快速内皮化可能是预防支架内再狭窄和晚期支架内血栓（LAST）的潜在解决方案。然而，由于内皮细胞在人工血管移植物表面的黏附数量少、铺展及生长情况不佳，人工血管移植物并不能自发地促进原位内皮化[56]。通过将细胞外基质分子或细胞黏附多肽固定在材料表面可以增强内皮细胞的黏附和增殖；但是由于体内其他细胞与内皮细胞之间存在竞争性黏附，其效果受到限制[57-59]。相比之下，固定有内皮细胞特异性结合分子的细胞选择性表面可以促进内皮细胞的黏附和植入部位的快速原位内皮化[60]。Kuwabara 等研究了含有 CAG 多肽的 PCL 材料的内皮化程度，发现内皮细胞选择性材料植入 6 周后的内皮化程度（97.4%）显著高于对照组（76.7%）[61]。

　　通过制备具有信号分子浓度梯度的材料表面可模拟体内信号梯度，诱导内皮细胞从周围组织向损伤部位定向迁移[62]。Tyr-Lle-Gly-Ser-Arg（YIGSR）多肽是源自层粘连蛋白 β1 链的活性肽片段，它可与 67kDa 层粘连蛋白结合蛋白（67LR）相互作用，而 67LR 在内皮细胞的细胞膜表面高度表达[63]。因此，经表面修饰 YIGSR 多肽的各种生物材料有望用于促进内皮细胞的黏附、铺展及迁移[64-67]。在

PHEMA 和 YIGSR 多肽的互补密度梯度表面上，内皮细胞沿 YIGSR 多肽密度增加方向显著取向，并向 YIGSR 多肽密度增加方向定向迁移；而 SMC 则随机运动且没有迁移速率的方向性变化（图 8-4）[68]。特异性促黏附多肽和抗黏附聚合物的协同作用为控制组织再生中特定细胞的迁移提供了新的思路。为了简化材料加工并促进该项技术的实际应用，将甲基丙烯酸修饰的透明质酸（MA-HA）分子接枝到聚多巴胺处理后的 PCL 膜上，然后将含巯基的 REDV 多肽以梯度方式共价接枝到材料表面，也能诱导内皮细胞的选择性黏附和定向迁移[4]。

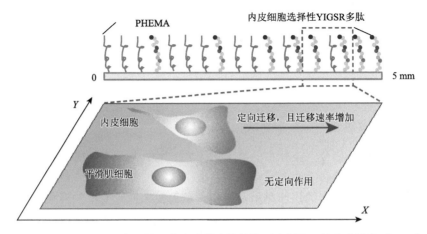

图 8-4 PHEMA 和 YIGSR 多肽的互补密度梯度的结构示意图及互补密度梯度对 EC 和 SMC 定向迁移的影响[68]

YIGSR 多肽密度增加和 PHEMA 密度降低的方向定义为"+X"方向

　　由于内皮祖细胞（EPC）具有分化为内皮细胞的潜能，因此募集血液循环中的内皮祖细胞是另一种材料表面内皮化的策略[69]。内皮祖细胞的表面受体与内皮细胞的表面受体相似[70]。Seeto 等研究了在循环条件下内皮集落形成细胞（ECFC，内皮祖细胞的一种）在 RGD、REDV、YIGSR 多肽接枝的 PEG 水凝胶表面的动态黏附情况[71]。Veleva 等合成了用血管外生内皮细胞（HBOEC）特异性配体（Thr-Pro-Ser-Leu-Glu-Gln-Arg-Thr-Val-Tyr-Ala-Lys 多肽）修饰的甲基丙烯酸三元共聚物，发现 HBOEC 与材料的结合作用与聚合物接枝的多肽浓度成正比。这种多肽修饰后的材料能够促进 HBOEC 的特异性黏附，并促进内皮化进程[72]。Duan 等以甲基丙烯酸化的透明质酸和肝素杂化的涂层（MA-HA&Heparin）为阻黏层，接枝 CD133 抗体和内皮细胞特异性黏附短肽（REDV），并将 VEGF 固定在肝素上，设计制备了能捕获并促进内皮祖细胞原位增殖分化的血液接触材料表面。

2. 神经再生

外周神经的再生具有十分重要的意义，但是过程十分复杂。与中枢神经系统不同，外周神经有着较强的再生能力[73, 74]。已有许多研究采用模仿外周神经细胞外基质的材料来促进神经再生的进程[75-79]。神经损伤后，轴突需要再生恢复其结构和功能[80]。在外周神经再生的过程中，施万细胞（SC）群包裹轴突并作为轴突生长的基底，同时产生轴突再生所需的黏附分子和神经营养因子[81]。此外，SC 能与组织中的巨噬细胞和炎症细胞一起重塑组织微环境，使其更有利于轴突再生[82]。因此，SC 的定向迁移在外周神经再生中有重要作用[83]。然而，在外周神经受到损伤后，成纤维细胞会迅速迁移到伤口部位并导致瘢痕组织的形成，从而阻碍 SC 迁移和外周神经组织再生[84]。研究发现，神经细胞黏附分子（NCAM）衍生的多肽如 Ile-Lys-Val-Ala-Val（IKVAV）和 Lys-His-Ile-Phe-Ser-Asp-Asp-Ser-Ser-Glu（KHIFSDDSSE）能够最大限度地抑制成纤维细胞的黏附、促进神经元细胞的黏附。因此，将 IKVAV 和 KHIFSDDSSE 多肽固定到材料基底表面能够获得神经元细胞选择性的生物材料[85]。例如，IKVAV 多肽修饰的聚赖氨酸水凝胶可促进神经修复[86]。聚磺酸甜菜碱（PDMAPS）和 KHIFSDDSSE 多肽的互补密度梯度表面可以显著增强 SC 的迁移速率，同时减少成纤维细胞的迁移能力[87]。SC 会优先向 KHIFSDDSSE 多肽密度更高的梯度方向迁移，而成纤维细胞则没有特定的迁移方向。

与外周神经再生相比，人神经祖细胞（hNPC）则具有治疗中枢神经障碍的潜力。hNPC 可以在同时固定了表皮细胞生长因子（EGF）和碱性成纤维细胞生长因子（bFGF）的材料上突破神经球的限制选择性地扩增[88]。研究显示，用两亲性多肽分子自组装制备的纳米纤维支架可以介导 hNPC 选择性分化为神经元[89]。植入的神经假体常会被原位神经胶质细胞形成的瘢痕所覆盖，降低其长期使用的功能稳定性。在另一项研究中，研究者发现添加 3-氨丙基三乙氧基硅烷的薄膜是支持神经元黏附和神经突发育的材料，通过复合有机硅材料还能够选择性地促进神经元的生长，并限制星形胶质细胞的生长[90]。

脊髓创伤可以损伤病变部位的上行和下行轴突。轴突再生残疾主要是在损伤部位形成了神经胶质瘢痕所导致的。因此，要降低脊髓损伤的后遗症，就必须要控制在脊髓损伤部位进行修复的细胞种类和数量[91, 92]。如何创造一种组织微环境，让轴突能够越过神经胶质瘢痕生长从而达到神经再生的目的，是神经再生科学目前面临的一个重要挑战[93, 94]。

微图案化的纳米纤维对于引导神经突生长非常有效[95, 96]，如促进细胞的选择性黏附[97-99]，以及促进具有分化潜能的细胞向神经元的分化[100, 101]。亚微米尺寸的表面图案化 PEG 水凝胶可以介导神经细胞的黏附和生长，同时防止星形胶质细胞的黏附[102]。此外，利用脊/沟图案可以促进人胚胎干细胞（hESC）向神经元分化[103]。将物理拓扑形貌与生物活性分子如多肽、生长因子、明胶、氧化石墨烯纳米片等相结合的材料表面可发挥协同作用促进周围神经再生。Zhang 等在具有马来酰亚胺活性侧基的聚酯表面构建规律相间排列的凹槽-脊图案，利用接触引导效应调控细胞的黏附、取向、迁移及分化；将多肽 CQAASIKVAV 通过"巯-烯"点击到取向条带表面，多肽可与细胞表面的整合素结合，实现施万细胞的定向伸长和迁移，以及 PC12 细胞轴突的取向伸长[104]。明胶是一种天然高分子，可促进多种细胞的黏附、铺展、增殖等。Zhang 等利用截留法将大分子明胶固定在条带化聚酯表面，通过明胶的细胞亲和作用和条带的引导作用，实现施万细胞沿条带方向伸长、取向，并定向迁移[105]。

3. 真皮再生

作为人体最大的器官，皮肤长期暴露于外部环境，极易因为机械创伤、慢性疾病及烧伤而造成不同程度的皮肤缺损。对于较为严重的、难以自我修复的深厚度真皮缺损和全层皮肤缺损，借助再生医学和组织工程手段有望实现其结构和功能的重建，甚至再生。

将胶原-壳聚糖多孔支架人工真皮替代物与硅胶膜复合，可获得一种双层的人工真皮替代物（BDE）。该材料能够促进成纤维细胞增殖；在猪体内全层皮肤缺损模型中，能够促进成纤维细胞的浸润、增殖及细胞外基质的沉积和新生组织的血管化，从而实现真皮的诱导再生[106-108]。为增强 BDE 在皮肤缺损修复过程中的血管化能力，将基因载体 N, N, N-三甲基壳聚糖（TMC）和能够编码血管内皮生长因子的质粒（pDNA-VEGF）结合形成的微粒载入双层支架中，进一步开发具有基因活性的双层人工真皮替代物（gene-activated BDE）[109, 110]。该基因活性支架对 TMC/pDNA-VEGF 微粒具有一定的缓释能力，在 28 天的释放实验中，释放的微粒中 DNA 均有双螺旋结构存在。在猪创伤和烧伤全层皮肤缺损再生模型中，该基因活性双层人工真皮替代物能够实现 VEGF 的持续转染和表达，有利于新生组织的快速血管化；通过移植刃厚皮，再生皮肤具有与正常皮肤类似的结构和相近的力学性能。皮肤再生过程中抑制转化生长因子-β（transforming growth factor-β，TGF-β）的表达，可以抑制瘢痕的形成。为此，以 TMC 作为载体，结合能够特异性抑制 TGF-β 从而下调相应蛋白表达水平的干扰小 RNA（siRNA）形成复合纳米粒，并将其引入胶原-壳聚糖多孔支架/硅胶膜双层人工皮肤替代物中，制备了一种抗瘢痕化人工真皮替代物（RNAi-BDE）[111]。该复合体系在动物体内试验中能够有效下调 TGF-β1 的表达；在猪创面皮肤全层缺损修复过程中，能有效抑制瘢痕化因子的表达，再生皮肤组织的结构与正常皮肤也更为相近。

在皮肤缺损的修复过程中，新生的皮肤往往不具备原有皮肤的正常附属器官，如汗腺，严重影响了修复皮肤的功能。针对这一问题，Kolakshyapati 等[112]在胶原-壳聚糖支架中复合了 Lipofectamine 2000/pDNA-EGF 微粒,获得基因活性支架。在该支架上接种骨髓间充质干细胞,可被上述质粒 DNA 原位转染,表达表皮生长因子。将材料用于 SD 大鼠全层皮肤缺损修复,发现主要汗腺标志物如癌胚抗原、细胞角蛋白 8 和细胞角蛋白 14 的表达水平均有了明显上调。

4. 骨及软骨一体化再生

在骨骼系统中,关节软骨覆盖于长骨两端,能够缓冲压力以保护软骨下骨不受破坏,同时具有润滑作用从而实现骨端滑动[113]。软骨组织由于缺乏血管、淋巴管和神经,且软骨细胞代谢活性低,自我修复能力仅限于 1~2 mm 的较小缺损或者轻微的病变[114]。运动损伤、疾病、衰老等原因引起的关节软骨损伤自身无法修复或者修复效果欠佳,将最终发展为骨关节炎,并形成恶性循环。

浙江大学高长有课题组一方面利用传统组织工程手段,结合生物材料支架和种子细胞、生长因子、质粒 DNA 等生物活性物质构建组织工程化复合体系,另一方面通过支架结构设计原位诱导组织修复相关细胞,在兔膝关节骨软骨缺损模型中实现了关节软骨和软骨下骨的再生。研发的 PLGA/纤维蛋白胶/骨髓间充质干细胞/TGF-β1 复合体系实现了软骨/软骨下骨的一体化再生(图 8-5)[115]。根据软骨再生的 Wakitani 软骨评分法[116],再生软骨的综合评分为 0.5,是目前报道的最好结果之一。

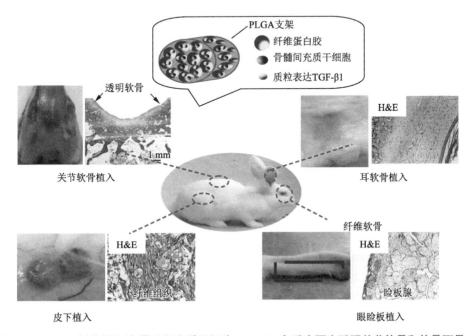

图 8-5 PLGA/纤维蛋白胶/骨髓间充质干细胞/TGF-β1 自适应再生透明关节软骨和软骨下骨、纤维化耳软骨、眼睑板;皮下植入则仅能得到纤维化的组织

受一种材料体系同时修复软骨和软骨下骨两种组织的启发，发展了生物材料自适应性组织再生的概念，即生物材料无须完全模拟缺损部位的组织结构，而只需提供适当的生物信号，并借助干细胞的多向分化能力，通过生物材料与缺损部位组织微环境的相互作用和相互调节实现组织再生[117]。在这一概念的指导下，将 PLGA/纤维蛋白胶/骨髓间充质干细胞/（Lipofectamine 2000/pDNA-TGF-β1）复合体系分别移植至兔耳软骨缺损、眼睑板缺损和背部皮下。术后 8 周耳软骨（纤维软骨）和眼睑板均在一定程度上实现了再生；而皮下植入组仅有纤维化组织生成（图 8-5）[71]。因此，自适应性的修复思路及材料体系在组织再生中的发展潜力巨大，值得进行深入和系统的研究。

尽管上述修复体系在组织再生中取得了很好的效果，但需使用活细胞，使得制备工艺过程复杂，制品的保存有一定难度，监管审批难度较大，因此临床转化较为困难。根据细胞迁移的研究结果，如果能够促进细胞向材料内部的迁移，则有望在不加细胞的情况下实现缺损软骨和软骨下骨的再生。为此，Dai 等采用定向冷冻法制备了具有径向取向孔结构的 PLGA 支架、透明质酸/PLGA 径向取向孔支架，以及采用致孔剂法制备了纤维蛋白大孔支架，在兔膝关节骨软骨缺损再生模型中，均实现了软骨和软骨下骨的一体化再生[118]。

5. 干细胞选择性募集和促组织再生

由于其多潜能性、低免疫原性和高扩增潜力的特点，干细胞在组织工程和再生医学领域十分重要[119]。传统的干细胞组织工程在进行植入手术之前需要准备大量的干细胞。然而，干细胞的离体扩增培养受到扩增过程耗时及细胞表型缺失等诸多限制[120]。此外，据报道，移植的 MSC 在植入 4 天后死亡数量超过 90%，其中只有少数 MSC 直接参与组织修复[121]。原位组织再生通过将内源性 MSC 募集到组织缺陷区域并激发身体的内在修复潜能，和外源性 MSC 植入相比，是一种更有应用前景的方法。然而，大多数生物材料并不具有选择性募集干细胞的能力[122]。因此，对生物材料表面进行修饰以增加其对干细胞的特异性亲和是一种更切合实际的方法。

Shao 等发现了一种含 7 个氨基酸的多肽（E7 多肽，Glu-Pro-Leu-Gln-Leu-Lys-Met）[123]，具有与间充质干细胞高效的特异性结合作用。通过 E7 多肽修饰的胶原材料上共培养 BMSC、小鼠单核巨噬细胞（RAW264.7）和小鼠成纤维细胞（NIH3T3），证明了固定在材料表面的 E7 多肽仍然对 MSC 具有良好的选择性。通过模拟体内 MSC 捕获过程的流动模型进一步证明了修饰 E7 多肽的材料可在流动环境下选择性捕获 MSC[5]。

拓扑形貌对干细胞的选择性迁移和分化作用也已得到了广泛的研究[124]，发现亚微米尺寸和纳米尺寸多层材料上培养的 MSC 具有明显的选择性迁移行为[125]。Chen 等发现具有径向取向孔结构和 SDF-1 趋化因子的支架能够选择性地诱导 MSC 归巢,可以有效促进软骨再生[126]。在正方形、六边形和无序正方形阵列图案上,MSC显示出了完全不同的细胞形态。纳米图案的无序性会刺激体外 MSC 的分化,并使其分泌骨矿物质,证明材料拓扑形貌可以调控干细胞的特异性分化[127]。

8.3　具有刺激回馈性能的自适应性材料

8.3.1　具有回馈性能的响应性材料设计

从本质上说,材料对机体组织的诱导再生涉及组织细胞向材料的迁移、黏附、生长和分化等基本生命过程,遵循材料-细胞相互作用的基本原理。细胞外基质由细胞分泌并分布在组织中,是由多种生物活性分子组成的一个动态的、复杂的环境,参与多种细胞生理和病理过程。细胞外环境变化或特定生物分子引发的相互作用可以促进特定的细胞信号传导,从而诱导相关的细胞行为,如黏附、迁移、分化和凋亡[128]。

刺激响应性材料能够在温度、pH、光、酶、活性氧等外界刺激下产生响应,起到适应和调节组织微环境的作用,在药物传递、组织再生、疾病治疗等领域具有独特作用。反馈回路构成了天然细胞的动态生理行为的调控基础,并且可以用来增强材料的动态响应[129]。生物信号响应性聚合物可以通过分子反馈和响应机制参与不同的组织微环境的响应,并应用于生物材料领域。

反馈调节可以由伴刀豆球蛋白制成的葡萄糖敏感性水凝胶来实现[130]。伴刀豆球蛋白 A(ConA)是葡萄糖响应性材料,在低葡萄糖浓度下形成凝胶但在高葡萄糖浓度下溶解。在水凝胶材料中,由葡萄糖浓度触发的凝胶-溶胶转变可以响应性释放所包封的胰岛素:高浓度葡萄糖加快胰岛素释放,而低浓度葡萄糖降低胰岛素释放。这种具有反馈调节功能的胰岛素释放体系有望降低胰岛素过量释放所导致的副作用。

反馈调节的药物递送载体能够利用生理反应作为调节药物从载体释放的信号。例如,用聚(N, N-二甲氨基乙基甲基丙烯酸酯)与三甲基丙烷甲基丙烯酸酯交联的水凝胶作为解毒剂递送载体,能响应 CO_2 浓度的变化[131]。CO_2 能够引发碳酸酐酶(一种金属酶,已知可以催化 CO_2 的可逆水合作用)的释放,并释放出阿片类药物解毒剂纳洛酮,同时降低总体 CO_2 水平并抑制其产生。这种反馈调节的释放机制可以减少药物过量引起的有害副作用。

ROS 响应性的材料可以响应炎症微环境,从而降低 ROS 含量、干预炎症程度并可用于释放负载的药物。当 ROS 浓度较低时,材料能够处于一种稳定的状态[132]。聚丙烯硫醚(PPS)是最早被发现的具有 ROS 响应性的聚合物,利用该聚合物包载治疗的药物,能够实现药物在高浓度 ROS 的炎症微环境中的释放,并且能够消除炎症部位的 ROS,减少组织的损伤[133]。PPS 和 PEG 的嵌段聚合物可以制成纳米粒并作为药物的传递载体，用于治疗动脉粥样硬化[134]和急性肝损伤[135]。ROS 响应性材料类型总结于表 8-1。

表 8-1　活性氧响应性高分子材料及其氧化反应

活性氧响应性材料	化学结构及氧化反应	敏感性
聚丙烯硫醚		双氧水: 3.3%(V/V) 林西多明: 1~100 mmol/L 过氧硝酸盐: 1~100 μmol/L
硫醚		双氧水: 100 μmol/L
含硒聚合物		双氧水: 0.1%(V/V) 双氧水: 0.001% (V/V)
含碲聚合物		双氧水: 100 μmol/L
聚酮缩硫醇		超氧阴离子: 0.2 mmol/L 双氧水: 0.2%(V/V)
苯硼酸和苯硼酸酯类聚合物		双氧水: 50 μmol/L 双氧水: 100 μmol/L
聚脯氨酸		双氧水: 5 mmol/L 林西多明: 1 mmol/L

8.3.2　基于动态化学键的自适应性材料设计

Cram、Lehn 和 Pedersen 的先驱工作带来了基于非共价键的分子间作用的超分子化学理论，并获得了 1987 年的诺贝尔化学奖。随后，Lehn 又提出了组分动态化学（constitutional dynamic chemistry）的概念，包含了基于非共价键的分子间作用和可逆共价键[136]。其中非共价键作用包括主客体作用、疏水作用、氢键、静电作用和离子键等；可逆共价键包括席夫碱键、腙键、二硫键、Diels-Alder 反应、硼酸酯等[137]。

在生长过程中，从细胞到组织均受到动态变化的物理和化学信号的作用。模拟组织或 ECM 的动态特性，是发展自适应性生物材料的有益尝试。动态化学键由于其可逆的特性，可以模拟天然 ECM 的动态变化，用于调节细胞铺展、细胞表面受体表达和 ECM 的力学性能（图 8-6）[138]。例如，利用动态化学键的可逆性，加入或移除生物分子调节 ECM 中化学组分；实现非降解性材料中细胞的包埋与铺展；赋予材料基底可循环变化的模量，模拟细胞或组织生长过程中的物理信号。

在设计基于动态化学键的自适应性材料时，除了常见的分子量外，反应官能团的化学计量和交联密度及分子间的可逆连接均至关重要。分子间连接的平衡可逆程度尤为关键，需要同时满足稳定的物理支撑及动态变化的断裂和可逆连接。

1. 主客体作用

大环主客体作用指大环主体分子（如环糊精、葫芦脲等）与客体分子间非共价键作用，可以形成线串（threading）或者悬吊（pendant）结构。线串结构是由线形高分子（如 PEG、PCL 等）穿过一个或者多个大环主体分子形成的；悬吊结构则由小分子客体（如金刚烷、偶氮苯等）被主体包络形成。

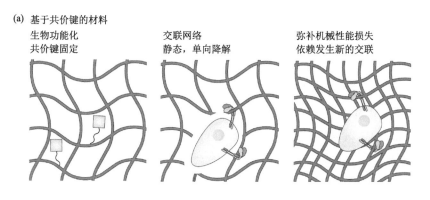

(a) 基于共价键的材料

生物功能化　　　　　　　交联网络　　　　　　　　弥补机械性能损失
共价键固定　　　　　　　静态，单向降解　　　　　依赖发生新的交联

(b) 基于组分动态化学的材料

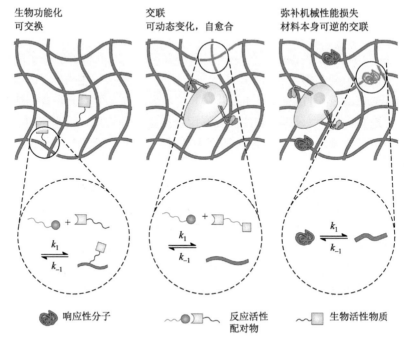

图 8-6　（a）传统可降解材料通过共价键固定的生物分子传递信号，交联网络不可逆的降解调节细胞行为，并依赖产生新的交联点弥补机械性能的损失；（b）基于组分动态化学的材料通过可交换的生物活性分子传递信号，交联网络具有可逆的动态变化并调节细胞行为，其本身的可逆交联可保持材料的宏观机械性能

　　Rodell 等与 Burdick 等通过修饰环糊精、金刚烷或偶氮苯对悬吊结构［图 8-7（a）］的透明质酸凝胶进行了系统的研究；由于亲和作用的差异，主体和客体分子的改变对材料的交联和机械性能均有影响[139, 140]。Chen 等[141]以端基修饰金刚烷的 PEG 与环糊精修饰的聚合物单体设计具有自愈合效果的超分子凝胶，通过迅速的可逆作用实现能量耗散，从而适应组织与细胞对机械载荷的承受。如图 8-7（b）所示，由于线串结构中大环分子在高分子链上可以滑动，赋予材料灵活的动态变化。（聚）轮烷是典型的线串结构，用于改善材料力学性能已被大量研究。Tong 等[142]以琥珀酸酐修饰 α-环糊精，与 PEG 形成生理环境下可水溶的准轮烷，继而利用带有活性基团的四臂 PEG 交联形成凝胶。

　　2. 疏水作用

　　疏水作用自组装的主要驱动力是熵增导致疏水面远离液态环境，当多个疏水面组装后将释放表面结合的水。螺旋肽是广泛存在于纤维蛋白中的结构序列，其中具有左旋结构的氨基酸序列与右旋结构的超螺旋结合可以形成螺旋束。螺旋束

(a) 悬吊基团结构

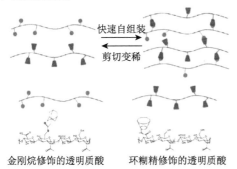

金刚烷修饰的透明质酸　　　环糊精修饰的透明质酸

(b) 线串结构

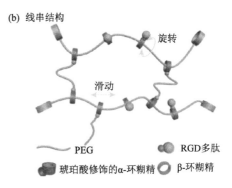

(c) 两亲性嵌段共聚物

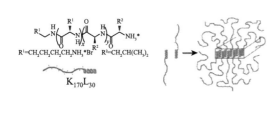

(d) PNIPAm-螺旋多肽

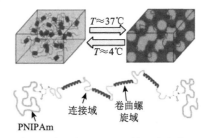

图 8-7　（a）基于主客体相互作用的悬吊设计的剪切变稀水凝胶示意图；（b）基于主客体相互作用的线串设计的滑动凝胶示意图；（c）由亲水（蓝色，聚赖氨酸）和疏水（红色，聚亮氨酸）聚氨基酸组成的两亲性二嵌段共聚肽示意图；（d）PNIPAm-螺旋多肽的自适应性材料设计与可逆变化示意图

中疏水的氨基酸单元可形成疏水的表面，进一步诱导多个螺旋束自组装形成凝胶[143]。在利用螺旋肽的疏水作用设计材料时，可以将具有螺旋结构的蛋白质或多肽与高分子接枝，通过疏水作用直接形成凝胶[144]；也可以将具有螺旋结构的多肽与具有活性端基的高分子接枝，在自组装形成胶束后，利用活性端基交联形成凝胶[145]。

　　两亲性嵌段共聚物可通过疏水作用发生相分离实现自组装。如图 8-7（c）所示，以亲水性聚赖氨酸（K）和疏水性聚亮氨酸（L）的 α-螺旋形成两亲性嵌段聚多肽 K_mL_n（m、n 分别为两种氨基酸单元的数量），通过疏水的螺旋堆叠完成组装过程[146]。选择亲水和疏水性聚合物，如 PEG 和 PPS，可得到两亲性嵌段共聚物[147]。PNIPAm 是一种温敏性的两亲高分子，在 32℃ 左右会发生亲/疏水转变。如图 8-7（d）所示，通过 PNIPAm 与多肽共聚物的自组装，可以得到具有刺激响应性能的材料[148]。

　　3. 氢键

　　氢键由于键能弱易被破坏，多重氢键总的结合常数大大增加，可用于自适应性材料的设计。将配对的胸腺嘧啶和腺嘌呤修饰到聚合物上，能获得可注射的自适应性材料并用于组织再生[149]。类似于碱基配对，脲基嘧啶酮（UPy）中存在四重氢键，也可构建具有自修复效果的材料[150]。此外，多肽中 β 折叠[151]、β 发夹结构[152]与丝状蛋白[153]通过氢键的自组装也可用于设计自适应性材料。

4. 离子键

通过正负电荷的静电作用形成离子键，是常见的物理交联方式。Chaudhuri 与 Mooney 等以海藻酸钙凝胶为基底，系统探究了力学变化对细胞行为与命运的影响[154]。通过调控钙离子浓度、来源和海藻酸盐的分子量，可以调控材料的力学性能[155]。利用磷酸根修饰透明质酸与 Mg^{2+} 或 Ca^{2+} 形成凝胶也可获得用于组织修复的自适应性材料。利用矿化后丰富的 Ca^{2+} 与磷酸根修饰的透明质酸交联可以得到自适应性材料[156]。Zhang 等[157]利用 Mg^{2+} 与磷酸根修饰的透明质酸交联得到自适应性材料。除独特的力学性能外，该材料还可利用 Mg^{2+} 对碱性磷酸酶的活性促进作用来加速所负载的抗炎药物地塞米松的释放，从而得到更好的骨再生效果。

5. 动态共价键

动态共价键是一类可以在平衡条件下断裂和重新形成的可逆化学键。基于生物相容性的考虑，需要毒性较大催化剂或在相对苛刻的温度和 pH 条件下发生的可逆反应无法用于构建自适应性生物材料。表 8-2 为目前已被研究用于组织修复的动态共价键，包括 Diels-Alder 反应生成的环己烯键、腙键、席夫碱键、硫酯键、硼酸酯键和二硫键。

表 8-2　可用于构建自适应性生物材料的动态共价键

动态共价键类型	化学反应	参考文献
可逆 Diels-Alder 反应生成的环己烯键		[158]
腙键		[159]
席夫碱键		[160]
硫酯键		[161]
硼酸酯键		[162]~[164]
二硫键		[165]

可逆 Diels-Alder 反应属于点击化学，选择性和产率高，且无副产物生成。经典的 Diels-Alder 反应需在 100℃ 以上反应，无法适应生理环境。近期研究发现，呋喃与马来酰亚胺在 37℃ 下即可发生可逆 Diels-Alder 反应，因而可用于自适应性生物材料的设计[158]。

腙键由醛基与肼反应得到，具有刺激响应性且可在生理环境下快速形成。中性 pH 条件下脂肪族醛衍生腙的形成和水解速度比芳醛衍生腙快得多。完全由脂肪族腙键交联的凝胶具有快速的力学松弛，更加有利于细胞的铺展与迁移[159]。

席夫碱键可以由醛基或酮与胺反应生成。由于酮与胺的席夫碱反应条件较为苛刻，用于生物材料的席夫碱通常为醛基与胺反应得到。席夫碱可以在特定的环境下发生快速解离与重组，因此有良好的自愈合效果。具有共轭结构的芳香族席夫碱结构稳定，而脂肪族席夫碱更容易发生可逆连接的断裂。

硫酯（如辅酶 A）在生物合成中应用广泛。烷基硫酯的生成在生理 pH 下可快速发生；可以通过 pH 和反应物比例调控硫酯交换。

硼酸酯键由硼酸与二醇类化合物反应形成。通过模仿细菌中凝集素的化学结构，利用"合成凝集素"苯硼酸（PBA）可以得到自愈合材料。但 PBA 需要在低于生理环境的 pH 下修饰高分子骨架，难以直接用于生物材料。通过合成具有苯硼酸结构的单体是一种设计自适应性材料的思路。Narain 等[162]设计了 5-甲基丙烯酰胺-1, 2-苯并噁硼的结构，能够在生理 pH 条件下形成凝胶。

二硫键在天然蛋白质中广泛存在。温和的氧化条件（包括水中溶解的氧气）足以驱动巯基形成二硫键。这种交联机制的潜在局限性是其可能与蛋白质发生反应，影响后者的生物活性。此外，在含有还原剂（如谷胱甘肽）的情况下材料的稳定性较差。

8.3.3　具有刺激回馈性能的自适应性材料在组织再生中的应用

1. 自适应性材料在细胞包埋与传递中的应用

在组织工程与再生医学中，常常需要包埋与传递细胞。用于培养细胞的自适应性材料可以克服传统材料的许多不足，提高移植后细胞存活率和保留率、调控细胞表型等[166]。Zhang 等[141]利用超分子作用构建自适应性水凝胶，通过超分子作用的可逆变化耗散瞬时压缩负荷。相比于完全由共价键组成的凝胶，超分子凝胶显著提高了这种机械损伤下细胞的存活率（图 8-8）。Yang 等[167]利用腙键构建具有自愈合性能的水凝胶。得益于其优异的生物相容性和可逆交联的网络结构，在该水凝胶中封装和培养的 L929 细胞保持了更高的活力和增殖能力。

细胞外基质不但为维持多细胞生物的结构完整性提供了物理支撑，而且还作为生物化学和生物物理信号的储存器，支持细胞的生存、增殖和分化。Chaudhuri 等[168]以腙键为可逆连接开发具有应力松弛特性的水凝胶，具有类似细胞外基质的黏弹性和纤维结构；其动态共价交联导致了水凝胶的整体应力松弛，从而促进细胞扩散和胶原纤维重组。具有应力松弛性质的材料更接近天然细胞外基质中的微环境，利于机械信号的仿生传导（图8-9）。

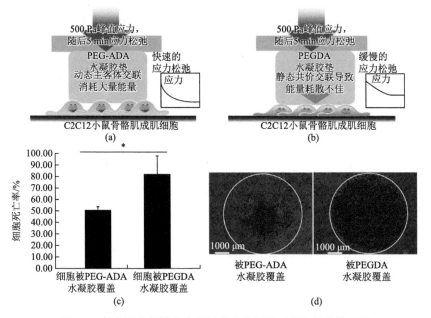

图8-8 超分子水凝胶垫在机械载荷作用下对细胞的保护作用

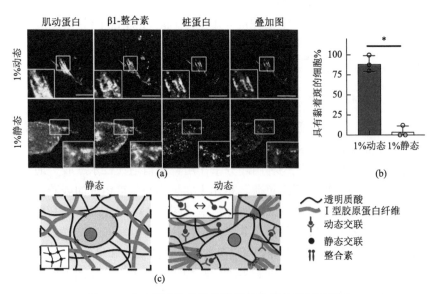

图8-9 应力松弛水凝胶促进了细胞局部黏附的形成

Anseth 等[164]利用动态的硼酸酯键制备了具有快速弛豫性能的材料，松弛时间常数达到秒级或更快。如图 8-10 所示，以人 MSC 为模型，发现快速弛豫特征的材料可促进细胞与基质的相互作用，导致细胞核体积的扩散和增加，并在较长时间内诱导转录共激活因子相关蛋白 Yes-associated protein（YAP）的高表达。

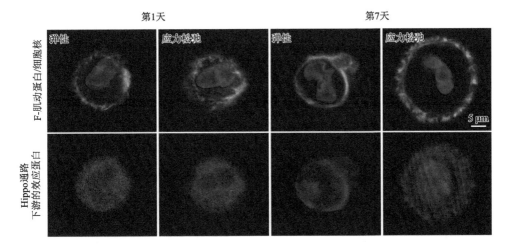

图 8-10　弹性和应力松弛凝胶中，培养 1 天和 7 天后人间充质干细胞形态（上一排图）和 Hippo 通路下游的效应蛋白（YAP/TAZ）的分布（下一排图）

F-肌动蛋白（橙色）；细胞核（蓝色）；YAP/TAZ（洋红色）

通过多价苯硼酸和顺式二醇聚合物的可逆多价相互作用，在基质表面成功地动态引入 RGD 三肽[169]。这一设计可通过与特定的生物分子交换（如葡萄糖或果糖），实现材料对细胞黏附的“可逆”控制（图 8-11）。表面偶联的 RGD 三肽提供黏附位点，促进细胞黏附。在培养基中添加适当的生物分子（葡萄糖或果糖）则可释放 RGD 和黏附的细胞。当培养基恢复到初始生理糖浓度时，可逆共价键恢复，与 RGD 重新键合，引导细胞再次在材料表面黏附。这种生物分子触发材料响应的模式和反馈系统在生物材料研究中有巨大的潜在应用前景。

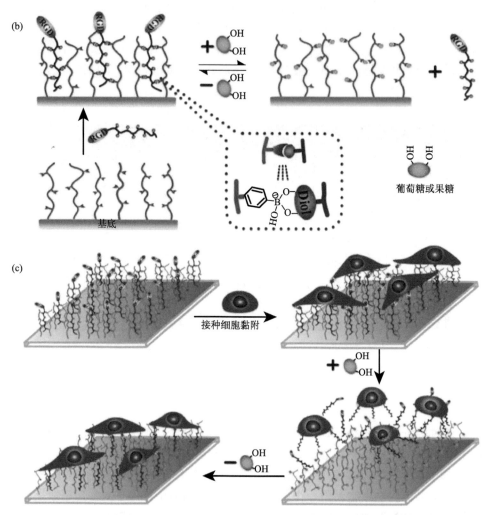

图 8-11 （a）RGD-PGAPMA 和 PHEMA-*g*-PBA 的化学结构；（b）通过可逆多价 PBA/顺式-二醇配合物在基质上动态引入 RGD-PGAPMA 的示意图；（c）通过特定生物分子（如葡萄糖和果糖）可逆地控制细胞黏附

2. 自适应性材料在组织修复中的尝试

心肌梗死（MI）或心脏病发作与至少 50%的死亡有关。Wang 等[170]将 miRNA 包埋于主客体作用形成的透明质酸水凝胶中，并原位注射到心梗后缺血坏死的组织中。体内外试验证明，单次注射水凝胶即可显著刺激局部心肌细胞增殖，促进心肌组织再生和心脏功能重建。

由于细胞在自适应凝胶中具有良好的保留率、存活能力及表型维持，因此可用于组织工程和再生医学。Bochenek 等[171]采用海藻酸钙水凝胶包埋异体胰岛移植到具有 1 型糖尿病的非人灵长类动物体内，探索其诱导胰岛修复的可能。包埋于水凝胶中的胰岛可在一定程度上降低异物反应和囊周纤维化，延长胰岛功能的维持时间。

8.4 ▶ 自适应性材料的免疫响应及组织再生

8.4.1 免疫响应在组织修复过程中的作用

虽然在对组织修复和再生的细胞与分子机制方面的研究已经取得了显著的进展，但现在仍然无法解释为什么哺乳动物成年后会失去无瘢痕化组织完美再生的能力。在大量的例子中，可以找到充分的证据表明免疫系统对于组织修复过程有至关重要的作用，包括瘢痕形成的程度及器官结构和功能的恢复。组织愈合和免疫反应之间的关系非常复杂，因为根据组织、器官和生命阶段（胚胎、新生儿或成人）的不同，免疫反应在组织修复中发挥着负面或正面作用[172]。免疫响应的类型、持续时间和所涉及的细胞可以彻底改变组织愈合过程的结果，使其变为不完全愈合或修复（即瘢痕形成或纤维化）或完全恢复（即再生）。因此，在再生医学中，免疫介导的组织修复和再生机制可能支持现有的再生策略，或可能是使用干细胞和生长因子的替代方案。

组织修复过程中的免疫反应可大致如图 8-12 所示。在组织损伤后的初始炎症期，组织原位巨噬细胞通过损伤相关的分子模式（DAMP）感知组织损伤[173]。中性粒细胞是首个被募集到损伤部位的循环免疫细胞，并且进一步促进炎症和单核细胞/巨噬细胞募集[174]。炎症最初由促炎干扰素-γ（IFN-γ）型巨噬细胞维持，然后在 IL-4 型巨噬细胞的帮助下最终结束[175]。在阻碍组织愈合或导致瘢痕形成的免疫反应类型中，IFN-γ 型巨噬细胞在正反馈环中刺激效应 T 细胞。效应 T 细胞还可以通过炎性细胞因子抑制组织原位干/祖细胞的再生能力。具有促纤维化活性的 M（IL-4）型巨噬细胞促进细胞外基质蛋白沉积，随后导致纤维化（瘢痕形成），并阻止组织的完全再生。此外，周细胞能增加免疫细胞的募集，并通过生长因子如 TGF-β1 分化成促进瘢痕形成的肌成纤维细胞。而在促再生的免疫反应机制中[176]，有相当多的巨噬细胞显示为抗炎/抗纤维化表型，并通过与调节 T 细胞的交流来促进再生。这个过程通过分泌抗炎细胞因子如白介素 IL-10 等又反过来助于维持抗炎/抗纤维化表型[177]。调节 T 细胞还可以通过分泌生长因子来增强内源性干/祖细胞的再生能力。辅助性 T 细胞中的 Th2 细胞可以诱导形成并维持抗纤维化/抗炎性巨噬细胞的表型。

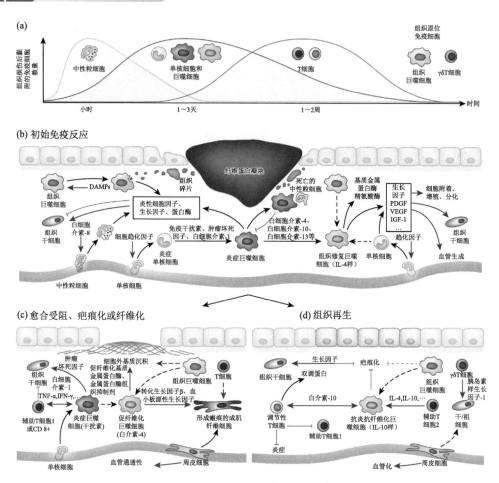

图 8-12　组织修复过程中典型的免疫反应示意图

在组织损伤后几乎总是会发生免疫反应，这种反应通常在受伤后数天至数周内消退。免疫反应的第一阶段涉及非特异性免疫系统的一部分，提供针对侵入受损组织的潜在病原体的即时防御。然而，即使在没有病原体的情况下，最初由受损组织释放的"威胁信号"也会引发免疫反应，即产生所谓的无菌性炎症[178]。在许多组织中，非特异性免疫反应强烈地调节愈合过程。例如，巨噬细胞的各种表型通过清除细胞碎片、重塑 ECM 及合成多种细胞因子和生长因子，在恢复组织稳态中发挥主导作用；非特异性免疫反应随后激活特异性免疫系统。尽管特异性免疫系统最初被认为是组织愈合过程中的次要参与者，但特异性免疫反应最可能在组织修复和再生，特别是 T 细胞活性中起关键作用[179]。目前大量的研究工作集中于移植的间充质干细胞（MSCs）如何调节 T 细胞活性和免疫耐受[180]，但对 T 细胞如何调节干细胞和组织愈合过程的理解才刚刚开始。

8.4.2　生物材料的理化性质对免疫细胞的影响

生物材料按尺度分类，包含零维、一维、二维和三维材料。零维材料主要指微纳米粒，一维材料主要为线状材料，二维材料主要为膜材料，三维材料包括水凝胶、支架材料等。在人体内引入生物材料时，必然会与免疫系统接触，引起免疫反应。同时，鉴于免疫细胞在人体免疫系统反应和组织修复中扮演着重要的角色，各类生物材料对于免疫细胞的影响及调控研究尤为重要。生物材料与免疫细胞相互作用的过程中，材料的尺寸、形貌结构、化学组成和表面性质等理化性质直接决定了材料本体与细胞初步接触时相互作用的形式，并进而影响细胞的行为与功能。

无论是免疫反应还是创伤组织的修复再生，均与多种免疫细胞集群的迁移、黏附、增殖和分化等行为密切相关，并发挥重要作用[181]。当水凝胶、支架、电纺纤维膜等材料植入体内时，与创伤组织接触面积大，材料尺寸远大于细胞，与细胞产生接触性作用，因此材料本身的硬度、孔径和孔隙率、表面拓扑结构等性质直接影响并诱导细胞的黏附、迁移、增殖和分化等行为。为了探究材料的硬度对于巨噬细胞的影响，Blakney 等[182]制备了三种强度分别为 130 kPa、240 kPa、840 kPa 的聚乙二醇水凝胶，并在凝胶上进行巨噬细胞的培养。结果表明，巨噬细胞在不同硬度的水凝胶上的黏附情况基本相同，但细胞形态却明显不同。随着凝胶硬度的增大，圆形的巨噬细胞会被拉伸，并且释放出更多的 TNF-α、IL-1β 等炎症因子。Sussman 等[183]在研究有孔和无孔材料所引起的异物反应区别时发现，有孔材料会影响巨噬细胞的极化，并且孔隙内主要分布 M1 型巨噬细胞而孔隙外主要为 M2 型巨噬细胞。另外，有孔材料周围的纤维化程度较小，血管化程度较高。表面拓扑结构和性质包含梯度修饰、粗糙度、取向度等。Halilovic 等[184]采用微流道法制备了白介素-8（IL-8）的密度梯度材料，探究正交存在的流体流动和 IL-8 因子密度对中性粒细胞迁移行为的影响，发现细胞在梯度变化修饰的材料表面会发生趋化性迁移，而在均匀修饰的表面迁移不明显。Chen 等[185]通过静电纺丝法制备了一系列不同纤维直径和取向的 PLGA 电纺膜，基于 RAW264.7 细胞模型及原代巨噬细胞模型研究其对细胞的免疫影响。结果表明，与 RAW264.7 细胞共培养的 PLGA 电纺膜基本不具有细胞毒性，但是相较于空白对照组，会引起一定的炎症反应。其中，纤维直径较大，无规取向的电纺膜会原位募集大量的巨噬细胞，并刺激 RAW264.7 细胞释放更多的 TNF-α、IL-1β、IL-6 等炎症因子，引发更明显的炎症反应。

微纳米粒的尺寸一般从一纳米到几微米。由于其存在量子尺寸效应、表面效应、体积效应和宏观量子隧道效应等[186]，呈现出不同于其他尺度生物材料的特殊理化性能。微纳米粒可包载多种药物和生物大分子，并可以根据靶向部位的组织微环境（pH、活性氧、基质金属蛋白酶等）或外部环境（温度、紫外光照、磁性等）的特点，在其结构中引入环境响应性的化学键或分子，同时对其表面进行靶向修饰，从而实现负载物的靶向输送及响应性释放。因此，微纳米粒在药物传递、基因治疗、细胞筛选、细胞及生物体成像等方面得到了广泛应用[187-190]。然而，进入血液循环或肝脏、肺部、神经等组织的微纳米粒，可能会引起组织和器官的异常。从细胞层面来说，粒子会与细胞发生作用并被细胞吞噬，该过程的具体机理和可能引起的细胞功能变化的研究对于粒子的安全性设计及相关疾病的诊断、治疗都十分重要。针对潜在免疫毒性的研究已经表明，微纳米粒会激活免疫系统的免疫反应、组织的炎症反应，导致免疫细胞的基因毒性等，其程度和粒子的尺寸、形貌、表面电位、组成等理化性质密切相关[191]。在粒子中装载免疫抑制药物是用粒子抑制免疫反应的一种主要方法。Higaki 等[192]制备了包裹糖皮质激素或类固醇的 PLGA 微粒。发现在鼠关节炎模型中，该微粒可以将药物传递到炎症部位，抑制组织炎症。部分研究也直接利用微粒本身的性质来抑制免疫反应。Mitchell 等[193]在微粒中引入碳纳米管，发现其会导致肺泡中的巨噬细胞分泌更多的 TGF-β，并抑制 B 细胞的功能。Zhang 等[194]探究了不同蛋白修饰的壳聚糖微粒对于巨噬细胞炎症反应的影响及其在全血中的免疫响应性，包含免疫细胞的吞噬作用和激活情况。他们通过乳化交联的方法制备了表面修饰不同种类和数量的人血清白蛋白（HSA）和卵清蛋白（OVA）的四种壳聚糖（CS）微粒，分别为 CS@HSA-10、CS@HSA-57、CS@OVA-13、CS@OVA-65。将其与 RAW264.7 细胞和 THP-1 细胞共培养，发现表面蛋白修饰量相当时，巨噬细胞对于 CS@OVA 的胞吞量大于 CS@HSA，且释放出更多的 TNF-α 和 IL-6 等炎症因子。将微粒与人全血共孵育时，发现同等条件下全血中的中性粒细胞和单核细胞对 CS@OVA 的胞吞量要明显大于 CS@HSA，同时释放更多的炎症因子，并且 CS@OVA 能够激活更多的血小板，表明表面修饰 OVA 的壳聚糖粒子相较于表面修饰 HSA 会引起更强的免疫反应。Chen 等[195, 196]研究了金纳米微粒和 PLGA 微粒的尺寸、表面性质、降解性能等理化性质对巨噬细胞免疫反应和极化表型调控的影响。他们制备了粒径分别为 12 nm、35 nm、60 nm 三种尺寸的金纳米粒（GNP），并在其表面分别修饰 PEG 和卵清蛋白，得到 GNP@PEG 和 GNP@OVA。结果表明，GNP 粒径越大，胞吞量越大，但对巨噬细胞的免疫影响较小；相对于 GNP@PEG，GNP@OVA 会引起更明显的免疫反应。特别是当粒径大于 35 nm 时，GNP@PEG 微粒几乎不表现免疫毒性。在不同 PLGA 微粒对巨噬细胞免疫影响的研究中发现，细胞的炎症反应可能主要来源于微粒表面携带的分散剂或内毒素。

8.4.3　自适应性材料通过调节自体免疫系统影响组织再生的作用

免疫系统是由生物体体内一系列的生物学结构和进程所组成的疾病防御系

统，是身体维持的重要参与者；动物体内的自身免疫调节对生命体起着非常重要的作用。在创伤组织产生炎症及再生的过程中，炎症期的消退和向再生期的过渡对损伤后修复的效果至关重要，并且在这个过程中，自体的免疫反应发挥了重要的作用。尽管生物材料在科学研究和临床应用中促进组织修复再生方面展现出了良好的性能，其引入生物体后引起的免疫反应及伤害仍然不可忽略，亟待解决。一旦植入处的免疫反应持续存在，自体免疫调节失衡，炎症长期存在，则可能加重病情、阻碍修复。因此，构建一种可以调节自体免疫系统的自适应性材料对于维持免疫平衡、促进组织修复再生具有重要意义。

创伤组织修复过程中涉及的免疫细胞主要是中性粒细胞、巨噬细胞、树突状细胞等，而对应的组织微环境中存在着大量免疫细胞分泌的促炎或抑炎的细胞因子与分子（IL-6、TNF-α、ROS、IL-10 等），二者互相影响，协同作用。近年来，已有相关研究构建了可以调控免疫反应从而促进组织修复再生的生物材料。概括来说，主要是从调控免疫细胞和改变微环境两个方面入手。具体有三个策略：调节材料的理化性能，包括尺寸、孔隙率、表面拓扑结构等物理性能和降解性、表面化学修饰、化学组成等化学性能；材料包埋或结合一些抗炎药物及分子；材料中引入单核细胞、巨噬细胞或干细胞等细胞，共同促进组织修复再生（图 8-13）[181, 197, 198]。

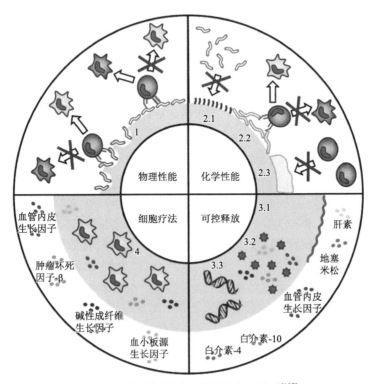

图 8-13　免疫调控生物材料的构建策略[197]

植入生物体的材料表面很快会有蛋白质沉积，并进而诱导细胞的迁移、黏附，诱发炎症反应，影响材料功能发挥。解决此问题的一个传统方法就是对材料表面进行亲水性修饰[199]。但是亲水性表面只能在体外试验或体内的急性炎症期维持抗蛋白黏附的性质，体内仍会出现慢性炎症，影响正常修复[200]。相对于构建亲水性抗黏附表面以减小植入材料与周围细胞组织的作用，提高材料本体和表面的活性以积极与周围细胞组织发生作用从而提高生物相容性、减小免疫反应显得更为重要。例如，材料本体选用与细胞外基质成分类似的硫酸化透明质酸、纤维蛋白原等组分[201]，诱导细胞经历类似正常组织的免疫和修复过程。组织修复的进程除免疫反应外，血管化、纤维化等生理活动同样对完全的组织再生十分重要，而免疫细胞在其中均发挥一定的作用。Dohle 等[202]将源于 THP-1 细胞的巨噬细胞加入成骨细胞/内皮细胞共培养体系中，发现有血管样结构生成，说明巨噬细胞可作为诱导血管化的趋化物。通过在材料中包埋或结合一些抗炎药物及分子，可以有效提高材料抑制、调节微环境的炎症反应能力，促进组织修复。常用的抗炎药物或分子主要是多酚类、多糖类物质，以及功能性的酶，如过氧化氢酶、超氧化物歧化酶等。

尽管目前的研究中已经制备了一些能够调节免疫反应的材料，也有一定的促进组织修复的效果，但是它们大多针对免疫反应的某个阶段或某个具体节点进行调节。整个组织修复过程的免疫反应涉及三个阶段，材料只有尽可能长久地适应并调节免疫反应，才能真正获得自适应性组织再生材料。基于炎症微环境中的过量 ROS 表达，设计 ROS 响应性的材料并结合免疫调节的思路可较好地切合自适应性材料的理念。大量研究表明，心血管疾病（心肌梗死和动脉粥样硬化）、糖尿病、神经性疾病（阿尔茨海默病）及各类炎症性疾病的病理微环境中均含有高浓度的 ROS。通过在材料中引入 ROS 响应的功能基团，将材料作为药物的传递载体，利用疾病微环境中高浓度的 ROS，触发材料的物理、化学性能发生转变，从而在疾病部位释放药物，能够同时起到调节疾病微环境和促进组织再生的作用。PPS 是最早发现的一类 ROS 响应材料。在氧化环境下，聚合物链中的疏水硫化物可以转化为亲水的亚砜和砜，从而显著提高聚合物的水溶性[203]。PEG 与 PPS 的二嵌段共聚物（PEG-*b*-PPS）胶束可作为治疗动脉粥样硬化的智能药物传递系统。在动脉粥样硬化斑块的氧化微环境下，ROS 反应性胶束快速释放负载的药物，并具有良好的清除炎症部位过量 ROS 的能力，从而降低病变部位的炎症和氧化应激[134]。在糖尿病小鼠外周动脉疾病下肢缺血模型中，以 PPS 为原料制备了一种新型的微粒并实现了"按需给药"的抗氧化治疗。负载药物姜黄素的 PPS 微球具有良好的细胞相容性，可提高细胞在外源性氧化应激下的生存能力，降低体外细胞死亡，并降低体内和体外的 ROS 水平。在功能上，局部注射负载姜黄素的 PPS 微球可以加速糖尿病小鼠下肢缺血的恢复[204]。基于 PPS 的嵌段共聚物可以通过调节过氧化氢的浓度实现"按需给药"。急性肝损伤小鼠模型研究表明，与等量的药物相比，包载抗氧化治疗分子褪黑素（Mel）的 PEG-*b*-PPS 在减轻氧化应激、炎症反应和其后的肝损伤方面具有更好的效果[135]。另一类基于 ROS 响应的材料聚酮缩硫醇（1,4-苯乙烯丙酮二亚甲基硫代酮，PPADT）在酸碱性条件下稳定存在，但是在 ROS 的作用下选择性降解，并导致聚合物链断裂。在小鼠溃疡性结肠炎模型中，口服负载有促炎的 TNF-α 的 PPADT 纳米粒，能够降低结肠内 TNF-α 信使 RNA 的水平并保护小鼠免受溃疡性结肠炎影响[132]。Zhang 等制备了他克莫司（FK506）/PPADT 纳米微粒，并研究了其对 $PM_{2.5}$ 微粒的毒性和炎症抑制[205]。结果证明，FK506/PPADT 纳米微粒在体外细胞实验和体内动物实验中都表现出明显的解毒效果，并抑制炎症因子的释放、减弱 $PM_{2.5}$ 所引起的炎症反应。这种纳米粒通过抑制过度的炎症反应来调节组织的微环境，在各种疾病治疗上有广泛的应用前景。

免疫反应在创伤组织修复再生进程中发挥着重要作用，其中伴随着一系列免疫细胞的协调作用及对于炎症微环境的调控。具有免疫响应的自适应性材料能够响应炎症微环境，通过负载抗炎药物或包载细胞等，可以更好地调节免疫反应和组织再生。虽然自适应性材料已有一些原型设计，并初步验证了概念和潜在的应用前景，但当前的材料体系针对的是某种特定的免疫细胞或微环境中的某种因子进行调节，实现免疫响应仍然较为简单和静态。如何根据修复的不同进程，通过自适应再生材料的应用实现对免疫细胞、微环境的动态响应，从而更好地适应复杂的组织修复再生过程，仍然需要更加深入的研究。

参 考 文 献

[1] Zheng H, Du W, Duan Y, et al. Biodegradable anisotropic microparticles for stepwise cell adhesion and preparation of janus cell microparticles. ACS Applied Materials & Interfaces, 2018, 10：36776-36785.

[2] Zhu Y, Mao Z, Shi H, et al. In-depth study on aminolysis of poly(ε-caprolactone)：back to the fundamentals. Science China Chemistry, 2012, 55：2419-2427.

[3] Wu S, Du W, Duan Y, et al. Regulating the migration of smooth muscle cells by a vertically distributed poly(2-hydroxyethyl methacrylate)gradient on polymer brushes covalently immobilized with RGD peptides. Acta Biomaterialia, 2018, 75：75-92.

[4] Yu S, Gao Y, Mei X, et al. Preparation of an Arg-Glu-Asp-Val peptide density gradient on hyaluronic acid-coated poly(ε-caprolactone)film and its influence on the selective adhesion and directional migration of endothelial cells. ACS Applied Materials & Interfaces, 2016, 8：29280-29288.

[5] Zheng X, Pan X, Pang Q, et al. Selective capture of mesenchymal stem cells over fibroblasts and immune cells on E7-modified collagen substrates under flow circumstances. Journal of Materials Chemistry B, 2018, 6：165-173.

[6] Zhang H, Wang D, Lin X, et al. Fabrication of UV responsive micelles-containing multilayers and their influence on cell adhesion. Science China Chemistry, 2018, 61：54-63.

[7] Wu S, Zhang D, Bai J, et al. Temperature-gating titania nanotubes regulate migration of endothelial cells. ACS

Applied Materials & Interfaces, 2019, 11: 1254-1266.

[8] Wu J, Mao Z, Gao C. Controlling the migration behaviors of vascular smooth muscle cells by methoxy poly(ethylene glycol)brushes of different molecular weight and density. Biomaterials, 2012, 33: 810-820.

[9] Ren T, Mao Z, Guo J, et al. Directional migration of vascular smooth muscle cells guided by a molecule weight gradient of poly(2-hydroxyethyl methacrylate)brushes. Langmuir, 2013, 29: 6386-6395.

[10] Han L, Mao Z, Wu J, et al. Influences of surface chemistry and swelling of salt-treated polyelectrolyte multilayers on migration of smooth muscle cells. Journal of the Royal Society Interface, 2012, 9: 3455-3468.

[11] Ren T, Ni Y, Du W, et al. Dual responsive surfaces based on host-guest interaction for dynamic mediation of cell-substrate interaction and cell migration. Advanced Materials Interfaces, 2017, 4: 1500865.

[12] Yu S, Zuo X, Shen T, et al. A density gradient of VAPG peptides on a cell-resisting surface achieves selective adhesion and directional migration of smooth muscle cells over fibroblasts. Acta Biomaterialia, 2018, 72: 70-81.

[13] Li X, Dai Y, Shen T, et al. Induced migration of endothelial cells into 3D scaffolds by chemoattractants secreted by pro-inflammatory macrophages *in situ*. Regenerative Biomaterials, 2017, 4: 139-148.

[14] Yu S, Duan Y, Zuo X, et al. Mediating the invasion of smooth muscle cells into a cell-responsive hydrogel under the existence of immune cells. Biomaterials, 2018, 180: 193-205.

[15] Moroni L, Klein G M, Benetti E M. Polymer brush coatings regulating cell behavior: passive interfaces turn into active. Acta Biomaterialia, 2014, 10 (6): 2367-2378.

[16] Fields R D, Stevens-Graham B. Neuroscience: new insights into neuron-glia communication. Science, 2002, 298 (5593): 556-562.

[17] Humphries J D, Askari J A, Zhang X, et al. Molecular basis of ligand recognition by integrin $\alpha_5\beta_1$. Journal of Biological Chemistry, 2000, 275 (27): 20337-20345.

[18] Kato R, Kaga C, Kanie K, et al. Peptide array-based peptide-cell interaction analysis. Mini-Reviews in Organic Chemistry, 2011, 8 (2): 171-177.

[19] Hristov M, Erl W, Weber P C. Endothelial progenitor cells. Arteriosclerosis, Thrombosis, and Vascular Biology, 2003, 23 (7): 1185-1189.

[20] Hristov M, Weber C. Endothelial progenitor cells: characterization, pathophysiology, and possible clinical relevance. Journal of Cellular and Molecular Medicine, 2004, 8 (4): 498-508.

[21] Melchiorri A J, Hibino N, Yi T, et al. Contrasting biofunctionalization strategies for the enhanced endothelialization of biodegradable vascular grafts. Biomacromolecules, 2015, 16 (2): 437-446.

[22] Zhang M, Wang K, Wang Z, et al. Small-diameter tissue engineered vascular graft made of electrospun PCL/lecithin blend. Journal of Materials Science: Materials in Medicine, 2012, 23 (11): 2639-2648.

[23] Hirose S, Ise H, Uchiyama M, et al. Regulation of asialoglycoprotein receptor expression in the proliferative state of hepatocytes. Biochemical and Biophysical Research Communications, 2001, 287 (3): 675-681.

[24] Kim S H, Hoshiba T, Akaike T. Hepatocyte behavior on synthetic glycopolymer matrix: inhibitory effect of receptor-ligand binding on hepatocyte spreading. Biomaterials, 2004, 25 (10): 1813-1823.

[25] Iwasaki Y, Takami U, Shinohara Y, et al. Selective biorecognition and preservation of cell function on carbohydrate-immobilized phosphorylcholine polymers. Biomacromolecules, 2007, 8 (9): 2788-2794.

[26] Kurimoto R, Kanie K, Idota N, et al. Combinational effect of cell adhesion biomolecules and their immobilized polymer property to enhance cell-selective adhesion. International Journal of Polymer Science, 2016 (23): 1-9.

[27] Gautrot J E, Malmström J, Sundh M, et al. The nanoscale geometrical maturation of focal adhesions controls stem cell differentiation and mechanotransduction. Nano Letters, 2014, 14 (7): 3945-3952.

[28]　Janmey P A, Miller R T. Mechanisms of mechanical signaling in development and disease. Journal of Cell Science, 2011, 124（1）: 9-18.

[29]　Buxboim A, Ivanovska I L, Discher D E. Matrix elasticity, cytoskeletal forces and physics of the nucleus: how deeply do cells feel outside and in? Journal of Cell Science, 2010, 123（3）: 297-308.

[30]　Kuo C R, Xian J, Brenton J D, et al. Complex stiffness gradient substrates for studying mechanotactic cell migration. Advanced Materials, 2012, 24（45）: 6059-6064.

[31]　Dalby M J, Gadegaard N, Tare R, et al. The control of human mesenchymal cell differentiation using nanoscale symmetry and disorder. Nature Materials, 2007, 6（12）: 997-1003.

[32]　Richert L, Vetrone F, Yi J, et al. Surface nanopatterning to control cell growth. Advanced Materials, 2008, 20（8）: 1488-1492.

[33]　Park J, Bauer S, Schlegel K A, et al. TiO$_2$ nanotube surfaces: 15 nm: an optimal length scale of surface topography for cell adhesion and differentiation. Small, 2009, 5（6）: 666-671.

[34]　Geiger B, Bershadsky A, Pankov R, et al. Transmembrane crosstalk between the extracellular matrix and the cytoskeleton. Nature Reviews Molecular Cell Biology, 2001, 2: 793-805.

[35]　Cohen M, Joester D, Geiger B, et al. Spatial and temporal sequence of events in cell adhesion: from molecular recognition to focal adhesion assembly. Chembiochem, 2004, 5（10）: 1393-1399.

[36]　Csaderova L, Martines E, Seunarine K, et al. A biodegradable and biocompatible regular nanopattern for large-scale selective cell growth. Small, 2010, 6（23）: 2755-2761.

[37]　Julier Z, Park A J, Briquez P S, et al. Promoting tissue regeneration by modulating the immune system. Acta Biomaterialia, 2017, 53: 13-28.

[38]　Singh A. Biomaterials innovation for next generation ex vivo immune tissue engineering. Biomaterials, 2017, 130: 104-110.

[39]　Wynn T A. Cellular and molecular mechanisms of fibrosis. Journal of Pathology, 2008, 214（2）: 199-210.

[40]　Vishwakarma A, Bhise N S, Evangelista M B, et al. Engineering immunomodulatory biomaterials to tune the inflammatory response. Trends in Biotechnology, 2016, 34（6）: 470-482.

[41]　Andorko J I, Jewell C M. Designing biomaterials with immunomodulatory properties for tissue engineering and regenerative medicine. Bioengineering & Translational Medicine, 2017, 2（2）: 139-155.

[42]　Zhang K, Zheng J, Bian G, et al. Polarized macrophages have distinct roles in the differentiation and migration of embryonic spinal-cord-derived neural stem cells after grafting to injured sites of spinal cord. Molecular Therapy, 2015, 23（6）: 1077-1091.

[43]　Zhang Q, Hwang J W, Oh J H, et al. Effects of the fibrous topography-mediated macrophage phenotype transition on the recruitment of mesenchymal stem cells: an in vivo study. Biomaterials, 2017, 149: 77-87.

[44]　Németh K, Leelahavanichkul A, Yuen P S T, et al. Bone marrow stromal cells attenuate sepsis via prostaglandin E2-dependent reprogramming of host macrophages to increase their interleukin-10 production. Nature Medicine, 2008, 15: 42-49.

[45]　Singer N G, Caplan A I. Mesenchymal stem cells: mechanisms of inflammation. Annual review of pathology. Mechanisms of Disease, 2011, 6（1）: 457-478.

[46]　Ylöstalo J H, Bartosh T J, Coble K, et al. Human mesenchymal stem/stromal cells cultured as spheroids are self-activated to produce prostaglandin E2 that directs stimulated macrophages into an anti-inflammatory phenotype. Stem Cells, 2012, 30（10）: 2283-2296.

[47]　Hughes J E, Srinivasan S, Lynch K R, et al. Sphingosine-1-phosphate induces an antiinflammatory phenotype in

macrophages. Circulation Research, 2008, 102（8）: 950-958.

[48] Murakami M, Saito T, Tabata Y. Controlled release of sphingosine-1-phosphate agonist with gelatin hydrogels for macrophage recruitment. Acta Biomaterialia, 2014, 10（11）: 4723-4729.

[49] Das A, Segar C E, Hughley B B, et al. The promotion of mandibular defect healing by the targeting of S1P receptors and the recruitment of alternatively activated macrophages. Biomaterials, 2013, 34（38）: 9853-9862.

[50] Combadiere C, Potteaux S, Rodero M, et al. Combined inhibition of CCL2, CX3CR1, and CCR5 abrogates Ly6C （hi）and Ly6C（lo）monocytosis and almost abolishes atherosclerosis in hypercholesterolemic mice. Circulation, 2008, 117（13）: 1649-1657.

[51] San E C L, Olingy C E, Chu Y, et al. Selective recruitment of non-classical monocytes promotes skeletal muscle repair. Biomaterials, 2017, 117: 32-43.

[52] Kushwaha M, Anderson J M, Bosworth C A, et al. A nitric oxide releasing, self assembled peptide amphiphile matrix that mimics native endothelium for coating implantable cardiovascular devices. Biomaterials, 2010, 31（7）: 1502-1508.

[53] Takahashi H, Letourneur D, Grainger D W. Delivery of large biopharmaceuticals from cardiovascular stents: a review. Biomacromolecules, 2007, 8（11）: 3281-3293.

[54] Lin Q, Ding X, Qiu F, et al. In situ endothelialization of intravascular stents coated with an anti-CD34 antibody functionalized heparin-collagen multilayer. Biomaterials, 2010, 31（14）: 4017-4025.

[55] Acharya G, Park K. Mechanisms of controlled drug release from drug-eluting stents. Advanced Drug Delivery Reviews, 2006, 58（3）: 387-401.

[56] Hehrlein C, Arab A, Bode C. Drug-eluting stent: the "magic bullet" for prevention of restenosis? Basic Research in Cardiology, 2002, 97（6）: 417-423.

[57] Larsen C C, Kligman F, Kottke-Marchant K, et al. The effect of RGD fluorosurfactant polymer modification of ePTFE on endothelial cell adhesion, growth, and function. Biomaterials, 2006, 27（28）: 4846-4855.

[58] Shin Y M, Jo S Y, Park J S, et al. Synergistic effect of dual-functionalized fibrous scaffold with BCP and RGD containing peptide for improved osteogenic differentiation. Macromolecular Bioscience, 2014, 14（8）: 1190-1198.

[59] Chen X, Sevilla P, Aparicio C. Surface biofunctionalization by covalent co-immobilization of oligopeptides. Colloids and Surfaces B: Biointerfaces, 2013, 107（Supplement C）: 189-197.

[60] Wei Y, Ji Y, Xiao L L, et al. Surface engineering of cardiovascular stent with endothelial cell selectivity for in vivo re-endothelialisation. Biomaterials, 2013, 34（11）: 2588-2599.

[61] Kuwabara F, Narita Y, Yamawaki-Ogata A, et al. Novel small-caliber vascular grafts with trimeric peptide for acceleration of endothelialization. Annals of Thoracic Surgery, 2012, 93（1）: 156-163.

[62] Yu S, Mao Z, Gao C. Preparation of gelatin density gradient on poly(ε-caprolactone)membrane and its influence on adhesion and migration of endothelial cells. Journal of Colloid and Interface Science, 2015, 451: 177-183.

[63] Hundt C, Peyrin J M, Haïk S, et al. Identification of interaction domains of the prion protein with its 37kDa/67kDa laminin receptor. The EMBO Journal, 2001, 20（21）: 5876-5886.

[64] Lee J S, Lee K, Moon S H, et al. Mussel-inspired cell-adhesion peptide modification for enhanced endothelialization of decellularized blood vessels. Macromolecular Bioscience, 2014, 14（8）: 1181-1189.

[65] Kouvroukoglou S, Dee K C, Bizios R, et al. Endothelial cell migration on surfaces modified with immobilized adhesive peptides. Biomaterials, 2000, 21（17）: 1725-1733.

[66] Andukuri A, Minor W P, Kushwaha M, et al. Effect of endothelium mimicking self-assembled nanomatrices on cell adhesion and spreading of human endothelial cells and smooth muscle cells. Nanomedicine: Nanotechnology,

Biology and Medicine, 2010, 6（2）：289-297.

[67] Yu J, Lee A R, Lin W H, et al. Electrospun PLGA fibers incorporated with functionalized biomolecules for cardiac tissue engineering. Tissue Engineering, Part A, 2014, 20（13-14）：1896-1907.

[68] Ren T, Yu S, Mao Z, et al. Complementary density gradient of poly(hydroxyethyl methacrylate)and YIGSR selectively guides migration of endotheliocytes. Biomacromolecules, 2014, 15（6）：2256-2264.

[69] Carmeliet P. Mechanisms of angiogenesis and arteriogenesis. Nature Medicine, 2000, 6（4）：389-395.

[70] Avci-Adali M, Ziemer G, Wendel H P. Induction of EPC homing on biofunctionalized vascular grafts for rapid *in vivo* self-endothelialization：a review of current strategies. Biotechnology Advances, 2010, 28（1）：119-129.

[71] Seeto W J, Tian Y, Lipke E A. Peptide-grafted poly(ethylene glycol)hydrogels support dynamic adhesion of endothelial progenitor cells. Acta Biomaterialia, 2013, 9（9）：8279-8289.

[72] Veleva A N, Heath D E, Cooper S L, et al. Selective endothelial cell attachment to peptide-modified terpolymers. Biomaterials, 2008, 29（27）：3656-3661.

[73] Cattin A L, Lloyd A C. The multicellular complexity of peripheral nerve regeneration. Current Opinion in Neurobiology, 2016, 39：38-46.

[74] Nakatomi H, Kuriu T, Okabe S, et al. Regeneration of hippocampal pyramidal neurons after ischemic brain injury by recruitment of endogenous neural progenitors. Cell, 2002, 110（4）：429-441.

[75] Mammadov B, Sever M, Guler M O, et al. Neural differentiation on synthetic scaffold materials. Biomaterials Science, 2013, 1（11）：1119-1137.

[76] Jiang B, Yang J, Rahoui N, et al. Functional polymer materials affecting cell attachment. Advances in Colloid and Interface Science, 2017, 250：185-194.

[77] Koss K M, Unsworth L D. Neural tissue engineering：bioresponsive nanoscaffolds using engineered self-assembling peptides. Acta Biomaterialia, 2016, 44（15）：2-15.

[78] Zhuang P, Sun A X, An J, et al. 3D neural tissue models：from spheroids to bioprinting. Biomaterials, 2018, 154：113-133.

[79] Gunay G, Sever M, Tekinay A B, et al. Three-dimensional laminin mimetic peptide nanofiber gels for *in vitro* neural differentiation. Biotechnology Journal, 2017, 12（12）：1700080.

[80] Conforti L, Gilley J, Coleman M P. Wallerian degeneration：an emerging axon death pathway linking injury and disease. Nature Reviews Neuroscience, 2014, 15：394-409.

[81] Taniuchi M, Clark H B, Johnson E M. Induction of nerve growth-factor receptor in schwann-cells after axotomy. Proceedings of the National Academy of Sciences of the United States of America, 1986, 83（11）：4094-4098.

[82] Salonen V, Aho H, Roytta M, et al. Quantitation of Schwann-cells and endoneurial fibroblast-like cells after experimental nerve trauma. Acta Neuropathologica, 1988, 75（4）：331-336.

[83] Wang H B, Mullins M E, Cregg J M, et al. Varying the diameter of aligned electrospun fibers alters neurite outgrowth and Schwann cell migration. Acta Biomaterialia, 2010, 6（8）：2970-2978.

[84] Richard L, Topilko P, Magy L, et al. Endoneurial fibroblast-like cells. Journal of Neuropathology and Experimental Neurology, 2012, 71（11）：938-947.

[85] Kam L, Shain W, Turner J N, et al. Selective adhesion of astrocytes to surfaces modified with immobilized peptides. Biomaterials, 2002, 23（2）：511-515.

[86] Farrukh A, Ortega F, Fan W, et al. Bifunctional hydrogels containing the laminin motif IKVAV promote neurogenesis. Stem Cell Reports, 2017, 9（5）：1432-1440.

[87] Ren T, Yu S, Mao Z, et al. A complementary density gradient of zwitterionic polymer brushes and NCAM peptides

for selectively controlling directional migration of Schwann cells. Biomaterials, 2015, 56: 58-67.

[88] Konagaya S, Kato K, Nakaji-Hirabayashi T, et al. Selective and rapid expansion of human neural progenitor cells on substrates with terminally anchored growth factors. Biomaterials, 2013, 34 (25): 6008-6014.

[89] Silva G A, Czeisler C, Niece K L, et al. Selective differentiation of neural progenitor cells by high-epitope density nanofibers. Science, 2004, 303 (5662): 1352-1355.

[90] Capeletti L B, Cardoso M B, Zimnoch D S J H, et al. Hybrid thin film organosilica sol-gel coatings to support neuronal growth and limit astrocyte growth. ACS Applied Materials & Interfaces, 2016, 8 (41): 27553-27563.

[91] Ellis-Behnke R. Nano neurology and the four P's of central nervous system regeneration: preserve, permit, promote, plasticity. Medical Clinics of North America, 2007, 91 (5): 937-962.

[92] Cregg J M, DePaul M A, Filous A R, et al. Functional regeneration beyond the glial scar. Experimental Neurology, 2014, 253: 197-207.

[93] Robel S, Sontheimer H. Glia as drivers of abnormal neuronal activity. Nature Neuroscience, 2016, 19 (1): 28-33.

[94] Fawcett J W, Asher R A. The glial scar and central nervous system repair. Brain Research Bulletin, 1999, 49 (6): 377-391.

[95] Malkoc V, Gallego-Perez D, Nelson T, et al. Controlled neuronal cell patterning and guided neurite growth on micropatterned nanofiber platforms. Journal of Micromechanics and Microengineering, 2015, 25 (12): 125001.

[96] Fozdar D, Chen S, Schmidt C. Selective axonal growth of embryonic hippocampal neurons according to topographic features of various sizes and shapes. International Journal of Nanomedicine, 2011, 6: 45-57.

[97] Sahab N S, Khaksar Z, Aligholi H, et al. Enhancement of neural stem cell survival, proliferation, migration, and differentiation in a novel self-assembly peptide nanofibber scaffold. Molecular Neurobiology, 2017, 54 (10): 8050-8062.

[98] Chua J S, Chng C P, Moe A A K, et al. Extending neurites sense the depth of the underlying topography during neuronal differentiation and contact guidance. Biomaterials, 2014, 35 (27): 7750-7761.

[99] Ferrari A, Cecchini M, Serresi M, et al. Neuronal polarity selection by topography-induced focal adhesion control. Biomaterials, 2010, 31 (17): 4682-4694.

[100] Tan K K B, Tann J Y, Sathe S R, et al. Enhanced differentiation of neural progenitor cells into neurons of the mesencephalic dopaminergic subtype on topographical patterns. Biomaterials, 2015, 43: 32-43.

[101] Chun J, Bhak G, Lee S G, et al. κ-Casein-based hierarchical suprastructures and their use for selective temporal and spatial control over neuronal differentiation. Biomacromolecules, 2012, 13 (9): 2731-2738.

[102] Krsko P, McCann T E, Thach T T, et al. Length-scale mediated adhesion and directed growth of neural cells by surface-patterned poly(ethylene glycol)hydrogels. Biomaterials, 2009, 30 (5): 721-729.

[103] Han H C, Lo H C, Wu C Y, et al. Nano-textured fluidic biochip as biological filter for selective survival of neuronal cells. Journal of Biomedical Materials Research, Part A, 2015, 103 (6): 2015-2023.

[104] Zhang D, Wu S, Feng J, et al. Micropatterned biodegradable polyesters clicked with CQAASIKVAV promote cell alignment, directional migration, and neurite outgrowth. Acta Biomaterialia, 2018, 74: 143-155.

[105] Zhang D, Xu S, Wu S, et al. Micropatterned poly(D, L-lactide-*co*-caprolactone)films entrapped with gelatin for promoting the alignment and directional migration of Schwann cells. Journal of Materials Chemistry B, 2018, 6 (8): 1226-1237.

[106] Ma L, Gao C, Mao Z, et al. Collagen/chitosan porous scaffolds with improved biostability for skin tissue engineering. Biomaterials, 2003, 24: 4833-4841.

[107] Shi Y, Ma L, Zhou J. Collagen/chitosan-silicone membrane bilayer scaffold as a dermal equivalent. Polymers for

Advanced Technologies, 2005, 16: 789-794.

[108] Ma L, Shi Y, Chen Y, et al. *In vitro* and *in vivo* biological performance of collagen-chitosan/silicone membrane bilayer dermal equivalent. Journal of Materials Science: Materials in Medicine, 2007, 18: 2185-2191.

[109] Guo R, Xu S, Ma L, et al. Enhanced angiogenesis of gene-activated dermal equivalent for treatment of full thickness incisional wounds in a porcine model. Biomaterials, 2010, 31: 7308-7320.

[110] Guo R, Xu S, Ma L, et al. The healing of full-thickness burns treated by using plasmid DNA encoding VEGF-165 activated collagen-chitosan dermal equivalents. Biomaterials, 2011, 32: 1019-1031.

[111] Liu X, Ma L, Liang J, et al. RNAi functionalized collagen-chitosan/silicone membrane bilayer dermal equivalent for full-thickness skin regeneration with inhibited scarring. Biomaterials, 2013, 34: 2038-2048.

[112] Kolakshyapati P, Li X, Chen C, et al. Gene-activated matrix/bone marrow-derived mesenchymal stem cells constructs regenerate sweat glands-like structure *in vivo*. Scientific Reports, 2017, 7: 17630.

[113] Goldring S R, Goldring M B. Changes in the osteochondral unit during osteoarthritis: structure, function and cartilage-bone crosstalk. Nature Reviews Rheumatology, 2016, 12: 632.

[114] Nukavarapu S P, Dorcemus D L. Osteochondral tissue engineering: current strategies and challenges. Biotechnology Advances, 2013, 31: 706-721.

[115] Li B, Yang J Z, Ma L, et al. Influence of the molecular weight of poly(lactide-*co*-glycolide)on the *in vivo* cartilage repair by a construct of poly(lactide-*co*-glycolide)/fibrin gel/mesenchymal stem cells/transforming growth factor-β1. Tissue Engineering, Part A, 2014, 20: 1-11.

[116] Wakitani S, Goto T, Pineda S J, et al. Mesenchymal cell-based repair of large, full-thickness defects of articular cartilage. The Journal of Bone and Joint Surgery American Volume, 1994, 76: 579-592.

[117] Dai Y, Jin K, Feng X, et al. Regeneration of different types of tissues depends on the interplay of stem cells-laden constructs and microenvironments *in vivo*. Materials Science and Engineering: C, 2019, 94: 938-948.

[118] Dai Y, Shen T, Ma L, et al. Regeneration of osteochondral defects *in vivo* by a cell-free cylindrical poly(lactide-*co*-glycolide)scaffold with a radially oriented microstructure. Journal of Tissue Engineering and Regenerative Medicine, 2018, 12: e1647-e1661.

[119] Yamanaka S. Strategies and new developments in the generation of patient-specific pluripotent stem cells. Cell Stem Cell, 2007, 1 (1): 39-49.

[120] Andreas K, Sittinger M, Ringe J. Toward *in situ* tissue engineering: chemokine-guided stem cell recruitment. Trends in Biotechnology, 2014, 32 (9): 483-492.

[121] Sheikh A Y, Lin S A, Cao F, et al. Molecular imaging of bone marrow mononuclear cell homing and engraftment in ischemic myocardium. Stem Cells, 2007, 25 (10): 2677-2684.

[122] Coelho N M, McCulloch C A. Contribution of collagen adhesion receptors to tissue fibrosis. Cell and Tissue Research, 2016, 365 (3): 521-538.

[123] Shao Z, Zhang X, Pi Y, et al. Polycaprolactone electrospun mesh conjugated with an MSC affinity peptide for MSC homing *in vivo*. Biomaterials, 2012, 33 (12): 3375-3387.

[124] Lee M R, Kwon K W, Jung H, et al. Direct differentiation of human embryonic stem cells into selective neurons on nanoscale ridge/groove pattern arrays. Biomaterials, 2010, 31 (15): 4360-4366.

[125] Filova E, Bullett N A, Bacakova L, et al. Regionally-selective cell colonization of micropatterned surfaces prepared by plasma polymerization of acrylic acid and 1, 7-octadiene. Physiological Research, 2009, 58 (5): 669-684.

[126] Chen P, Tao J, Zhu S, et al.Radially oriented collagen scaffold with SDF-1 promotes osteochondral repair by

facilitating cell homing. Biomaterials, 2015, 39: 114-123.

[127] Klymov A, Bronkhorst E M, Te R J, et al. Bone marrow-derived mesenchymal cells feature selective migration behavior on submicro- and nano-dimensional multi-patterned substrates. Acta Biomaterialia, 2015, 16: 117-125.

[128] Huebsch N, Mooney D J. Inspiration and application in the evolution of biomaterials. Nature, 2009, 462: 426-432.

[129] Morris E, Chavez M, Tan C. Dynamic biomaterials: toward engineering autonomous feedback. Current Opinion in Biotechnology, 2016, 39: 97-104.

[130] Cheng S Y, Constantinidis I, Sambanis A. Use of glucose-responsive material to regulate insulin release from constitutively secreting cells. Biotechnology and Bioengineering, 2006, 93: 1079-1088.

[131] Satav S S, Bhat S, Thayumanavan S. Feedback regulated drug delivery vehicles: carbon dioxide responsive cationic hydrogels for antidote release. Biomacromolecules, 2010, 11: 1735-1740.

[132] Wilson D S, Dalmasso G, Wang L, et al. Orally delivered thioketal nanoparticles loaded with TNF-α—siRNA target inflammation and inhibit gene expression in the intestines. Nature Materials, 2010, 9: 923-928.

[133] O'Grady K P, Kavanaugh T E, Cho H, et al. Drug-free ROS sponge polymeric microspheres reduce tissue damage from ischemic and mechanical injury. ACS Biomaterials Science & Engineering, 2018, 4: 1251-1264.

[134] Wu T, Chen X, Wang Y, et al. Aortic plaque-targeted andrographolide delivery with oxidation-sensitive micelle effectively treats atherosclerosis via simultaneous ROS capture and anti-inflammation. Nanomedicine: Nanotechnology, Biology, and Medicine, 2018, 14: 2215-2226.

[135] Chen G, Deng H, Song X, et al. Reactive oxygen species-responsive polymeric nanoparticles for alleviating sepsis-induced acute liver injury in mice. Biomaterials, 2017, 144: 30-41.

[136] Lehn J M. From supramolecular chemistry towards constitutional dynamic chemistry and adaptive chemistry. Chemical Society Reviews, 2007, 36 (2): 151-160.

[137] Wang H, Heilshorn S C. Adaptable hydrogel networks with reversible linkages for tissue engineering. Advanced Materials, 2015, 27 (25): 3717-3736.

[138] Rosales A M, Anseth K S. The design of reversible hydrogels to capture extracellular matrix dynamics. Nature Reviews Materials, 2016, 1: 15012.

[139] Rodell C B, Kaminski A L, Burdick J A. Rational design of network properties in guest-host assembled and shear-thinning hyaluronic acid hydrogels. Biomacromolecules, 2013, 14 (11): 4125-4134.

[140] Rosales A M, Rodell C B, Chen M H, et al. Reversible control of network properties in azobenzene-containing hyaluronic acid-based hydrogels. Bioconjugate Chemistry, 2018, 29 (4): 905-913.

[141] Chen X, Dong C, Wei K, et al. Supramolecular hydrogels cross-linked by preassembled host-guest PEG cross-linkers resist excessive, ultrafast, and non-resting cyclic compression. NPG Asia Materials, 2018, 10 (8): 788-799.

[142] Tong X, Yang F. Sliding hydrogels with mobile molecular ligands and crosslinks as 3D stem cell niche. Advanced Materials, 2016, 28 (33): 7257-7263.

[143] Conticello V, Hughes S, Modlin C. Biomaterials made from coiled-coil peptides. Sub-Cellular Biochemistry, 2017, 82: 575-600.

[144] Rapp P B, Omar A K, Shen J J, et al. Analysis and control of chain mobility in protein hydrogels. Journal of the American Chemical Society, 2017, 139 (10): 3796-3804.

[145] Liu Y, Liu B, Riesberg J J, et al. *In situ* forming physical hydrogels for three-dimensional tissue morphogenesis. Macromolecular Bioscience, 2011, 11 (10): 1325-1330.

[146] Yang C Y, Song B, Ao Y, et al. Biocompatibility of amphiphilic diblock copolypeptide hydrogels in the central

nervous system. Biomaterials, 2009, 30（15）：2881-2898.

[147] Zhang J, Tokatlian T, Zhong J, et al. Physically associated synthetic hydrogels with long-term covalent stabilization for cell culture and stem cell transplantation. Advanced Materials, 2011, 23（43）：5098-5103.

[148] Cai L, Dewi R E, Heilshorn S C. Injectable hydrogels with *in situ* double network formation enhance retention of transplanted stem cells. Advanced Functional Materials, 2015, 25（9）：1344-1351.

[149] Tan H, Xiao C, Sun J, et al. Biological self-assembly of injectable hydrogel as cell scaffold via specific nucleobase pairing. Chemical Communications, 2012, 48（83）：10289-10291.

[150] Dankers P Y W, Hermans T M, Baughman T W, et al. Hierarchical formation of supramolecular transient networks in water：a modular injectable delivery system. Advanced Materials, 2012, 24（20）：2703-2709.

[151] Dong H, Paramonov S E, Aulisa L, et al. Self-assembly of multidomain peptides：balancing molecular frustration controls conformation and nanostructure. Journal of the American Chemical Society, 2007, 129（41）：12468-12472.

[152] Haines-Butterick L, Rajagopal K, Branco M, et al. Controlling hydrogelation kinetics by peptide design for three-dimensional encapsulation and injectable delivery of cells. Proceedings of the National Academy of Sciences, 2007, 104（19）：7791-7796.

[153] Vepari C, Kaplan D L. Silk as a biomaterial. Progress in Polymer Science, 2007, 32（8-9）：991-1007.

[154] Huebsch N, Arany P R, Mao A S, et al. Harnessing traction-mediated manipulation of the cell/matrix interface to control stem-cell fate. Nature Materials, 2010, 9（6）：518-526.

[155] Nam S, Chaudhuri O. Mitotic cells generate protrusive extracellular forces to divide in three-dimensional microenvironments. Nature Physics, 2018, 14（6）：621-628.

[156] Shi L, Wang F, Zhu W, et al. Self-healing silk fibroin-based hydrogel for bone regeneration：dynamic metal-ligand self-assembly approach. Advanced Functional Materials, 2017, 27（37）：1700591.

[157] Zhang K, Jia Z, Yang B, et al. Adaptable hydrogels mediate cofactor-assisted activation of biomarker-responsive drug delivery via positive feedback for enhanced tissue regeneration. Advanced Science, 2018, 5：180087512.

[158] Kirchhof S, Brandl F P, Hammer N, et al. Investigation of the Diels-Alder reaction as a cross-linking mechanism for degradable poly(ethylene glycol) based hydrogels. Journal of Materials Chemistry B, 2013, 1（37）：4855-4864.

[159] Li Z, Zhou F, Li Z, et al. Hydrogel cross-linked with dynamic covalent bonding and micellization for promoting burn wound healing. ACS Applied Materials & Interfaces, 2018, 10（30）：25194-25202.

[160] Yang B, Zhang Y, Zhang X, et al. Facilely prepared inexpensive and biocompatible self-healing hydrogel：a new injectable cell therapy carrier. Polymer Chemistry, 2012, 3（12）：3235-3238.

[161] Brown T E, Carberry B J, Worrell B T, et al. Photopolymerized dynamic hydrogels with tunable viscoelastic properties through thioester exchange. Biomaterials, 2018, 178：496-503.

[162] Wang Y, Li L, Kotsuchibashi Y, et al. Self-healing and injectable shear thinning hydrogels based on dynamic oxaborole-diol covalent cross-linking. ACS Biomaterials Science & Engineering, 2016, 2（12）：2315-2323.

[163] Yesilyurt V, Ayoob A M, Appel E A, et al. Mixed reversible covalent crosslink kinetics enable precise, hierarchical mechanical tuning of hydrogel networks. Advanced Materials, 2017, 29（19）：1605947.

[164] Tang S, Ma H, Tu H, et al. Adaptable fast relaxing boronate-based hydrogels for probing cell-matrix interactions. Advanced Science, 2018, 5（9）：1800638.

[165] Xu Q, He C, Zhang Z, et al. Injectable, biomolecule-responsive polypeptide hydrogels for cell encapsulation and facile cell recovery through triggered degradation. ACS Applied Materials & Interfaces, 2016, 8（45）：30692-30702.

[166] Tong X, Yang F. Recent progress in developing injectable matrices for enhancing cell delivery and tissue regeneration. Advanced Healthcare Materials, 2018, 7（7）：1701065.

[167] Yang X, Liu G, Peng L, et al. Highly efficient self-healable and dual responsive cellulose-based hydrogels for controlled release and 3D cell culture. Advanced Functional Materials, 2017, 27（40）：1703174.

[168] Lou J, Stowers R, Nam S, et al. Stress relaxing hyaluronic acid-collagen hydrogels promote cell spreading, fiber remodeling, and focal adhesion formation in 3D cell culture. Biomaterials, 2018, 154：213-222.

[169] Pan G, Guo B, Ma Y, et al. Dynamic introduction of cell adhesive factor via reversible multicovalent phenylboronic acid/*cis*-diol polymeric complexes. Journal of the American Chemical Society, 2014, 136：6203-6206.

[170] Wang L L, Liu Y, Chung J J, et al. Sustained miRNA delivery from an injectable hydrogel promotes cardiomyocyte proliferation and functional regeneration after ischaemic injury. Nature Biomedical Engineering, 2017, 1（12）：983-992.

[171] Bochenek M A, Veiseh O, Vegas A J, et al. Alginate encapsulation as long-term immune protection of allogeneicpancreatic islet cells transplanted into the omental bursa of macaques. Nature Biomedical Engineering, 2018, 2（11）：810-821.

[172] Forbes S J, Rosenthal N. Preparing the ground for tissue regeneration: from mechanism to therapy. Nature Medicine, 2014, 20（8）：857-869.

[173] Adair-Kirk T L, Senior R M. Fragments of extracellular matrix as mediators of inflammation. The International Journal of Biochemistry & Cell Biology, 2008, 40（6）：1101-1110.

[174] Kolaczkowska E, Kubes P. Neutrophil recruitment and function in health and inflammation. Nature Reviews Immunology, 2013, 13（3）：159-175.

[175] Wynn T A, Vannella K M. Macrophages in tissue repair, regeneration, and fibrosis. Immunity, 2016, 44（3）：450-462.

[176] Armulik A, Genové G, Betsholtz C. Pericytes: developmental, physiological, and pathological perspectives, problems, and promises. Developmental Cell, 2011, 21（2）：193-215.

[177] Soroosh P, Doherty T A, Duan W, et al. Lung-resident tissue macrophages generate Foxp^{3+} regulatory T cells and promote airway tolerance. The Journal of Experimental Medicine, 2013, 210（4）：775-788.

[178] Kono H, Onda A, Yanagida T. Molecular determinants of sterile inflammation. Current Opinion in Immunology, 2014, 26：147-156.

[179] Jameson J, Ugarte K, Chen N, et al. A role for skin gamma delta T cells in wound repair. Science, 2002, 296（5568）：747-749.

[180] Shi Y, Su J, Roberts A I, et al. How mesenchymal stem cells interact with tissue immune responses. Trends in Immunology, 2012, 33（3）：136-143.

[181] Franz S, Rammelt S, Scharnweber D, et al. Immune responses to implants: a review of the implications for the design of immunomodulatory biomaterials. Biomaterials, 2011, 32（28）：6692-6709.

[182] Blakney A K, Swartzlander M D, Bryant S J. The effects of substrate stiffness on the *in vitro* activation of macrophages and *in vivo* host response to poly(ethylene glycol)-based hydrogels. Journal of Biomedical Materials Research, Part A, 2012, 100（6）：1375-1386.

[183] Sussman E M, Halpin M C, Muster J, et al. Porous implants modulate healing and induce shifts in local macrophage polarization in the foreign body reaction. Annals of Biomedical Engineering, 2014, 42（7）：1508-1516.

[184] Halilovic I, Wu J D, Alexander M, et al. Neutrophil migration under spatially-varying chemoattractant gradient

profiles. Biomedical Microdevices, 2015, 17（3）：1387-2176.

[185] 陈昕怡. 纳米微粒以及电纺纤维膜调控巨噬细胞免疫响应的规律研究. 杭州：浙江大学, 2018.

[186] Li Y C, Li Y. Computer simulation study on the molecular design and the self-assembly process of Au-nanoparticle and polymer composite system. Progress in Chemistry, 2015, 27（7）：848-852.

[187] Piacentini E, Dragosavac M, Giorno L. Pharmaceutical particles design by membrane emulsification：preparation methods and applications in drug delivery. Current Pharmaceutical Design, 2017, 23（2）：302-318.

[188] Nitta S K, Numata K. Biopolymer-based nanoparticles for drug/gene delivery and tissue engineering. International Journal of Molecular Sciences, 2013, 14（1）：1629-1654.

[189] Rauch J, Kolch W, Laurent S, et al. Big signals from small particles：regulation of cell signaling pathways by nanoparticles. Chemical Reviews, 2013, 113（5）：3391-3406.

[190] Feng S Y, Li Z H, Chen G N, et al. Ultrasound-mediated method for rapid delivery of nano-particles into cells for intracellular surface-enhanced Raman spectroscopy and cancer cell screening. Nanotechnology, 2015, 26（6）：065101.

[191] Manke A, Wang L Y, Rojanasakul Y. Mechanisms of nanoparticle-induced oxidative stress and toxicity. Biomed Research International, 2013, 2013：942916.

[192] Higaki M, Ishihara T, Izumo N, et al. Treatment of experimental arthritis with poly(D, L-lactic/glycolic acid)nanoparticles encapsulating beta methasone sodium phosphate. Annals of the Rheumatic Diseases, 2005, 64（8）：1132-1136.

[193] Mitchell L A, Lauer F T, Burchiel S W, et al. Mechanisms for how inhaled multiwalled carbon nanotubes suppresssystemic immune function in mice. Nature Nanotechnology, 2009, 4（7）：451-456.

[194] Zhang Y X, Du Wang, Smuda K, et al. Inflammatory activation of human serum albumin- or ovalbumin-modified chitosan particles to macrophages and their immune response in human whole blood. Journal of Materials Chemistry B, 2018, 6（19）：3096-3106.

[195] Chen X Y, Gao C Y. Influences of surface coating of PLGA nanoparticles on immune activation of macrophages. Journal of Materials Chemistry B, 2018, 6（14）：2065-2077.

[196] Chen X Y, Gao C Y. Influences of size and surface coating of gold nanoparticles on inflammatory activation of macrophages. Colloids and Surfaces B：Biointerfaces, 2017, 160：372-380.

[197] Ajaykumar V, Nupura S B, Marta B E, et al. Engineering immunomodulatory biomaterials to tune the inflammatory response. Trends in Biotechnology, 2016, 34（6）：470-482.

[198] Liam C, David R M J, Franck H, et al. Key players in the immune response to biomaterial scaffolds for regenerative medicine. Advanced Drug Delivery Reviews, 2017, 114：184-192.

[199] Amanda W B, Andrés J G. Anti-inflammatory polymeric coatings for implantable biomaterials and devices. Journal of Diabetes Science and Technology, 2008, 2（6）：984-994.

[200] Mingchao S, Laura M, Matthew S W, et al. PEO-like plasma polymerized tetraglyme surface interactions with leukocytes and proteins：in vitro and in vivo studies. Journal of Biomaterials Science, Polymer Edition, 2002, 13（4）：367-390.

[201] Jennifer K, Sandra F, Erik R, et al. Artificial extracellular matrices composed of collagen I and high sulfated hyaluronan modulate monocyte to macrophage differentiation under conditions of sterile inflammation. Biomatter, 2012, 2（4）：226-273.

[202] Dohle E, Bischoff I, Böse T, et al. Macrophage-mediated angiogenic activation of outgrowth endothelial cells in co-culture with primary osteoblasts. European Cells and Materials, 2014, 27：149-165.

[203] Napoli A, Tirelli N, Kilcher G, et al. New synthetic methodologies for amphiphilic multiblock copolymers of ethylene glycol and propylene sulfide. Macromolecules, 2001, 34（26）：8913-8917.

[204] Poole K M, Nelson C E, Joshi R V, et al. ROS-responsive microspheres for on demand antioxidant therapy in a model of diabetic peripheral arterial disease. Biomaterials, 2015, 41：166-175.

[205] Zhang Y X, Zhang H L, Mao Z W, et al. ROS-responsive nanoparticles for suppressing the cytotoxicity and immunogenicity caused by PM$_{2.5}$ particulates. Biomacromolecules, 2019, 20（4）：1777-1788.

（谌康谧　杜旺　姚跃君　童宗睿　丁洁　毛峥伟　高长有）

第**9**章 >>

自适应性抗菌材料

　　细菌感染能够导致多种严重的疾病，如肺炎、肺结核、败血症、霍乱、脑膜炎等。长久以来，这些由于细菌感染引起的疾病一直严重威胁着人类的健康[1-3]。虽然抗生素的发现拯救了千百万条生命，但是近年来抗生素的不恰当使用已经造成多种耐药菌的产生。耐药菌通过改变抗生素作用靶点的结构、改变细胞壁结构、分泌能够降解抗生素的酶、增强外排作用等方式，能够对于不同的抗生素产生抗性，从而导致抗生素丧失其药效。万古霉素曾被认为是应对革兰氏阳性菌感染的最后一道防线，然而目前已经发现对于万古霉素具有耐药性的"超级细菌"，如耐万古霉素的金黄色葡萄球菌（VRSA）和耐万古霉素的肠球菌（VRE）等。世界卫生组织（WHO）的调查结果表明，目前至少有 12 种耐药菌已经对人类的健康产生了极其严重的威胁[4]。当前，仍然缺乏能够有效对抗耐药菌的新型抗生素，而材料科学的发展为应对细菌感染，特别是耐药菌感染的问题提供了一条新的道路[5, 6]。

　　通过降低抗生素用量、提高抗生素的生物利用度等方法，有望控制、延缓细菌耐药性的产生。这些目标可以通过聚合物负载抗生素等技术来实现[7]，如通过聚合物进行抗生素包覆，将抗生素偶联于聚合物分子等。被聚合物所负载的抗生素能够在细菌感染部位进行富集，提高了抗生素的药效，从而降低了抗生素的用量。此外，使用聚合物分子作为载体，也可以提高抗生素的稳定性，从而在体内达到更好的治疗效果。

　　近年来，各种各样的抗菌功能性材料也得到了广泛的研究，如季铵盐、季鏻盐、聚阳离子、抗菌肽、抗菌酶、抗菌纳米粒等[8-11]。随着活性聚合等材料制备技术的发展，各类结构精确可控的抗菌材料被成功构建。另外，聚合物等材料的分子结构中可含有大量反应活性官能团，这为抗菌材料的后修饰提供了位点。通过开环反应、酰胺化反应、席夫碱反应、点击化学反应、迈克尔加成反应等方法，可以进一步提升抗菌材料的功能性[12, 13]。例如，通过对材料的后修饰，可以实现改善生物相容性、延长体内循环时间等功能。

然而，通过上述方法负载的抗生素或构建的抗菌材料仍然对人体具有一定的副作用，为了进一步降低这些副作用，最理想的抗菌材料应当是在无细菌感染发生时，材料负载的抗菌组分不发生释放，或材料不体现出抗菌性能，以实现良好的生物相容性；而当细菌感染发生时，材料能够对细菌感染部位的微环境产生响应，在不接受其他外加刺激的情况下，释放抗菌组分或表现出抗菌性能，从而有效杀灭细菌，抑制细菌感染。这类能够对细菌感染的微环境产生响应，从而在不施加任何外界物理化学因素的前提下，自发地由无抗菌功能转化为具有抗菌功能的材料，被称为"自适应性抗菌材料"。

9.2 细菌感染部位微环境的特点

与正常组织的微环境相比，发生细菌感染的部位在pH、酶等方面存在着诸多差异。利用这些微环境的差异，能够区分正常部位与细菌感染部位，并以此为基础构建自适应性抗菌材料。

在人体的正常组织内，pH一般呈中性，如血浆的pH在7.4左右。而在发生细菌感染的部位，细菌增殖迅速、代谢旺盛导致局部糖酵解的发生，从而产生乳酸等有机酸，导致感染部位的pH下降，呈微酸性[14, 15]。而且，随着感染程度的加重，pH可发生进一步的降低。因此，在细菌感染部位，局部微环境的pH可降低至5.0~6.5；在严重肺部细菌感染部位，pH甚至可降至5.0以下。这种细菌感染部位的微酸性环境可以成为自适应性抗菌材料构建的基础。

在细菌感染发生时，细菌会产生各种致病性的毒力因子。在众多的毒力因子中，一些酶性质的毒力因子可以协助细菌侵入人体组织，并逃避免疫系统的防御，这些酶包括透明质酸酶、脂肪酶、凝固酶、白明胶酶、磷酸酶、磷脂酶、基质金属蛋白酶、β-内酰胺酶等[16, 17]。如透明质酸酶可以促使细胞外基质的分解，提高细菌侵入组织的深度，造成更加严重的感染。化脓性链球菌分泌的透明质酸酶，可使细菌穿透组织的速度达到30 cm/h左右。脂肪酶是一种水解酶，能够为细菌的繁殖与代谢提供帮助。凝固酶能够使血浆凝固，将细菌与机体的免疫系统相隔离，从而使细菌躲避免疫细胞的攻击，达到保护细菌自身活力的目的。这些酶性质毒力因子在感染部位的高表达，也为自适应性抗菌材料的设计提供了依据。

上述体内细菌感染部位存在的pH、酶类等微环境差异，对于自适应性抗菌材料的设计与构筑具有理论上的指导意义。

9.3　对感染微环境具有响应性的化学结构

利用化学和材料学的方法，可以构建具有不同分子结构的抗菌材料。对材料的分子结构进行合理设计，引入能够对细菌感染部位微环境产生响应的化学结构，则能够感受细菌感染的发生，产生分子结构或构象的改变。这些分子结构或构象的改变，能够使材料响应性地释放抗菌物质，或本身转化为具有抗菌性能的材料，从而体现出自适应性抗菌的特征[18]。

针对细菌感染部位 pH 的下降，设计具有酸敏感化学结构的分子，则可以实现材料对于细菌感染具备自适应性的目标。在材料的分子结构中引入可以在酸性条件下发生断裂的化学键，能够实现不可逆的响应性分子结构变化。如席夫碱、缩醛等化学结构，在碱性和中性条件下较稳定，而在酸性条件下不稳定，可发生化学键的断裂。将抗菌物质通过上述化学结构与材料偶联，构建的抗菌材料可在细菌感染产生的微酸性环境下发生分解，释放出抗菌物质，达到自适应性抗菌的目的。此外，一些聚电解质也可对 pH 的变化产生响应。聚电解质也称高分子电解质，是指重复单元结构内含有可电离基团的高分子化合物，包括聚阳离子类、聚阴离子类和聚两性离子类高分子化合物[19]。聚电解质由于重复单元化学结构中含有可电离的基团，因此在不同的 pH 下可发生电离或质子化的过程，进而导致分子亲疏水性的变化，最终影响高分子链的构象[20]。如聚甲基丙烯酸、聚甲基丙烯酸 N, N-二甲氨基乙酯、聚 N-甲基烯丙基胺、聚天冬氨酸、聚组氨酸等高分子化合物在酸性条件下可以发生电荷及亲水性的改变，导致分子构象发生变化，由卷曲转变为伸展，或由伸展转变为卷曲，从而实现对于细菌感染部位的可逆性响应。

针对细菌感染部位产生的酶性质毒力因子，可选择这些酶的作用底物作为抗菌材料的组成部分，并结合酶的专一性和高效性特点，构建自适应性抗菌材料。通过能够被细菌所产生的酶性质毒力因子特异性降解的材料作为载体，负载或偶联抗菌物质，可以使抗菌物质在正常情况下稳定存在于载体中。而在感染发生时，由于载体受到酶性质毒力因子的作用而发生降解，从而将抗菌物质释放到周围环境中，以产生抗菌效果，体现出自适应性抗菌的特点[21-23]。例如，透明质酸分子可被透明质酸酶所降解，聚乳酸、乳酸-羟基乙酸共聚物等聚酯材料可被脂肪酶所降解，聚磷酸酯可被磷酸酶或磷脂酶所降解，侧链具有酰胺结构的聚合物可被 β-内酰胺酶所降解，具有特定序列的多肽可被白明胶酶、基质金属蛋白酶等蛋白酶类所降解等。

基于细菌感染部位微环境的特点，以及对感染部位微环境具有响应性的化学结构，可以构建不同种类的自适应性抗菌材料，如自适应性抗菌表界面、自适应性抗菌药物载体、自适应性抗菌水凝胶等。

自适应性抗菌表面的构筑及应用

通过植入/介入医疗器械进行治疗是临床上常用的方法，这种治疗方法需要采用外科手术或介入手术的方式，将医疗器械放置于人体中[24]。在骨科、口腔科、整形科、心内科、重症加强护理病房（ICU）等科室中，经常采用此类方法进行疾病的治疗。如对于严重的骨折，需采用不锈钢、钛合金等材质的骨钉、骨板等临时植入体进行内固定；超过临界尺寸的骨缺损，需采用骨水泥、磷酸钙等永久植入体进行填充或修复；股骨头坏死等关节疾病，需进行人工关节置换；牙齿缺失时，需通过牙桩等口腔种植体进行修复；长期输液的患者，需使用静脉留置针套管；肢体血管条件差，心功能较差、不能耐受动静脉内瘘分流的患者，需进行中心静脉长期导管置管术的治疗。

然而，在植入/介入医疗器械治疗过程中，手术环境、操作规范、器械污染等因素经常会造成医疗器械相关感染[25]。据世界卫生组织统计，细菌感染的发生导致了 4%～6% 的医疗器械发生失效或使用寿命缩短，涉及的患者人数高达几千万。在我国，由于气管插管、导流管、中心静脉导管等医疗器械引发的感染率为 1%～5%。此类医疗器械一旦发生感染，通常会造成严重的后果。例如，在 ICU 中发生导管相关感染，导致的死亡率高达 50% 左右，严重危及了患者的生命安全。

在医疗器械相关感染发生的引发过程中，铜绿色假单胞菌、金黄色葡萄球菌、大肠埃希氏菌、克雷伯菌属、不动杆菌属、肠球菌属等病原细菌起到了主要的作用[26]。在发生医疗器械相关的感染时，细菌需首先与医疗器械表面接触，然后才能够在表面进行定植、繁殖，直至形成生物被膜，从而引发感染[27]。由于医疗器械的原材料多为不锈钢、钛合金、陶瓷、聚氨酯、硅橡胶、聚氯乙烯等惰性材料，自身不具备抗菌性能，因此当细菌接触到其表面时，医疗器械无法抑制后续发生的定植、繁殖等一系列过程。为解决这一问题，构筑具有抗菌功能的表界面是一个极为有效的思路[28, 29]。

常规的抗菌表面通常基于两大类机理：①释放型杀菌机理[30]，是指将抗菌物质负载于材料表面，通过抗菌物质向周围介质中的释放，达到其最小杀菌浓度，产生杀菌效果；②接触型杀菌机理[31]，是指在表面引入具有抗菌性能的聚合物或其他材料，在细菌与表面发生接触时产生杀菌效果。然而，释放型杀菌表面会使抗菌物质持续扩散到医疗器械周边，容易造成毒副作用，可能刺激细菌耐药性的产生，也导致医疗器械抗菌效果的持续时间不足。接触型杀菌表面的构建通常是采取季铵盐、抗菌肽等具备杀菌功能的聚合物对医疗器械表面进行修饰，这些杀菌聚合物在有效杀灭细菌的同时，通常也会对正常人体细胞造成影响，产生细胞毒性、溶血、凝血等一系列副作用。此外，由于接触型杀菌表面通常具有较高的正电荷，在富含蛋白质的人体环境内容易吸附各类生物大分子，或在杀灭细菌后吸附细菌碎片，从而屏蔽了表面抗菌性能，也会影响抗菌效果的持久性。

对于抗菌表面中存在的上述实际问题，构筑自适应性抗菌表面的策略是一个非常有效的解决方案。在医疗器械正常使用时，自适应性抗菌表面可体现出良好的细胞相容性、血液相容性和组织相容性，对机体不产生副作用；而当感染发生时，自适应性抗菌表面能够感受细菌感染的发生，及时对感染做出响应，迅速体现出抗菌性能，以消除感染。这种策略能够防止医疗器械由于细菌感染而失效，更重要的是能够使患者避免感染带来的身体上的痛苦和经济上的负担。目前，具有自适应性抗菌特性的表界面已经得到了广泛的研究，在骨科植入材料、医用导管材料等医疗器械相关的材料方面表现出了广阔的应用前景。

9.4.1　自适应性 pH 响应型抗菌表面

对于大段骨缺损这一临床问题，常采用骨科植入体填充或引导组织再生的方式进行治疗，其中，多孔羟基磷灰石由于具备良好的骨诱导性，成为一种常用的骨科植入材料。然而，在骨科的临床实践中，采用骨科植入体的治疗方式经常遇到感染的问题，尤其是常发生迟发性感染和反复性感染，严重影响患者的生命健康。目前，针对这些感染问题，临床上采用的常用方法主要是在感染部位埋置庆大霉素骨水泥串珠，或将植入材料取出、清创后重新植入材料。然而这些方式都会造成二次伤害，且抗生素的大量使用极易带来副作用、耐药性等问题。为解决这些问题，徐福建等[32]基于表面引发可控聚合反应技术，在多孔羟基磷灰石上构建了一系列长效自适应性抗菌表面（图 9-1）。通过表面引发原子转移自由基聚合（SI-ATRP），在多孔羟基磷灰石表面可控构建不同链长的聚甲基丙烯酸缩水甘油酯（PGMA）聚合物刷，通过乙二胺与环氧基团的开环反应，在聚合物刷上引入氨基。在氰基硼氢化钠的作用下，通过戊二醛在聚合物刷上引入丰富的醛基，以提供大量的后修饰反应位点。为达到抗菌的效果，采用了骨科常用的抗生素——庆大霉素进行聚合物刷后修饰，制备了具有长效自适应性抗菌功能的多孔羟基磷灰石植入体（HA-GS）。庆大霉素是一种常见的氨基糖苷类抗生素，其分子结构中含有大量氨基，可与多孔羟基磷灰石表面分子刷上的氨基发生席夫碱反应，将抗生素分子偶联至多孔羟基磷灰石表面。由于聚合物刷的长度可控，且具有三维空间结构和丰富的反应性官能团，因此能够实现载药率的可控性，最高的表面载药率可达约 3 wt%。在未发生感染时，组织的微环境呈中性，席夫碱结构较为稳定，庆大霉素不释放，因此 HA-GS 不体现出抗菌性能，也不会对周边组织产生副作用；当细菌感染发生时，局部的微环境由中性变为微酸性，此种微酸性的环境可导致席夫碱结构中的腙键断裂，缓慢释放出庆大霉素分子以杀灭细菌。待庆大霉素将细菌感染清除后，局部组织的微环境恢复中性，席夫碱结构恢复稳定，庆大霉素停止释放，从而表现出了自适应性抗菌的特点。

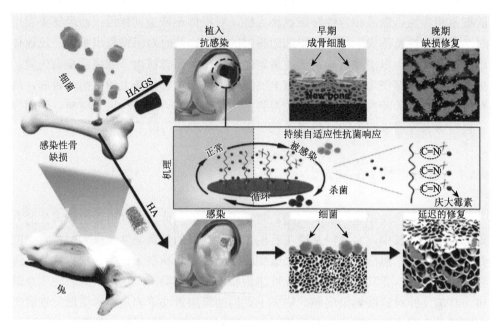

图 9-1　具有长效自适应性抗菌表面的多孔羟基磷灰石骨科植入体[32]

由于庆大霉素的释放是由化学键的缓慢断裂引起的，因此避免了初期的药物爆发释放。骨科植入体表面高达 1 wt%～3 wt%的载药率，储备了丰富的抗生素，可以实现连续 3～5 次的有效抗菌，对于应对反复性感染的问题具有一定的潜力。此外，由于庆大霉素是以腙键与聚合物刷共价偶联，因此在未发生感染的情况下具有很高的稳定性。将 HA-GS 在 37℃下浸泡于 pH = 7.2 的磷酸盐缓冲溶液（PBS）中，4 周后其抗菌性能没有显著的降低。说明材料具有长效抗菌性能，有能力应对迟发性感染的发生。使用硼氢化钠将腙键还原，HA-GS 即丧失抗菌能力，证明自适应抗菌的机理是庆大霉素与聚合物刷相偶联的腙键能够对于细菌代谢产生的微酸环境做出响应。

为进一步验证 HA-GS 的实际治疗效果，通过感染性骨缺损动物模型对其体内抗菌效果和骨缺损修复效果进行了评价。结果表明，在动物实验的前期，HA-GS组实验动物的植入部位未发生红肿、化脓等感染现象，TNF-α、IL-6、C 反应蛋白（C-reactive protein，CRP）水平、白细胞数量、中性粒细胞数量等与炎症相关的血液生化指标也显著优于对照组，证明具备自适应抗菌性能的 HA-GS 可以有效抑制骨缺损部位由金黄色葡萄球菌（*S. aurues*）引发的感染。通过 X 光检查、微型 CT、HE 染色、甲苯胺蓝染色、双荧光染色等影像学和组织学检测，证实在动物实验后期，HA-GS 能够引导骨缺损部位的恢复，说明自适应抗菌性能不会影响骨科植入体本身的功能。这种策略为长效自适应性抗菌骨科植入体的设计与构建提供了一种新的思路。

在静脉留置针套管、中心静脉导管等血管内导管的使用过程中，由于操作者无菌操作不严、皮肤消毒不彻底、长时间敷料覆盖引起局部环境潮湿、带菌液体输入等因素的影响，会引发导管相关性感染。由于这些血管内导管的使用周期均较长，因此进一步提高了感染发生的概率，使插管部位红肿、化脓、疼痛，影响导管的正常使用，甚至造成患者出现发热、菌血症、继发性血栓等严重并发症。对这些血管内导管进行表面抗菌功能化是改善其抗感染性能的重要手段。然而，对于与血液直接接触的医疗器械来说，抗菌表面功能化不应影响其血液相容性，即不应引起溶血或凝血等现象。常规的表面抗菌功能化往往在材料表面引入带有强烈正电荷的分子，这会引发血浆中蛋白质和血细胞在表面的沉积，进而造成血栓。聚阳离子等正电性抗菌材料的生物毒性也会造成溶血等副作用的发生，影响医疗器械的生物安全性。因此，可以针对血管内导管构建自适应性抗菌表面，使其在正常使用时具备良好的血液相容性，而在发生感染时能够对微环境做出响应，转换为具有抗菌能力的表面。这一策略对于发展新型抗感染的血管内导管材料具有重大的意义。

殷敬华等[33]基于阴离子聚合物链空间构象对于 pH 的响应性，使材料表面能够感知细菌感染微环境的变化。通过设计、制备具有层级结构聚合物的材料表面，得到了一类非释放型且可逆变换的自适应性抗菌表面（图 9-2）。在这类表面层级结构中，具有抗菌性能的抗菌肽共价结合于材料基体表面，作为内层；具有 pH 响应性的聚甲基丙烯酸（PMAA）聚合物刷接枝于抗菌肽之上，作为外层，用以调节表面的性能。在正常条件下，组织的 pH 为中性，PMAA 链上的羧基电离，聚合物呈亲水状态，因此聚合物链构象伸展，在材料表面能够形成水化层，以降低蛋白质、血细胞、细菌等物质通过疏水作用的黏附，且具有负电性的表面也对生物大分子和细胞具有静电排斥作用，保证材料表面的生物相容性。而当感染发生时，细菌定植于材料表面，使局部的 pH 变为弱酸性。此时，PMAA 上的羧基发生质子化，使聚合物整体呈疏水状态，因此聚合物链的构象发生塌缩，暴露出内层的抗菌肽，体现出自适应抗菌的性能。当定植的细菌被内层的抗菌肽杀灭后，局部的 pH 恢复正常，PMAA 聚合物链的构象再次恢复伸展状态，水化层也再次形成，可将死亡的细菌从表面上清除，恢复表面的原始状态。实验结果表明，这种自适应性抗菌表面在中性条件（pH = 7.4）下具有良好的抗污效果，能够有效抵抗细菌及血小板的黏附，从而在与血液接触的过程中不会造成凝血、溶血等不良反应，保证了材料具有良好的生物相容性。而在微环境变为弱酸性（pH = 5.0）时，由于 PMAA 上的羧基发生质子化，聚合物链构象发生塌缩，导致材料表面内层的抗菌肽暴露，从而使表面展现出良好的抗菌性能，可以高效杀灭金黄色葡萄球菌，防止感染的进一步发生。通过多次循环抗菌实验，证实这类可逆自适应性抗菌表面在杀灭细菌后，表面的 PMAA 聚合物链能够恢复原有的亲水状态，可以将表面黏附的死亡细菌释放，避免细菌残骸在表面的积累，具备应对多次细菌感染的能力，从而延长了材料的有效使用时间。通过这一原理，可以在不施加任何外来因素的前提下，实现非释放型的可逆自适应性抗菌表面构建，这为新型血管内导管相关材料的发展提供了一个新的策略。

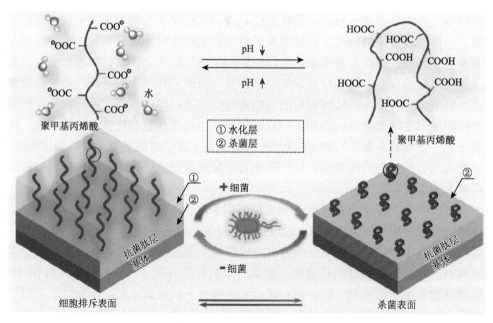

图 9-2　具有层级聚合物结构的可逆自适应性抗菌表面[33]

9.4.2　自适应性酶响应型抗菌表面

对于一些植入性的组织修复材料来说，材料表面除了需要具备低毒性外，还应能够良好地支持人体正常细胞的生长，以达到修复缺损组织的目的。目前，这些植入性材料在使用过程中仍然经常面临细菌感染的风险。植入性材料相关感染会造成组织修复失败，给患者带来二次伤害。发生这类感染的主要原因是病原菌黏附于材料表面并大量繁殖，最终形成生物被膜。这种生物被膜富含致密的胞外聚合物（EPS），因此可以阻止抗生素等药物的渗透，难以被彻底清除。为对抗这种生物被膜的形成，一个主要的策略就是在组织修复材料表面构建超亲水聚合物等抗污涂层，以防止细菌在材料表面的黏附和进一步繁殖。此外，若机体正常细胞能够在组织修复材料表面快速贴附、增殖并发生铺展，形成新生的组织，将材料表面完全覆盖，则可以将材料表面与外界环境相隔离，也会使得细菌感染发生的风险在很大程度上得到降低。然而，表面超亲水聚合物的引入在防止细菌定植的同时，对于正常组织细胞的黏附也具有一定的阻碍作用，可能导致材料表面与正常组织之间的相容性差，导致组织修复过程无法顺利进行。因此，为解决这一问题，理想的方法是构建一种自适应性抗菌组织修复材料表面，在无细菌感染时能够促进正常人体细胞黏附、增殖，而发生细菌感染时，能够对细菌感染的微环境做出响应，发生结构上的变化，体现出抗污性能，从而能够抵抗生物被膜的形成。

王浩等[34]在自适应性抗菌组织修复材料表面的构建方面进行了深入的研究，成功构建了一种能够对于细菌感染部位的酶性质毒力因子做出响应的自适应性抗菌表面（图 9-3）。由于在细菌感染部位常会有白明胶酶、凝固酶等酶性质毒力因子的高表达，因此，基于酶的专一性与高效性，构建了能够被这些酶性质毒力因子所特异性切割的多肽序列，如可以被白明胶酶切割的甘氨酸-脯氨酸-亮氨酸-甘氨酸-缬氨酸（GPLGV）序列，可以被凝固酶切割的甘氨酸-D-苯丙氨酸-脯氨酸-精氨酸-甘氨酸-丙氨酸［G(D)FPRGA］序列等。在材料表面引入具有抗污性能的亲水聚合物（六聚乙二醇，HEG），作为内层抗污结构，以防止生物被膜的形成。在材料表面的外层引入能够与细胞表面整合素相互作用的 RGD 三肽，以提高正常人体细胞在材料表面的黏附与增殖能力。通过上述能够被酶性质毒力因子所特异性切割的多肽序列，将内层的抗污结构与外层的促细胞黏附结构相连接。在未发生细菌感染时，由于外层 RGD 三肽的作用，人体正常细胞通过细胞膜上的整合素与材料表面发生配体-受体相互作用，能够在材料表面发生快速、牢固的黏附与增殖，从而将材料表面覆盖并与外界环境隔离，避免了细菌与材料表面的接触，可以防止感染的发生。若在人体正常细胞覆盖材料表面之前发生了细菌感染，细菌分泌的白明胶酶或凝固酶可以将连接 RGD 与 HEG 之间的多肽序列切割，使材料表面响应性地表现出超亲水的特性，能够防止生物被膜的形成，从而避免细菌感染的发生，体现自适应性抗菌的特点。实验结果表明，NIH-3T3 细胞在材料表面具有良好的黏附和铺展行为，证明在无细菌感染时，材料表面具有很好的细胞亲和性。而当材料表面遇到金黄色葡萄球菌、绿脓杆菌、普通变形杆菌、黏质沙雷氏菌等可以分泌白明胶酶或/和凝固酶的细菌感染时，连接多肽可发生断裂，暴露内层的 HEG 层，从而防止生物被膜的形成。在常用的医用材料聚二甲基硅氧烷（PDMS）上构建此种自适应性抗菌表面，将其植入动物体内，并制造了金黄色葡萄球菌感染的动物模型，对此类自适应性抗菌表面的体内生物学性能进行了验证。体内动物实验结果证实，这种自适应性抗菌表面在动物体内也具有良好的细菌响应行为，可以有效防止细菌感染的发生。这一自适应性抗菌表面构建的策略，使组织修复材料能够对细菌感染做出响应，可以服务于新型组织工程材料的设计与发展。

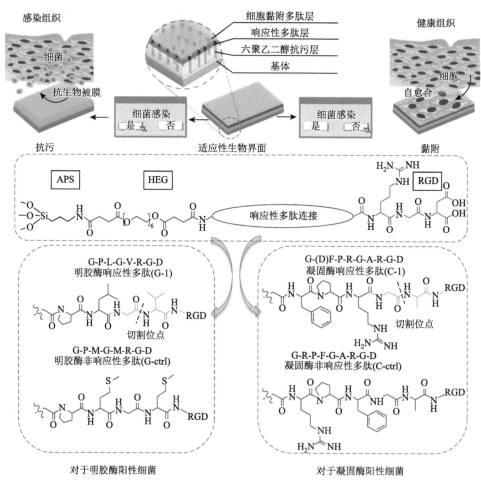

图 9-3 酶性质毒力因子响应性的自适应性抗菌表面[34]

在植入/介入治疗发生感染的过程中，医疗器械表面经历了细菌黏附、细菌增殖和生物被膜形成三个阶段，其中细菌黏附是最早，也是最关键的一个阶段。一旦细菌在医疗器械表面发生不可逆的黏附，则生物被膜的形成与感染的发生也是不可避免的了。为了防止医疗器械表面发生细菌黏附，对于其表面进行抗菌、抗污等功能化就显得十分重要。但是常规的抗菌或抗污表面功能化具有作用时间短、易被蛋白质或死亡细菌所覆盖等局限性，不能满足一些长期植入/介入医疗器械表面抗菌的需求。因此，如何通过简便的方法，发展能够响应细菌感染微环境的自适应性抗菌医疗器械表面，受到了研究者的广泛重视。

王佰亮等[35]通过便捷的层层自组装的方式，构建了对细菌分泌的透明质酸酶具有响应性的透明质酸/壳聚糖-透明质酸/聚赖氨酸表面涂层，其中底层的透明质酸/壳聚糖涂层作为杀菌结构，顶层的透明质酸/聚赖氨酸层作为抗细菌黏附结构（图 9-4）。通过反复的层层自组装，可以在表面制备多达几十层的聚合物涂层，总厚度可达 2 μm 以上，为长效抗感染性能提供了基础。在未发生感染的情况下，材料表面具有良好的细胞相容性，对于人晶状体上皮细胞等正常细胞无显著的细胞毒性。在发生细菌感染时，细菌向感染部位的微环境中分泌透明质酸酶和糜蛋白酶，可以使表面上顶层的透明质酸/聚赖氨酸层在 24 h 内发生响应性降解。通过材料顶层结构的降解，可以大幅度降低大肠杆菌和金黄色葡萄球菌在表面上的黏附，降低细菌黏附的效率可达 99% 以上，从而防止细菌在材料表面的定植，避免细菌感染的发生。在顶层结构降解后，暴露出的透明质酸/壳聚糖底层结构具有高效的杀菌作用，能够有效清除残余的细菌。利用这一策略，在 PDMS 表面通过层层自组装法构建了自适应性抗菌涂层，并通过金黄色葡萄球菌感染的动物模型对其体内抗感染性能进行了实际验证。结果表明，经过表面修饰的 PDMS 能够体现出良好的体内抗感染性能，促进了实验动物感染、创伤部位的恢复与愈合。这一研究结果将自适应性抗污/抗菌性能进行了整合，为医疗器械表面自适应性抗菌性能的实现提供了一种新的方法。

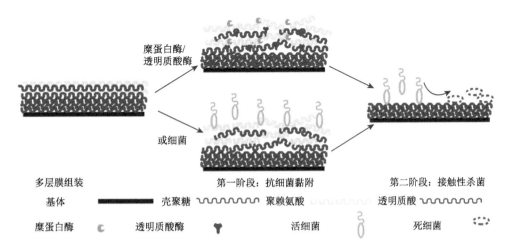

图 9-4　层层自组装法构建透明质酸酶响应的自适应性抗菌表面[35]

9.4.3 自适应性 pH/酶双响应型抗菌表面

在植入/介入医疗器械使用的过程中,为了实现降低或消除潜在的细菌感染的目标,在医疗器械的使用部位进行高剂量抗生素的局部用药是临床上常用的一种治疗方法。然而,过高的抗生素用量及抗生素的持续使用常常会带来毒副作用与细菌耐药性的产生。实现医疗器械表面对于细菌感染的快速响应,达到抗生素自适应性释放的目的,是解决这一问题的潜在策略。在细菌繁殖和代谢的过程中,可以在感染部位产生酸性环境。通过 pH 响应性的聚合物对抗生素进行包埋,通过细菌代谢产生的酸性环境触发聚合物链构象、电荷或亲水性改变,能够在一定程度上实现抗生素的自适应释放。然而,这种物理包埋仍然存在稳定性不足的问题,在正常的生理环境中,由于静电作用或疏水作用力不够强,抗生素仍然存在缓慢释放的现象。若在 pH 响应的基础上,再结合细菌感染部位透明质酸酶高表达的特点,将透明质酸引入表面自适应性抗菌涂层中,则可以进一步提高抗生素负载的稳定性。

为了实现控制抗菌物质在感染部位的自适应释放,降低产生耐药性的可能性,并改善表面涂层的生物相容性,栾世方等[36]构建了一种 pH/透明质酸酶双响应的自适应性抗菌表面(图 9-5)。通过层层自组装的方法,将两端为 *N*-羟基琥珀酰亚

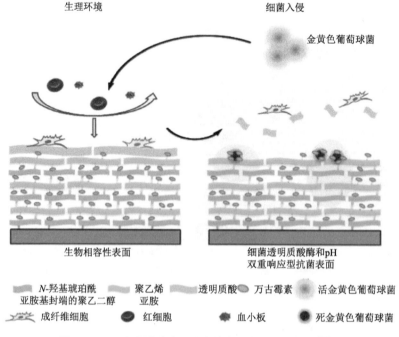

图 9-5 pH/透明质酸酶双响应的自适应性抗菌表面[36]

胺基封端的聚乙二醇（NHS-PEG-NHS）与聚乙烯亚胺（PEI）进行逐层交联，构建了酸敏感的表面涂层，并在交联形成涂层中共价偶联万古霉素。最后，通过静电吸附作用，在涂层的最上方引入透明质酸层。透明质酸是一种天然多糖，是细胞外基质的组成部分，因此在未发生细菌感染时，涂层最外侧的透明质酸提供了优异的生物相容性，能够支持 L929 成纤维细胞在材料表面的黏附与增殖，表明其对正常哺乳动物细胞无显著的毒性。对材料表面进行溶血率的检测，结果表明，这种表面的溶血率低于 5%，说明这类自适应性抗菌表面对红细胞无破坏作用，具备良好的血液相容性。当发生细菌感染时，细菌向感染部位分泌大量透明质酸酶，将表面涂层顶部的透明质酸进行特异性的降解，暴露其下的药物负载层。进而在细菌代谢产生的弱酸性环境作用下，偶联万古霉素的涂层发生响应性降解，将万古霉素释放至感染的部位，以清除引发感染的细菌，体现出自适应性抗菌的特征。多层结构也可以提高万古霉素的负载量，延长自适应性抗菌的作用时效。这一策略在自适应性医疗器械抗菌表面的构筑方面具有潜在的应用前景。

　　总而言之，基于细菌感染部位的 pH、酶等微环境与正常组织的差别，利用对于这些微环境差别具有响应性的化学结构或分子，可以在医疗器械的表面进行自适应性抗菌功能化。这些自适应性抗菌表面在正常生理条件下，体现出了优异的细胞相容性、血液相容性及组织修复效果。而在细菌感染发生时，无需任何外加的因素，材料自身即可感知细菌感染的发生，从而使自身的物理或化学性质发生响应性的变化，产生抗菌性能，以消除细菌感染的影响。通过自适应性抗菌表面的构筑，有望发展出系列新型的植入/介入医疗器械，使其具有更好的生物相容性和更持久的抗感染能力。

9.5　自适应性抗菌药物纳米载体的构筑及应用

　　目前，虽然有大量的新药及新型抗菌材料得到了广泛的研究，但是在实际的临床治疗过程中，抗生素依然是对抗细菌感染的主力军。因此，如何使传统的抗生素具有更持久的生命力，也是当前研究者们关注的热点问题。为实现这一目标，降低抗生素的用药剂量、提高抗生素的生物利用度具有十分重要的意义。为此，通过聚合物对传统的抗生素进行偶联或者包覆，可以赋予这些抗生素新的性能，如生物相容性、生物稳定性等[37-39]。在抗生素单独使用的过程中，容易遇到抗生素降解失活、被机体迅速清除、难以穿越组织屏障等问题，而通过将聚合物与抗生素进行结合的方式可以在一定程度上解决这些问题。例如，聚合物纳米体系可以保护抗生素免受降解、协助抗生素逃避免疫系统的清除、提高抗生素穿越组织的能力等[40]。然而，传统聚合物基抗生素载体往往是采用物理包裹的方式负载药物，存在着药物持续释放等问题，缩短了药物载体的作用时效，也易于引发细菌耐药性。若对负载抗生素的聚合物进行合理的分子结构设计，使其对细菌感染部位的微环境具有响应性，则可构建出具有自适应性抗菌性能的药物载体。此类自适应性抗菌药物载体材料能够在正常生理状态下保持抗生素在载体中的稳定，而在发生细菌感染的部位响应性地将抗菌药物释放，以达到杀灭细菌，消除感染的目的。

目前，研究最广泛的抗生素负载体系依然是通过物理包裹进行载药，例如，通过物理作用将抗生素负载于聚合物胶束、聚合物囊泡等体系中（图9-6）[5,41]。这些方法都能够改善抗生素的体内药学行为，有利于细菌感染的治疗。由于聚合物分子的化学结构具有很高的灵活性，因此通过对聚合物分子结构的合理设计，可以实现对于 pH、磷酸酶、蛋白酶、脂肪酶等细菌感染部位微环境的响应性，以达到自适应性抗菌的效果。

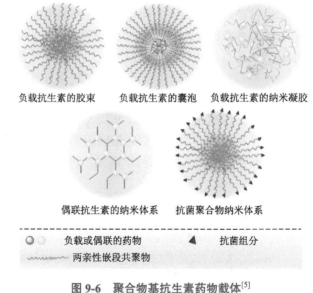

负载抗生素的胶束　　负载抗生素的囊泡　　负载抗生素的纳米凝胶

偶联抗生素的纳米体系　　抗菌聚合物纳米体系

○ ● 负载或偶联的药物　　　▲　抗菌组分
〜〜〜 两亲性嵌段共聚物

图 9-6　聚合物基抗生素药物载体[5]

9.5.1　自适应性抗菌载药胶束

随着可降解聚合物及载药胶束制备技术的进步，自适应性抗菌药物载体也得到了长足的发展。典型的载药胶束是基于两亲性聚合物通过亲水链段与疏水链段的相互作用发生乳化，形成具有热力学稳定性质的纳米体系，从而实现对于各类药物的负载。Langer 等[42]设计并制备了一种两亲性嵌段聚合物——乳酸-羟基乙酸共聚物与聚乙二醇的嵌段共聚物（PLGA-PEG），这种两亲性嵌段聚合物可以在水中自发形成纳米粒，颗粒的核心为 PLGA 链段，外围为 PEG 链段。其中 PLGA 具备良好的生物相容性和生物可降解性，PEG 赋予纳米粒体内长循环性能。利用这种聚合物纳米粒，可以实现药物的负载与释放，包括各类抗菌药物。在此基础上，为了更好地实现对于细菌的作用，在分子结构中又引入了聚组氨酸（PLH）链段，构建了 PLGA-PLH-PEG 三嵌段共聚物，并使用这种三嵌段共聚物负载抗菌药物万古霉素，形成载药胶束，用于细菌感染的治疗（图 9-7）。由于引入了 PLH 链段，因此这种聚合物对于 pH 具有一定的敏感性。在正常组织中，pH 呈中性，约为 7.4 左右，此时 PLH 链段上的咪唑基发生去质子化，载药纳米粒的外层呈负电性，与细胞的亲和性较低，且由于 PEG 形成的水化层，可以进一步降低药物载体与正常组织细胞之间的相互作用，防止药物对于正常组织的影响。当感染发生时，细菌感染部位的 pH 呈弱酸性，导致 PLH 中的咪唑基团发生质子化，聚合物纳米粒外层由负电性转变为正电性。表面呈正电性的载药纳米粒与带负电的细菌表面具有很强的静电相互作用，从而使抗生素可以在细菌感染部位进行定点、按需释放，以达到自适应性抗菌的目的。

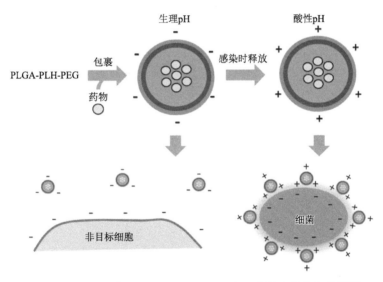

图 9-7 负载万古霉素的 PLGA-PLH-PEG 自适应性抗菌药物载体[42]

在医疗器械的使用中，生物被膜的形成可以导致持续性的细菌感染，这种细菌感染很难通过单独使用抗生素的方式进行治疗。这是因为抗生素分子难以渗透至生物被膜内部，所以对于生物被膜内部细菌的杀伤效果不佳。针对生物被膜引发医疗器械相关感染这一问题，史林启等[43]设计了一种复合壳层聚合物纳米载药胶束（MSPM），该胶束由两种二嵌段共聚物组成（图 9-8），包括聚乙二醇-己内酯共聚物（PEG-b-PCL）和聚己内酯-β-氨基酯共聚物（PCL-b-PAE）。在水相中，疏水的 PCL 链段形成了胶束纳米粒的核心结构，而胶束的壳层由 PEG 和具有 pH

响应能力的 PAE 共同构成，这种聚合物胶束可以负载抗菌药物三氯生。游离的三氯生由于缺乏穿过生物被膜的能力，因此只能清除生物被膜浅表部位的细菌，无法彻底消除由生物被膜引发的感染。而在 MSPM 体系中，其壳层中的 PEG 组分能够使胶束外围形成水化层，增强胶束穿透生物被膜的能力。PAE 对 pH 具有敏感性，在未发生细菌感染的部位，由于 pH 呈中性而不带电荷；而在感染部位，在微酸环境的作用下，PAE 发生质子化，呈现出正电性，从而使胶束整体带正电。带有正电的胶束与带有负电的细菌通过静电作用相互吸引，同时在 PEG 的作用下能够顺利穿过生物被膜，到达生物被膜深处。此外，细菌感染部位还存在大量由细菌分泌的脂肪酶，胶束核心结构中的 PCL 在脂肪酶的作用下可以发生快速的降解，从而释放出胶束所负载的三氯生，以杀灭生物被膜深处的细菌。通过 PAE 对于细菌代谢产生的微酸环境做出响应，以及 PCL 由于细菌分泌的脂肪酶而发生的特异性降解，这种 MSPM 体系体现出自适应性的抗菌性能，对于清除由生物被膜引发的医疗器械相关感染具有重大的意义。

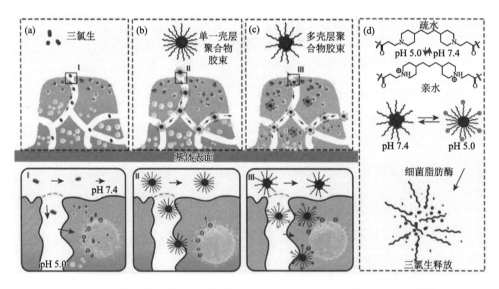

图 9-8　自适应性抗菌复合壳层聚合物纳米载药胶束用于清除生物被膜[43]

虽然聚合物上的基团发生质子化/去质子化的过程能够使载药纳米粒表面的电荷发生变化，但是这类药物载体仍然缺乏对于病原菌或者细菌感染部位的特异性识别能力。为解决这一问题，Dey 等[44]构建了一类基于水杨醛的两亲性杀菌化合物（图 9-9）。这类化合物能够在水相中发生自组装，形成胶束结构，并能够负载多种抗生素，如利福平、万古霉素等。通过胶束上的水杨醛基团与耐甲氧西林金黄色葡萄球菌（MRSA）包膜上膦酰基与羧基之间的氢键作用，这种胶束可以特异性识别此类耐药菌，体现出靶向的效果，以达到抗生素自适应性释放的目标。此外，这种化合物能够扰动并破坏耐药菌的包膜结构，增加细菌对于抗生素的摄取量。这种自适应性的抗生素递送性能与对于细菌包膜的扰动作用具有潜在的协同效果，提高了药物载体的抗菌性能，为对抗 MRSA 等耐药菌引发的感染提供了新的方法。

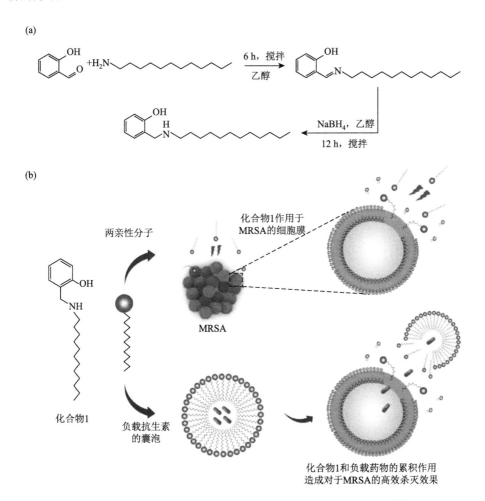

图 9-9　基于水杨醛的自适应性纳米载药胶束用于对抗耐药菌[44]

采用对于细菌具有靶向性能的分子对聚合物进行修饰，是实现药物自适应性释放的一种有效策略。Li 等[45]设计了一种 PEG-*b*-PCL 嵌段聚合物（PECL），通过对于 pH 具有敏感性的腙键将万古霉素与聚合物进行偶联，合成了一种含有抗生素组分的两亲性聚合物（Van-hyd-PECL）（图 9-10）。使用这种聚合物可以负载环丙沙星，形成自适应性抗菌载药胶束。在未发生感染的情况下，载药胶束以稳定的状态存在。而当细菌感染发生时，聚合物中的万古霉素结构可以通过分子间的氢键作用识别革兰氏阳性菌和革兰氏阴性菌。在细菌代谢产生的微酸性环境作用下，连接万古霉素与聚合物的腙键发生断裂，导致万古霉素的释放。万古霉素从聚合物分子中的释放引起了聚合物整体亲水/疏水结构分布的改变，导致胶束直径增加，从而使胶束结构变得松散，使得胶束内部的 PCL 链段更加容易被细菌分泌的脂肪酶降解，最终导致胶束解体，释放出胶束所负载的抗菌药物环丙沙星。采用这种自适应性抗菌载药胶束对肺部发生绿脓杆菌感染的小鼠进行治疗，可以显著提高感染小鼠的存活率，降低小鼠肺部感染的面积，并促进受损肺泡的恢复。

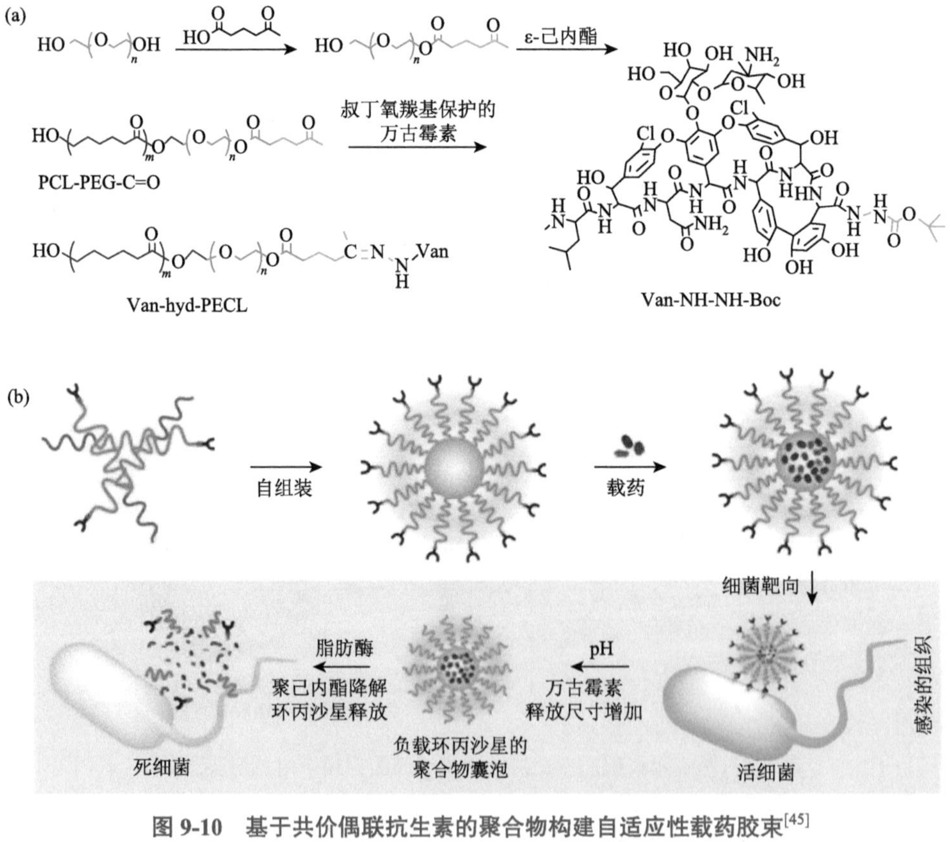

图 9-10　基于共价偶联抗生素的聚合物构建自适应性载药胶束[45]

　　除了对 pH、酶等细菌感染部位的微环境产生响应以外，通过抗体修饰聚合物的方式也可以实现自适应性载药材料的构筑。Wang 等[46]将抗体修饰于聚合物链上，以这些抗体作为识别感染部位的配体，能够使载药材料靶向递送至感染部位，并在感染微环境的作用下发生药物释放，以达到自适应性抗菌的目的（图 9-11）。由于感染部位血管的内皮细胞层通常会过表达一种叫作 ICAM-1 的糖蛋白，因此，在聚合物胶束表面修饰一层 ICAM-1 蛋白的抗体，可以达到特异性识别细菌感染组织的目的。此外，这种胶束可以联合负载抗菌药物环丙沙星和抗炎症药物 TPCA-1，用于应对由细菌感染造成的败血症。所构建的聚合物分子结构如图 9-11 所示，其中的 PAE 链段对于 pH 具有响应性，PEG-DSPE 链段能够被细菌分泌

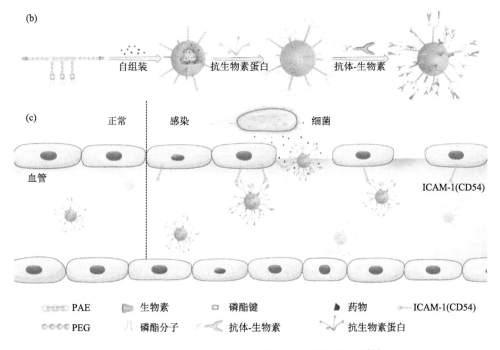

图 9-11　抗体修饰的聚合物基自适应性载药胶束[46]

的酶所降解，生物素的引入也为抗体等分子的后修饰提供了反应的位点。这种聚合物在水相中可以形成胶束，并通过生物素-亲和素系统将 ICAM-1 的抗体修饰于胶束表面，使载药胶束可以靶向至 ICAM-1 过表达的细菌感染组织。在载药胶束到达感染部位以前，胶束整体保持稳定状态，负载的药物不发生释放。当载药胶束到达感染部位后，弱酸性的微环境及细菌分泌的脂肪酶使胶束中的聚合物结构发生变化，导致环丙沙星和 TPCA-1 从胶束中释放出来，以进行自适应性抗菌治疗。这种生物响应性的胶束体系体现出了靶向性与自适应性的特点，对于全身细菌感染性疾病的抗菌与抗炎症治疗具有重要的作用。

9.5.2　自适应性抗菌载药囊泡

聚合物囊泡是由两亲性聚合物在水中通过自组装形成的双层膜结构，其形状和尺寸多种多样。通过聚合物囊泡可以负载各种药物或功能分子，作为药物/基因递送、磁共振成像等诊疗平台，可服务于生物医用领域[47, 48]。为达到抗菌的效果，许多具有抗菌活性的物质通过聚合物囊泡进行负载，如银纳米粒、抗生素类药物等。例如，通过两亲性聚合物形成囊泡，可以负载甲硝唑和多西环素等抗菌药物，对于牙龈卟啉单胞菌引起的口腔感染取得了良好的治疗效果[49]。然而，与胶束类似，常规的聚合物囊泡依然无法对于细菌感染发生响应，缺乏自适应性，同样会造成抗菌物质释放过快、引发细菌耐药性等问题。

针对以上问题，研究者们对于自适应性抗菌载药囊泡进行了一系列的研究，并取得了一定的进展。Lane 等[50]合成了一种由聚甲基丙烯酸-2-羟乙酯和聚甲基丙烯酸聚乙二醇单甲醚酯构成的两嵌段聚合物（PHEMA-b-PPEGMA），然后在PHEMA 链段中再接枝甲基丙烯酸 N, N-二乙氨基乙酯与甲基丙烯酸丁酯的无规共聚物（PDEAEMA-co-PBMA），从而赋予聚合物以 pH 响应的性能（图 9-12）。在水相中，这种两亲性聚合物能够发生自组装，形成具有双层膜结构的囊泡，可以将抗菌药物负载到囊泡的空腔内。这种载药囊泡的结构在正常的生理条件（pH = 7.4）下较为稳定，由 PDEAEMA-co-PBMA 构成疏水的中间层，而PHEMA-b-PPEGMA 中的 PEG 侧链向囊泡内部和外部的水相中伸展，保证囊泡中负载的抗菌药物不发生释放。当细菌感染发生时，巨噬细胞会将细菌与囊泡同时内吞，被内吞的囊泡在酸性环境的作用下可发生解组装，释放出抗菌药物，从而杀灭巨噬细胞内的细菌。实验结果表明，当发生严重的细菌感染时，巨噬细胞对于细菌的清除作用有限。若在体系中加入这种负载头孢他啶的自适应性抗菌囊泡，则可以协助巨噬细胞彻底消除细菌感染。由于游离的抗生素分子难以进入细胞，因此这种自适应性载药抗菌囊泡在治疗细胞内的细菌感染方面有着巨大的潜力。

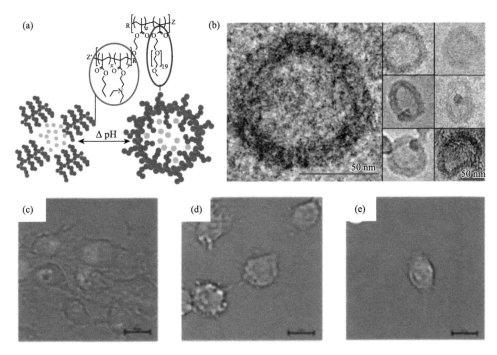

图 9-12 酸响应自适应性载药抗菌囊泡[50]

　　一些耐药菌会产生破坏抗生素分子结构的酶,如青霉素 G 酰胺酶和 β-内酰胺酶等,导致青霉素、头孢菌素、碳青霉烯等类型的抗生素发生降解,从而失去药效。这些能够降解抗生素的酶也可以作为耐药菌感染部位的特异性标志,因此发展对 β-内酰胺酶等酶具有响应性的自适应性药物载体对于耐药菌感染的治疗具有重要的意义。为此,刘世勇等[51]设计了一种两亲性嵌段共聚物,其中的疏水链段具有苯乙酰亚胺或头孢菌素这些可被耐药菌分泌的酶所切割的侧链,而亲水链段由 PEG 构成(图 9-13)。这种两亲性嵌段聚合物在水中可以通过自组装形成囊泡结构,负载不同种类的抗生素。例如,达福普汀等疏水性的抗生素可以负载于聚合物囊泡的疏水层中,而庆大霉素、万古霉素、鲶鱼抗菌肽 I 等亲水性抗菌物质则可以被包覆在聚合物囊泡的空腔中。这类聚合物囊泡在无耐药菌感染时可以稳定存在,囊泡内负载的药物不发生释放。而当发生某些特定的耐药菌感染时,这些耐药菌分泌大量的青霉素 G 酰胺酶和 β-内酰胺酶,使得聚合物中疏水链段侧链上的基团被特异性切割,从而改变这些两亲性聚合物疏水部分原有的疏水性与空间位阻,使聚合物囊泡的结构发生重排,从而实现了囊泡中抗菌药物的自适应性释放,能够精准地杀灭 MRSA 等耐药病原菌。与此形成鲜明对照的是,将此类载药囊泡与长双歧杆菌、嗜酸乳杆菌等益生菌共同培养，由于这些益生菌不产生青霉素 G 酰胺酶和 β-内酰胺酶，不会对囊泡的结构造成破坏，因此益生菌的活性不会受到载药囊泡的抑制。这种载药囊泡体系不但实现了对于细菌感染的自适应性抗菌性能，同时也可区分耐药病原菌与益生菌，因而能够降低抗生素滥用导致的耐药性产生、益生菌活性受抑制等一系列问题。

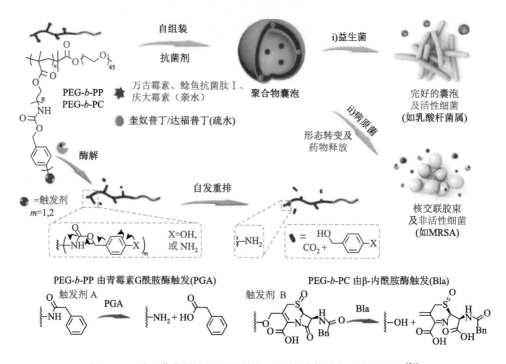

图 9-13　对耐药菌具有响应性的自适应性载药抗菌聚合物囊泡[51]

9.5.3　自适应性抗菌药物偶联载体

通过对于细菌感染的微环境具有响应性的聚合物构建胶束、囊泡等纳米体系，对抗菌药物进行物理包覆，能够有效地实现自适应性抗菌的目标。然而，一些亲水性抗菌药物的载体仍然存在一定程度上的非特异性释放等问题，如 β-内酰胺类抗生素、氟喹诺酮类抗生素、氨基糖苷类抗生素、磺胺类抗生素等。针对这些抗生素的自适应性释放问题，通过酰胺键、酯键、醚键、氨酯键等共价键将抗生素分子偶联于聚合物上是一个有效的解决方案，因为这些化学键能够对细菌感染所导致的 pH、酶等微环境的变化做出响应，从而达到抗菌药物自适应性释放的目的[52-54]。因此，通过将抗生素偶联于聚合物的侧链，或以抗生素作为聚合物主链重复单元的方式，可以构建共价偶联抗生素的自适应性抗菌药物载体材料（图 9-14）。例如，聚 2-噁唑啉的末端基团可以与青霉素 G 和青霉素 V 发生化学反应，使这些药物对于青霉素酶具有很好的稳定性。通过甲基丙烯酸羟乙酯分子中的羟基与环丙沙星分子中的羧基进行酯化反应，可以合成偶联抗生素的单体，其中的酯键可以在细菌感染时产生的酶和酸性环境下发生断裂，释放出抗生素，实现自适应性抗菌。将这种单体加入口腔光固化树脂单体中共聚合，可以构建具有自适应性抗菌功能的光固化树脂，能够有效应对口腔的细菌感染[55]。虽然这些聚合物能够实现抗菌药物的自适应性释放，但是无法通过自组装等方式形成纳米粒，因此很难实现全身性的给药。

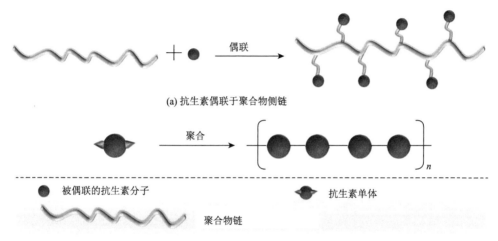

(a) 抗生素偶联于聚合物侧链

偶联

聚合

n

● 被偶联的抗生素分子　　　　抗生素单体

聚合物链

(b) 抗生素作为聚合物主链的重复单元

图 9-14　共价偶联抗生素的自适应性抗菌药物载体材料[5]

　　为解决这一问题，徐福建等[56]以庆大霉素、妥布霉素和新霉素等氨基糖苷类抗生素为单体，基于开环反应，通过"一锅法"合成了一系列具有超支化分子结构的聚合物。同时，在分子结构中也引入了具有还原响应性的二硫键，使超支化聚合物能够在发生响应性降解后再次生成原先的氨基糖苷类抗生素，以达到抗菌的目的（图 9-15）。除此之外，由于聚合物分子中含有丰富的羟基，因此具有良好的生物相容性和体内长循环性能。这种阳离子超支化聚合物还可以通过静电作用缩合 DNA，作为一种高效率的基因递送载体，递送 p53 质粒等功能性核酸，以抑制肿瘤的生长。由于肿瘤患者自身免疫能力较低，这种抗菌-抗肿瘤的组合治疗方式为肿瘤患者细菌感染的治疗提供了有力的工具。

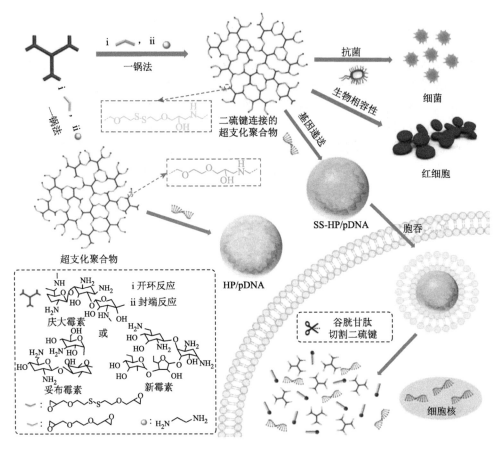

图 9-15　以抗生素为单体构建自适应性抗菌超支化聚合物[56]

在医疗器械使用过程中，其表面上会由于细菌定植而形成生物被膜，从而导致感染，因此生物被膜的清除对于治疗这些由医疗器械引发的细菌感染具有重要的价值。为此，Boyer 等[57]将庆大霉素与 NO 供体通过席夫碱结构共同偶联于聚合物分子上，构建了自适应性多模式抗菌纳米粒（图 9-16）。在细菌感染部位低 pH 的作用下，席夫碱结构稳定性较低，可发生化学键的断裂，使纳米粒可以自适应性释放庆大霉素与 NO 分子，从而对浮游细菌和生物被膜中的细菌产生抗菌作用。实验结果表明，相比于单独使用庆大霉素和 NO 分子，这种自适应性多模式抗菌纳米粒对于生物被膜的清除效率更高，证明这两种抗菌物质间存在协同效应。因此，这种具备多模式抗菌功能的自适应性抗菌纳米粒对于治疗由生物被膜引发的顽固性感染具有非常广阔的前景。

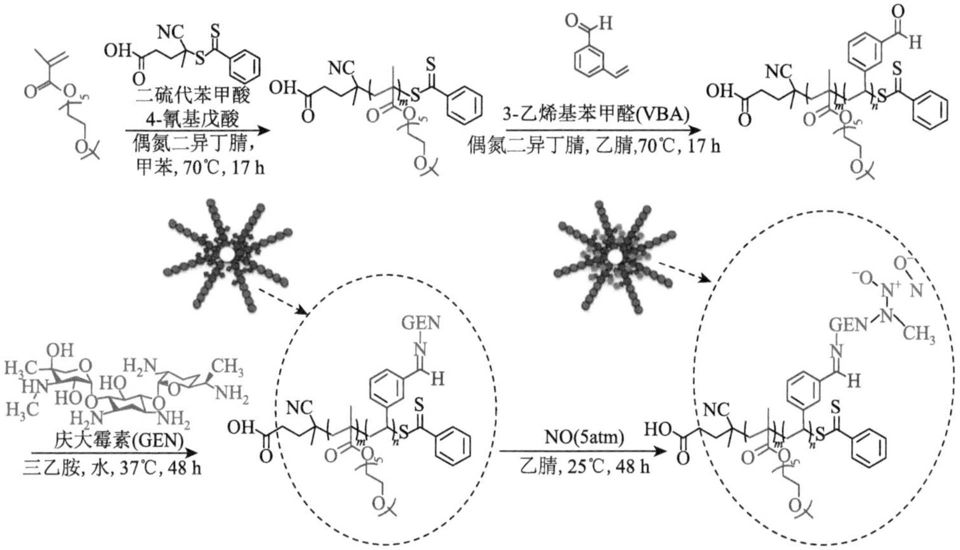

图 9-16　基于庆大霉素与 NO 供体偶联的聚合物构建自适应性多模式抗菌纳米粒[57]

总之，采用自适应性抗菌药物载体对抗生素等抗菌物质进行负载，能够有效延长抗菌物质的体内循环时间、提高抗菌物质的体内稳定性，在无细菌感染发生的部位不释放抗菌物质。而在细菌感染部位，由于低 pH 和各种高表达酶性质毒力因子的作用，药物载体发生抗菌物质的自适应性释放，从而将抗菌物质按需、靶向地递送至细菌感染部位，以达到改善抗菌物质体内分布、增强抗感染效果、降低毒副作用、延缓耐药性产生等一系列目标。

9.6　自适应性抗菌水凝胶的构筑及应用

水凝胶材料是一类具有三维空间结构、含水量极高的凝胶材料，其中含有通过物理或化学方式进行交联的聚合物链。水凝胶材料的空间结构、亲水特性、易于物质扩散等性质，能够为细胞的生长提供良好的环境，使其成为一类性质优异的组织工程材料。此外，水凝胶材料通常具备可注射性、可涂覆性等良好的物理性能，因此常用于缺损组织的修复。然而，交通事故、爆炸、战伤等原因造成的组织缺损往往伴随着细菌感染的发生。因此，对于抗菌水凝胶的研究具有十分重要的学术价值和临床意义[58]。

近年来，具有抗菌性能的水凝胶得到了广泛的关注，抗菌水凝胶按照作用机理大致可分为以下三大类。

（1）含有抗菌无机纳米粒的水凝胶：包含金属离子或金属/金属氧化物纳米粒

的水凝胶，如金、银、铜、锌、钛等金属元素的单质及化合物等，通过金属离子或纳米粒的作用进行抗菌。

（2）含有抗生素的抗菌水凝胶：内部负载抗生素等抗菌药物的水凝胶，如包含万古霉素、庆大霉素、环丙沙星、抗菌肽等抗菌药物的水凝胶，以实现抗生素的局部给药。

（3）由抗菌聚合物构成的抗菌水凝胶：构成交联网络结构的聚合物自身即具备抗菌性能的水凝胶，如由季铵盐聚合物、两性离子聚合物、抗菌肽等聚合物构成的水凝胶，依靠水凝胶自身的化学组成进行抗菌。

目前，对于上述抗菌水凝胶的研究取得了一系列的进展，对于传统抗生素治疗方法进行了很大程度上的改进，有望广泛用于伤口感染、隐形眼镜感染、导尿管感染、胃肠道感染、骨髓炎等感染性疾病的治疗。然而，这些传统的抗菌水凝胶仍然存在一些不足之处。例如，银离子等金属离子的生物安全性问题尚未有定论，可能对人体具备潜在的威胁；负载抗生素的水凝胶存在药物释放过快等缺点，缩短了抗菌效果的时效，还可能引起细菌产生耐药性等问题；由抗菌聚合物构成的抗菌水凝胶也存在组织相容性不够理想、蛋白质和细菌碎片易在水凝胶上发生黏附等问题。为解决以上传统抗菌水凝胶存在的种种问题，可以利用细菌感染导致的组织微环境变化，通过对于细菌具有响应性的化学结构构建自适应性抗菌水凝胶，使其在正常生理条件下保持药物的稳定性，且具有良好的生物相容性；当细菌感染发生时，水凝胶中特定的分子结构能够对细菌导致的微环境变化做出响应，从而引起水凝胶抗菌性能的转换。通过构筑自适应性抗菌水凝胶，可以在不外加任何物理、化学因素的前提下，使水凝胶能够在细菌感染发生时自发地产生抗菌性能，从而避免药物持续释放带来的毒副作用、耐药性及作用时效短等问题。

9.6.1 自适应性抗菌纳米凝胶

聚合物纳米凝胶是一种纳米尺度的水凝胶颗粒[59]。与常规的水凝胶相似，纳米凝胶也是聚合物交联网络构成的高含水量体系，因此也可以用于抗菌药物的负载。理想的载药纳米凝胶应当具备高载药率、良好的生物相容性和生物可降解性、长血液循环时间等特性。基于能够对细菌感染微环境做出响应的化学结构设计纳米凝胶，可以使负载抗菌药物的载药纳米凝胶具备自适应性抗菌的特性。例如，王均等[60]使用 PCL 作为中间层，构建了具备多层结构的纳米载药凝胶，可以有效防止抗菌药物万古霉素的非特异性释放。而当细菌感染发生时，PCL 可被细菌分泌的脂肪酶所降解，引发纳米凝胶内抗生素的释放，体现出自适应性抗菌的特点（图 9-17）。

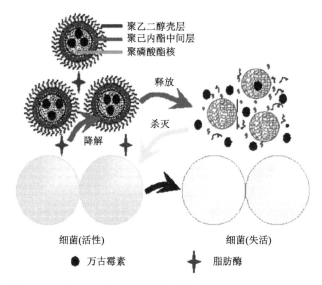

聚乙二醇壳层
聚己内酯中间层
聚磷酸酯核

释放

杀灭

降解

细菌(活性)　　　　　　　细菌(失活)

● 万古霉素　　　✦ 脂肪酶

图 9-17　以 PCL 为中间层的自适应性抗菌载药纳米凝胶[60]

　　为达到在细菌感染部位选择性抑制病原菌的目的，王均等[61]构筑了一种甘露糖修饰的聚磷酸酯纳米凝胶体系（MNG-V），对万古霉素进行负载，用于细菌感染的治疗（图 9-18）。纳米凝胶壳层中的甘露糖组分能够靶向作用于巨噬细胞上的甘露糖受体，有利于巨噬细胞对于纳米凝胶的内吞。当发生细菌感染时，细菌被巨噬细胞所吞噬，由于细菌可以分泌磷酸酶或磷脂酶等酶性质毒力因子，因此可

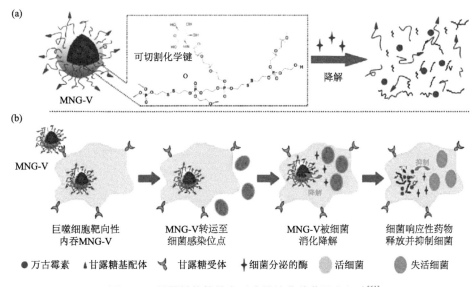

(a)

可切割化学键

降解

MNG-V

(b)

MNG-V

巨噬细胞靶向性　　　MNG-V转运至　　　MNG-V被细菌　　　细菌响应性药物
内吞MNG-V　　　　细菌感染位点　　　消化降解　　　释放并抑制细菌

● 万古霉素　　▲ 甘露糖基配体　　Y 甘露糖受体　　✦ 细菌分泌的酶　　○ 活细菌　　● 失活细菌

图 9-18　甘露糖修饰的自适应性抗菌载药纳米凝胶[61]

以触发纳米凝胶中聚磷酸酯组分的降解，以释放出负载的万古霉素，达到清除细菌的目的。这种自适应性抗菌纳米凝胶的体内抗感染性能通过斑马鱼胚胎的动物模型进行了验证。在斑马鱼胚胎的心包腔中制造 MRSA 的感染模型，并通过MNG-V 进行治疗。结果表明，游离的万古霉素及未经甘露糖修饰的纳米凝胶对于 MRSA 感染的治疗效果有限，而 MNG-V 能够显著降低感染部位的细菌数量，体现出良好的自适应性抗菌效果。

　　将具有自适应性抗菌功能的药物载体与水凝胶基体相结合，也可以构筑具备自适应性抗菌性能的水凝胶材料。杜建忠等[62]通过开环反应合成了一种己内酯、赖氨酸与苯丙氨酸的共聚物［PCL-*b*-P(Lys-*stat*-Phe)］，这种聚合物可以在水中形成囊泡，用以负载青霉素（图 9-19）。在这一体系中，PCL 链段构成了囊泡的疏水中间层，防止囊泡所负载的药物发生泄漏，同时可对细菌分泌的脂肪酶具有响应性。囊泡外层的 P(Lys-*stat*-Phe)阳离子聚合物赋予囊泡以正电性，使其能够与带有负电的细菌表面相互作用。以这种囊泡为基础，进一步将囊泡与壳聚糖水凝胶相结合，制备了一种复合水凝胶材料。将壳聚糖、两端为苯甲醛基的 PEG 及上述载药囊泡按照一定比例混合，作为水凝胶的前驱体溶液。这些前驱体在水溶液中通过席夫碱反应发生交联，形成水凝胶，并将载药囊泡共价偶联到水凝胶的分子网络中。在未发生感染的情况下，水凝胶中的席夫碱结构及囊泡中的 PCL 链段保持稳定，不会释放所负载的药物。当细菌感染发生时，细菌产生的微酸性环境导致席夫碱结构的破坏，使水凝胶解体，并释放出载药囊泡。这些表面具有正电荷的囊泡通过静电作用吸附于细菌表面，能够扰动细菌的细胞膜，具有抗菌的作用；同时，细菌分泌的脂肪酶可以水解囊泡中的 PCL 部分，导致负载的青霉素发生释放，从而进一步提高了抗菌的性能。这种结合载药囊泡的水凝胶能够在细菌感染部位微环境的作用下产生抗菌的性能，具备自适应性抗菌的特征，可以降低药物非特异性释放带来的副作用。

(a)

PCL$_{47}$-*b*-P(Lys$_{38}$-*stat*-Phe$_{20}$)

壳聚糖　+DHC-PEG-CHO

自组装

抗菌聚合物囊泡

★ 剩余的端醛基化聚乙二醇分子链

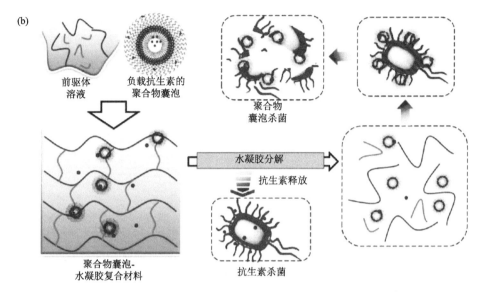

图 9-19 结合载药聚合物囊泡的自适应性抗菌水凝胶材料[62]

9.6.2 自适应性抗菌宏观水凝胶

通过对于细菌感染具有响应性的化学键将抗生素分子共价交联至构成水凝胶的聚合物分子上，使抗生素成为水凝胶交联网络的组成部分，可以获得自身即具有自适应性抗菌功能的水凝胶材料。程义云等[63]以氨基糖苷类抗生素作为交联剂，构建了一系列自适应性抗菌水凝胶材料（图 9-20）。氨基糖苷类抗生素是临床上常用的一大类抗生素，其分子结构中具有多个氨基，可以作为聚合物分子交联的反应位点。将葡聚糖、羧甲基纤维素、海藻酸盐、软骨素等天然多糖进行氧化，获得了多种醛化多糖。以醛化多糖为分子骨架，以奈替米星、异帕米星、卷曲霉素、核糖霉素、安替霉素、阿米卡星、巴龙霉素、妥布霉素、新霉素等氨基糖苷类抗生素为交联剂，通过席夫碱反应制备了一系列水凝胶材料。由于这种反应的速率较快，可以将醛化多糖溶液与抗生素溶液分别置于两个注射器中，通过注射的方式制备水凝胶。另外，这种水凝胶还具有自修复的性能。调控抗生素的用量，可以改变交联点的密度，从而调控水凝胶的模量等理化性质。由于席夫碱在中性环境中较为稳定，因此这类水凝胶在正常生理条件下可以稳定存在，且具有良好的生物相容性。当发生细菌感染时，细菌代谢导致的微酸性环境能够导致席夫碱结构的破坏，使水凝胶发生细菌响应性降解，释放出作为交联点的抗生素，产生自适应性抗菌的效果。当释放出的抗生素将引发感染的细菌全部清除后，感染部位的 pH 恢复正常，水凝胶材料停止降解，具备应对反复性感染发生的潜在能力。由于天然多糖的生物可降解性，这种水凝胶会最终完全降解，避免了炎症、纤维囊包裹等异物反应的发生。这种制备方法简便、抗菌性能优异的可注射自适应性抗菌水凝胶在创伤修复、医疗器械表面涂层等方面都有着很广泛的应用前景。

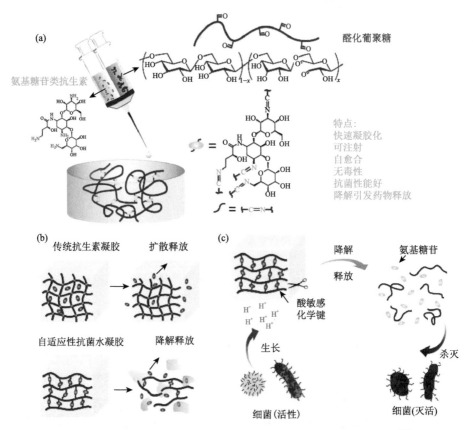

图 9-20　由抗生素分子作为交联剂构成的自适应性抗菌水凝胶材料[63]

　　虽然氨基糖苷类抗生素的抗菌谱较广、疗效较好，但是这类抗生素对于厌氧菌引发的感染的治疗效果不理想。为此，程义云等[64]设计了一种对抗好氧菌和厌氧菌都具有良好效果的自适应性抗菌水凝胶材料（图 9-21）。为了增强对厌氧菌的抗菌效果，利用奥硝唑与多氨基的树枝状大分子进行反应，合成了具备抗厌氧菌能力的多氨基交联剂（G1-orni）。再以醛化葡聚糖为骨架，以妥布霉素和 G1-orni 为交联剂，通过席夫碱反应快速制备具有可注射、可自愈性质的水凝胶。这种水凝胶在正常生理条件下具有高稳定性、高生物相容性的特点，由于其中的抗菌物质通过共价键交联于水凝胶分子网络中，因此不发生非特异性的释放。当细菌感染导致局部微环境的 pH 下降时，由于席夫碱在酸性条件下的不稳定，水凝胶发生响应性降解，将庆大霉素和奥硝唑衍生物等抗菌物质释放，对于好氧菌绿脓杆菌和厌氧菌脆弱拟杆菌均具有良好的抗菌效果。这种材料进一步拓宽了自适应性抗菌水凝胶的抗菌谱和应用范围，对于治疗复杂性感染具有一定的意义。

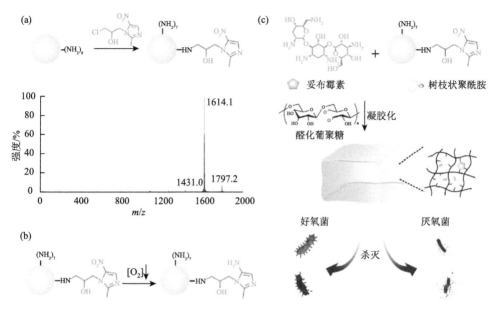

图 9-21　用于好氧菌/厌氧菌感染治疗的自适应性抗菌水凝胶[64]

9.6.3　自适应性抗菌水凝胶表面涂层

除了纳米凝胶、可注射水凝胶以外，水凝胶也可以作为医疗器械的表面涂层，对各种医疗器械进行表面抗菌功能化。对于用于组织修复的医疗器械来说，其表面应当能够为细胞的黏附与增殖提供良好的环境。而在医疗器械的使用过程中，细菌感染是一个常见的问题，因此，当发生细菌感染时，医疗器械表面也应当具备防止发生感染的功能。为了将这两种性能进行结合，可以在医疗器械表面构建具有自适应性抗菌性能的水凝胶涂层。赵长生等[65]制备了一种自适应性双层抗菌水凝胶涂层，在正常条件下可以支持细胞的黏附，而发生感染时能够表现出抵抗细菌黏附的性质（图 9-22）。首先合成具有双键的超亲水聚合物 P(SBMA-AA-HEMA)，然后在材料基体表面引入巯基，以 1,2-二巯基乙二醇为交联剂，通过巯基-烯（thiol-ene）的点击化学反应将 P(SBMA-AA-HEMA)在表面进行交联，构建水凝胶涂层。利用水凝胶中 HEMA 组分的羟基，将表面引发原子转移自由基聚合（SI-ATRP）的引发点 2-溴异丁酰溴通过酯键引入到水凝胶中，并在水凝胶涂层的上方进行引发聚合，构建模拟肝素分子结构的聚合物，形成双层结构。这种双层结构的水凝胶涂层在正常的生理条件下可以促进细胞的黏附与增殖，而当发生细菌感染时，连接 SI-ATRP 引发点的酯键可以在细菌分泌的酯酶的作用下发生断裂，使上层的聚合物脱离表面，暴露底部的水凝胶层，产生抵抗细菌黏附的性能，从而防止细菌感染的发生。这种表面涂层进一步拓宽了自适应性抗菌水凝胶的应用范围，为各类医疗器械的表面自适应性抗菌功能化提供了新的思路。

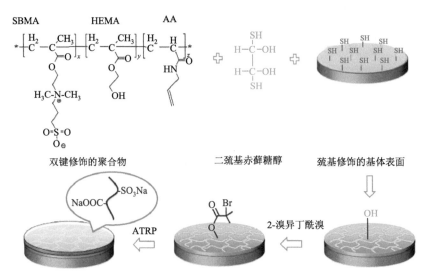

图 9-22　双层结构的自适应性抗细菌黏附水凝胶表面涂层[65]

9.7　总结与展望

目前，针对细菌耐药性等临床问题及各种常规抗菌材料存在的问题，自适应性抗菌材料正在受到越来越广泛的关注。通过分子设计，在材料中引入能够对细菌感染微环境（pH、酶等）做出响应的化学结构，使材料能够感受细菌感染的发生，自发地进行理化性质的变化，实现由无抗菌功能向有抗菌功能的转化。通过这一策略，可以构建自适应性抗菌表面、自适应性抗菌药物载体、自适应性抗菌水凝胶等多种自适应性抗菌材料。这些自适应性抗菌材料改善了抗菌材料的生物相容性，增强了传统抗生素或抗菌材料的作用效果，延缓了细菌耐药性的产生，为将来新型抗菌材料的发展打下了坚实的基础。目前，医疗器械相关感染、耐药菌感染、严重的全身性感染等细菌感染问题还在威胁着人类的健康。因此，提高抗菌材料的治疗效果、降低副作用，并将自适应性抗菌材料的构建策略应用于产业化领域，仍然是科研工作者未来一段时间面临的挑战。为此，进一步发展自适应性抗菌材料具有很高的学术意义与临床应用价值，有望造福人类的健康与安全。

参 考 文 献

[1] Peleg A Y, Hooper D C. Hospital-acquired infections due to Gram-negative bacteria. New England Journal of Medicine, 2010, 362（19）：1804-1813.

[2] van der Poll T, Opal S M. Pathogenesis, treatment, and prevention of pneumococcal pneumonia. Lancet, 2009, 374（9700）：1543-1556.

[3] Maartens G, Wilkinson R J. Tuberculosis. Lancet, 2007, 370（9604）：2030-2043.

[4] Willyard C. The drug-resistant bacteria that pose the greatest health threats. Nature, 2017, 543（7643）：15.

[5] Ding X, Wang A, Tong W, et al. Biodegradable antibacterial polymeric nanosystems：a new hope to cope with multidrug-resistant bacteria. Small, 2019, 15：1900999.

[6] Ding X, Duan S, Ding X, et al. Versatile antibacterial materials：an emerging arsenal for combatting bacterial pathogens. Advanced Functional Materials, 2018, 28（40）：1802140.

[7] Ning L G, Kang E T, Wang Y B, et al. Recent developments in controlled release of antibiotics. Current Pharmaceutical Design, 2018, 24（8）：911-925.

[8] Li X, Bai H T, Yang Y C, et al. Supramolecular antibacterial materials for combatting antibiotic resistance. Advanced Materials, 2019, 31（5）：1805092.

[9] Xu L Q, Neoh K G, Kang E T. Natural polyphenols as versatile platforms for material engineering and surface functionalization. Progress in Polymer Science, 2018, 87：165-196.

[10] Shen W, He P, Xiao C S, et al. From antimicrobial peptides to antimicrobial poly(alpha-amino acid)s. Advanced Healthcare Materials, 2018, 7（20）：1800354.

[11] Bapat R A, Chaubal T V, Joshi C P, et al. An overview of application of silver nanoparticles for biomaterials in dentistry. Materials Science & Engineering C, 2018, 91：881-898.

[12] Zhou T, Zhu Y Z, Li X, et al. Surface functionalization of biomaterials by radical polymerization. Progress in Materials Science, 2016, 86：191-235.

[13] Cai Z, Wan Y, Becker M, et al. Poly(propylene fumarate)-based materials：synthesis, functionalization, properties, device fabrication and biomedical applications. Biomaterials, 2019, 208：45-71.

[14] Moorcroft S C T, Jayne D G, Evans S D, et al. Stimuli-responsive release of antimicrobials using hybrid inorganic nanoparticle-associated drug-delivery systems. Macromolecular Bioscience, 2018, 18（12）：1800207.

[15] Fleige E, Quadir M A, Haag R. Stimuli-responsive polymeric nanocarriers for the controlled transport of active compounds：concepts and applications. Advanced Drug Delivery Reviews, 2012, 64（9）：866-884.

[16] Pascoal A, Estevinho L M, Martins M, et al. Review：novel sources and functions of microbial lipases and their role in the infection mechanisms. Physiological and Molecular Plant Pathology, 2018, 104：119-126.

[17] Larkin E A, Carman R J, Krakauer T, et al. *Staphylococcus aureus*：the toxic presence of a pathogen extraordinaire. Current Medicinal Chemistry, 2009, 16（30）：4003-4019.

[18] 王迎军, 黄雪连, 陈军建, 等. 细菌感染微环境响应性高分子材料用于细菌感染性疾病的治疗. 材料导报, 2019, 33（1）：5-15.

[19] Ishihara M, Kishimoto S, Nakamura S, et al. Polyelectrolyte complexes of natural polymers and their biomedical applications. Polymers, 2019, 11（4）：672.

[20] Ramasamy T, Ruttala H B, Gupta B, et al. Smart chemistry-based nanosized drug delivery systems for systemic applications：a comprehensive review. Journal of Controlled Release, 2017, 258：226-253.

[21] Chen H, Jin Y Y, Wang J J, et al. Design of smart targeted and responsive drug delivery systems with enhanced antibacterial properties. Nanoscale, 2018, 10（45）: 20946-20962.

[22] Wang X, Wu J, Li P L, et al. Microenvironment-responsive magnetic nanocomposites based on silver nanoparticles/gentamicin for enhanced biofilm disruption by magnetic field. ACS Applied Materials & Interfaces, 2018, 10（41）: 34905-34915.

[23] Tucking K S, Vasani R B, Cavallaro A A, et al. Hyaluronic acid-modified porous silicon films for the electrochemical sensing of bacterial hyaluronidase. Macromolecular Rapid Communications, 2018, 39（19）: 1800178.

[24] Wilson B S, Tucci D L, Merson M H, et al. Global hearing health care: new findings and perspectives. Lancet, 2017, 390（10111）: 2503-2515.

[25] Arciola C R, Campoccia D, Montanaro L. Implant infections: adhesion, biofilm formation and immune evasion. Nature Reviews Microbiology, 2018, 16（7）: 397-409.

[26] Busscher H J, van der Mei H C, Subbiahdoss G, et al. Biomaterial-associated infection: locating the finish line in the race for the surface. Science Translational Medicine, 2012, 4（153）: 153rv10.

[27] Arciola C R, Campoccia D, Speziale P, et al. Biofilm formation in *Staphylococcus* implant infections. A review of molecular mechanisms and implications for biofilm-resistant materials. Biomaterials, 2012, 33（26）: 5967-5982.

[28] Chouirfa H, Bouloussa H, Migonney V, et al. Review of titanium surface modification techniques and coatings for antibacterial applications. Acta Biomaterialia, 2019, 86: 37-54.

[29] Wei T, Yu Q, Chen H. Responsive and synergistic antibacterial coatings: fighting against bacteria in a smart and effective way. Advanced Healthcare Materials, 2019, 8（3）: 1801381.

[30] Cloutier M, Mantovani D, Rosei F. Antibacterial coatings: challenges, perspectives, and opportunities. Trends in Biotechnology, 2015, 33（11）: 637-652.

[31] Yu Q, Wu Z Q, Chen H. Dual-function antibacterial surfaces for biomedical applications. Acta Biomaterialia, 2015, 16: 1-13.

[32] Jin X, Xiong Y H, Zhang X Y, et al. Self-adaptive antibacterial porous implants with sustainable responses for infected bone defect therapy. Advanced Functional Materials, 2019, 29（17）: 1807915.

[33] Yan S, Shi H, Song L, et al. Nonleaching bacteria-responsive antibacterial surface based on a unique hierarchical architecture. ACS Applied Materials & Interfaces, 2016, 8（37）: 24471-24481.

[34] Li L L, Qi G B, Yu F, et al. An adaptive biointerface from self-assembled functional peptides for tissue engineering. Advanced Materials, 2015, 27（20）: 3181-3188.

[35] Yao Q, Ye Z, Sun L, et al. Bacterial infection microenvironment-responsive enzymatically degradable multilayer films for multifunctional antibacterial properties. Journal of Materials Chemistry B, 2017, 5（43）: 8532-8541.

[36] Wang X, Song L, Zhao J, et al. Bacterial adaptability of enzyme and pH dual-responsive surface for infection resistance. Journal of Materials Chemistry B, 2018, 6（46）: 7710-7718.

[37] Su Y L, Zhao L L, Meng F C, et al. Triclosan loaded polyurethane micelles with pH and lipase sensitive properties for antibacterial applications and treatment of biofilms. Materials Science & Engineering C, 2018, 93: 921-930.

[38] Omolo C A, Kalhapure R S, Agrawal N, et al. A hybrid of mPEG-*b*-PCL and G1-PEA dendrimer for enhancing delivery of antibiotics. Journal of Controlled Release, 2018, 290: 112-128.

[39] Zhou W H, Jia Z J, Xiong P, et al. Novel pH-responsive tobramycin-embedded micelles in nanostructured multilayer-coatings of chitosan/heparin with efficient and sustained antibacterial properties. Materials Science & Engineering C, 2018, 90: 693-705.

[40] Hussain S, Joo J, Kang J, et al. Antibiotic-loaded nanoparticles targeted to the site of infection enhance antibacterial efficacy. Nature Biomedical Engineering, 2018, 2（2）：95-103.

[41] Zhang S K, Chen Y, Liang J L, et al. Nanoformulated antimicrobial agents for central nervous system infections. Journal of Nanoscience and Nanotechnology, 2017, 17（12）：8683-8698.

[42] Gref R, Minamitake Y, Peracchia M, et al. Biodegradable long-circulating polymeric nanospheres. Science, 1994, 263（5153）：1600-1603.

[43] Liu Y, Busscher H J, Zhao B, et al. Surface-adaptive, antimicrobially loaded, micellar nanocarriers with enhanced penetration and killing efficiency in staphylococcal biofilms. ACS Nano, 2016, 10（4）：4779-4789.

[44] Dey P, Mukherjee S, Das G, et al. Micellar chemotherapeutic platform based on a bifunctional salicaldehyde amphiphile delivers a "combo-effect" for heightened killing of MRSA. Journal of Materials Chemistry B, 2018, 6（14）：2116-2125.

[45] Chen M, Xie S, Wei J, et al. Antibacterial micelles with vancomycin-mediated targeting and pH/lipase-triggered release of antibiotics. ACS Applied Materials & Interfaces, 2018, 10（43）：36814-36823.

[46] Zhang C Y, Gao J, Wang Z. Bioresponsive nanoparticles targeted to infectious microenvironments for sepsis management. Advanced Materials, 2018, 30（43）：1803618.

[47] Wang F, Xiao J, Chen S, et al. Polymer vesicles：modular platforms for cancer theranostics. Advanced Materials, 2018, 30（17）：1705674.

[48] Liu Q, Song L, Chen S, et al. A superparamagnetic polymersome with extremely high T2 relaxivity for MRI and cancer-targeted drug delivery. Biomaterials, 2017, 114：23-33.

[49] Wayakanon K, Thornhill M H, Douglas C W I, et al. Polymersome-mediated intracellular delivery of antibiotics to treat Porphyromonas gingivalis-infected oral epithelial cells. The FASEB Journal, 2013, 27（11）：4455-4465.

[50] Lane D D, Su F Y, Chiu D Y, et al. Dynamic intracellular delivery of antibiotics via pH-responsive polymersomes. Polymer Chemistry, 2015, 6（8）：1255-1266.

[51] Li Y, Liu G, Wang X, et al. Enzyme-responsive polymeric vesicles for bacterial strain selective delivery of antimicrobial agents. Angewandte Chemie, 2016, 55（5）：1760-1764.

[52] Kugel A, Chisholm B, Ebert S, et al. Antimicrobial polysiloxane polymers and coatings containing pendant levofloxacin. Polymer Chemistry, 2010, 1（4）：442-452.

[53] Pawar V, Dhanka M, Srivastava R. Cefuroxime conjugated chitosan hydrogel for treatment of wound infections. Colloids and Surfaces B：Biointerfaces, 2019, 173：776-787.

[54] Mulas K, Stefanowicz Z, Oledzka E, et al. Current state of the polymeric delivery systems of fluoroquinolones：a review. Journal of Controlled Release, 2019, 294：195-215.

[55] Zhang R, Jones M M, Moussa H, et al. Polymer-antibiotic conjugates as antibacterial additives in dental resins. Biomaterials Science, 2019, 7（1）：287-295.

[56] Huang Y, Ding X, Qi Y, et al. Reduction-responsive multifunctional hyperbranched polyaminoglycosides with excellent antibacterial activity, biocompatibility and gene transfection capability. Biomaterials, 2016, 106：134-143.

[57] Nguyen T K, Selvanayagam R, Ho K K K, et al. Co-delivery of nitric oxide and antibiotic using polymeric nanoparticles. Chemical Science, 2016, 7（2）：1016-1027.

[58] Li S, Dong S, Xu W, et al. Antibacterial hydrogels. Advanced Science, 2018, 5（5）：1700527.

[59] Hashimoto Y, Mukai S, Sasaki Y, et al. Nanogel tectonics for tissue engineering：protein delivery systems with nanogel chaperones. Advanced Healthcare Materials, 2018, 7（23）：1800729.

[60] Xiong M H, Bao Y, Yang X Z, et al. Lipase-sensitive polymeric triple-layered nanogel for "on-demand" drug delivery. Journal of American Chemical Society, 2012, 134（9）：4355-4362.

[61] Xiong M H, Li Y J, Bao Y, et al. Bacteria-responsive multifunctional nanogel for targeted antibiotic delivery. Advanced Materials, 2012, 24（46）：6175-6180.

[62] Hong Y, Xi Y, Zhang J, et al. Polymersome-hydrogel composites with combined quick and long-term antibacterial activities. Journal of Materials Chemistry B, 2018, 6（39）：6311-6321.

[63] Hu J, Quan Y, Lai Y, et al. A smart aminoglycoside hydrogel with tunable gel degradation, on-demand drug release, and high antibacterial activity. Journal of Controlled Release, 2017, 247：145-152.

[64] Hu J, Zheng Z, Liu C, et al. A pH-responsive hydrogel with potent antibacterial activity against both aerobic and anaerobic pathogens. Biomaterials Science, 2019, 7（2）：581-584.

[65] He M, Wang Q, Zhao W, et al. A self-defensive bilayer hydrogel coating with bacteria triggered switching from cell adhesion to antibacterial adhesion. Polymer Chemistry, 2017, 8（35）：5344-5353.

（段 顺　丁小康　徐福建）

第10章

>>

模拟宿主防御肽的抗菌尼龙 3 聚合物

10.1.1 宿主防御肽的发现

20 世纪 70 年代之前，学术界对于昆虫抵抗微生物感染的方式知之甚少，在昆虫体内并未发现抗体的存在，对此最有力的证据支持有如果对昆虫进行器官移植，移植的器官不会受到免疫系统的攻击。为了研究昆虫的免疫系统，Boman 等[1] 在 1972 年建立了宿主昆虫-寄生细菌系统来定量研究昆虫的免疫系统。起初他们以果蝇为研究对象，探究绿脓杆菌、大肠杆菌及阴沟杆菌对其的影响。研究结果表明，首次向果蝇体内注射少量经过多次冻融的阴沟杆菌后，再向其体内注射致死量的阴沟杆菌并不会导致果蝇死亡。对于果蝇来说，少量活力差的阴沟杆菌类似于我们所使用的疫苗，不同之处在于阴沟杆菌的疫苗效果不是特异性地针对阴沟杆菌，在抵抗大肠杆菌及绿脓杆菌感染时也有效果。为了进一步研究此现象，Boman 等[2, 3]采用体积更大，传代更慢，且有休眠期的蚕替换果蝇继续进行研究。八年之后，即 1980 年，他们从蚕的体内提纯得到两个热稳定性良好，并且能快速杀死细菌的多肽序列，这就是被发现的第一种宿主防御肽（host defense peptide，HDP）——天蚕素（cecropin）。

此后，各国科学家相继发现了多种新的宿主防御肽。Selstedls 等[4]在 1983 年从兔子的肺巨噬细胞中提纯得到了两个包含三个互连半胱氨酸的抗菌肽序列，在 1985 年这两个抗菌肽序列被命名为防御素（defensin）[5]。1987 年，Zasloff[6]在非洲爪蟾皮肤中提取得到马盖宁（magainin）。此后，各国科学家在真菌、植物、动物体内发现并提取了更多的宿主防御肽。迄今，已经有上千种宿主防御肽和上万种宿主防御肽序列被发现。此外，目前有多个网站数据库可以检索到宿主防御肽的信息[7-9]，如 http://www.camp3.bicnirrh.res.in/，http://dramp.cpu-bioinfor.org/。

10.1.2　宿主防御肽的发展

天蚕素问世之后，很多课题组对其序列和作用机理进行了研究。首先 Boman 课题组在发现天蚕素之后就测定了其序列，并研究其抗菌活性，发现其对革兰氏阴性菌、阳性菌都有抗菌效果[3]。之后 Steiner 课题组、Boman 及 Merrifield 课题组研究了其二级结构[10, 11]，发现天蚕素在 N 端形成了两亲性且极性较强的螺旋结构，在疏水环境中，天蚕素容易形成 α-螺旋。而 Epand 及 Dawson 等课题组之前对与天蚕素具有类似两亲性结构的蜂毒素、胰高血糖素等多肽和细胞膜作用的研究结果表明[12]，这种结构很可能与细胞膜结合。之后，Merrifield 课题组继续进行了一系列针对天蚕素抗菌机理的研究[13-16]，通过固相合成的方法合成了天蚕素及其类似物，并探究其结构及其与细菌细胞膜相互作用的关系。首先通过卵磷脂、胆固醇及磷酸二鲸蜡脂构成的单膜脂质体模型研究，发现天蚕素及其类似物可以破坏脂质体。之后通过平面双分子层脂膜模型研究表明，天蚕素这种带阳离子电荷的多肽，在双分子层脂膜间可以形成 4 nm 长的离子通路。而对天蚕素的研究表明，尽管较短的类似物合成肽链可以和磷脂双分子层结合，但是并不能形成离子通路。如果双分子层表面带正电荷，那么由天蚕素形成的电位就会减小至原来的五分之一。同时，在 N 端两亲性结构与 C 端疏水性结构之间的柔性链段是造成细胞膜间电位变化的必要条件。基于以上实验现象，Merrifield 课题组提出了天蚕素之所以有广谱的抗菌活性，是因为它能在细菌细胞膜上形成孔洞的假想。

此后，Merrifield 课题组通过以下三种方式进一步提高宿主防御肽活性，并且探究其作用机理：①用 D 构型替换 L 构型氨基酸的宿主防御肽。他们合成了由 D-氨基酸组成的天蚕素、蜂毒素、马盖宁[17, 18]。经表征，D-多肽完全是 L-多肽的镜像异构，含有 α-螺旋结构，且更加稳定，不会被酶解。此外，D-多肽完全保留了 L-多肽的抗菌活性，并且天蚕素和蜂毒素的异构体对羊血红细胞的溶血活性降低，毒性降低。不过用这种方式合成的改良宿主防御肽因价格昂贵而没有实用性。②反转录宿主防御肽。他们合成了反转录的蜂毒素、反转录的 D-蜂毒素、乙酰化的蜂毒素及乙酰化的反转录蜂毒素[19]，这几种新型的蜂毒素仍保留 α-螺旋构型，并且在磷脂双分子层及细菌细胞膜中也维持 α-螺旋形态。同时，在溶血活性显著降低的情况下，反转录的蜂毒素、反转录的 D-蜂毒素、乙酰化的反转录蜂毒素的抗菌活性仍然很高，但是非 α-螺旋构象的蜂毒素修饰物没有活性。基于以上实验结果，Merrifield 课题组得到以下几点结论：α-螺旋构象有利于宿主防御肽与细菌细胞膜发生作用；活性序列会影响多肽的构象及构型，但是活性序列并不唯一；对映异构构象（D 或者 L）不会影响其抗菌活性。总结可知，这些宿主防御肽及其修饰物并不是通过与某种酶或者受体结合起作用的，而是通过自聚或者在细胞膜上形成孔道来杀死细菌。③杂化宿主防御肽序列（杂化宿主防御肽通过结合 2～3 个宿主防御肽的活性片段，来发挥各个独立片段的优点和潜在活性）。Merrifield 课题组在 1989 年合成了 5 种含有天蚕素 A 和蜂毒素序列的杂化肽[20]，其中一种杂化肽对金黄色葡萄球菌的活性是天蚕素 A 的 100 倍，而且和天蚕素 B 相比，其溶血活性大大降低，是天蚕素 B 的五十分之一。之后 Merrifield 课题组在 1992 年合成了 30 种天蚕素序列长度在 18～37 的天蚕素和蜂毒素杂化肽[21]，其中当杂化肽的 N 端是天蚕素 A 序列，杂化肽的 C 端是疏水性的蜂毒素序列时，杂化肽会有很高的抗菌活性及很低的溶血活性。此后基于链长越短化学合成越简单，以及短链有利于作为药用这两点的考虑，他们合成了几种链长更短的杂化肽[22]，发现当链长降为 15 个氨基酸残基时，杂化肽的毒性显著降低，且仍保持了相当的抗菌活性。在此之前，有很多研究认为，宿主防御肽的杀菌机理是利用自身 α-螺旋及构象的柔性在细胞膜上形成孔道，进而使细胞死亡[18, 23, 24]。但是链长为 15 个氨基酸残基的多肽形成 α-螺旋之后其长度显然达不到细胞膜厚度，因此他们结合上述实验结果，推测多肽会形成 3_{10}-螺旋而不是 α-螺旋，或者肽链会首先通过非共价键结合形成二聚体或者多聚体结构，进而扰乱细胞膜。

　　除了 Merrifield 课题组优化宿主防御肽的研究外，还有很多其他课题组也在为之努力。例如，Hancock 课题组合成了一系列天蚕素 A-蜂毒素杂化肽[25-27]，分别命名为 CEME、CEMA、CP26 和 CP29。这些多肽对绿脓杆菌细胞膜的渗透性更强，并且可以与脂多糖和磷壁酸结合。此外，CEME、CEMA 和 CP29 在生理盐水中仍具有抗菌活性。Wakabayashi 课题组通过选取 Lactoferricin B 的抗菌片段，并将 C 端烷基化，或者用 D-氨基酸替换 L-氨基酸的方法提高抗菌肽的生物活性[28]。Gellman 课题组通过用 β-氨基酸替换 α-氨基酸，得到的多肽在具有很好的抗菌活性的同时，还有螺旋或者折叠的二级结构[29, 30]。

10.1.3　宿主防御肽的特点

　　宿主防御肽的序列多种多样，且只有近亲物种间的宿主防御肽才会有相似性[31]，不过即使在哺乳动物之间，宿主防御肽也有较大的差异[32]。如来自鼠的杀菌肽 CRAMP 和来自人体的杀菌肽 LL-37 同源性仅有 67%，而牛体内并没有此种多肽。在人体中性粒细胞中普遍存在的 α-防御素，在老鼠中性粒细胞中不存在，牛内脏中性粒细胞中也没有 α-防御素。这些差异的原因可能是不同的宿主内寄生菌种差别很大，而宿主防御肽需要有对应的抗菌能力。

　　尽管宿主防御肽在不同物种之间差异巨大，但是它们仍有一些共同的基本性质[31, 33]：①含有 10～50 个氨基酸；②包含 2～9 个正电荷；③疏水性基团含量超过 30%。基于其基本性质，有研究表明宿主防御肽与细胞膜接触时可以形成疏水性部分与亲水性部分分开的立体两亲性结构，这种结构主要分为以下四种：基于两个或者四个双硫键的 β-折叠多肽（如人 α-防御素和 β-防御素），α-螺旋多肽（如 LL-37，天蚕素或者马盖宁），富含甘氨酸、脯氨酸、色氨酸、精氨酸和/或组氨酸的扩展肽链（如吲哚菌素），以及含有一个双硫键的环状肽（如牛杀菌肽）。

根据宿主防御肽的基本性质及前人研究成果，目前认可度最高的抗菌机理主要有两种，即孔洞机理和非孔洞机理[34,35]。孔洞机理又包含桶板模型和环面模型两种模型。在孔洞机理中，宿主防御肽可以垂直插入细胞膜的磷脂双分子层中，进而形成一个跨膜的孔洞 [图 10-1（a）和（b）]。在桶板模型中，在肽肽相互作用下可以形成小纳米孔洞（直径为 1～2 nm）[36]，环面模型中则不需要肽肽相互作用。宿主防御肽直接影响磷脂双分子层的局部曲率，进而形成直径为 3～10 nm 的含水孔洞[37-39]。由于环面模型不需要靠肽肽相互作用形成，因此其孔径大小更依赖于磷脂双分子层的状态。有研究表明，在环面模型中，如果磷脂双分子层处于水分更多的环境下，就会形成孔径更大的孔洞[36]。相对的在桶板模型中，宿主防御肽形成的孔径大小相对一致，且与磷脂双分子层的实际状态无关[37]。尽管形成孔洞的机理不同，但无论是桶板模型还是环面模型，孔洞机理都是在细胞外膜形成一个稳定的孔洞，进而使细胞内容物流出，破坏细胞生理代谢的平衡，最终导致细胞死亡。机理如图 10-1 所示。

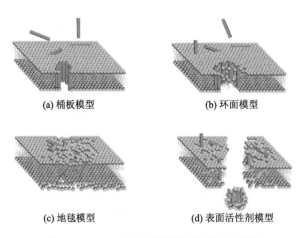

(a) 桶板模型　　　　　　　(b) 环面模型

(c) 地毯模型　　　　　　　(d) 表面活性剂模型

图 10-1　HDP 破坏细胞膜的作用机理模型

在非孔洞机理中，宿主防御肽也作用于微生物细胞膜表面。Shai 等提出宿主防御肽和磷脂双分子层表面的相互作用会使宿主防御肽像地毯一样铺展在细胞膜表面[40] [图 10-1（c）]，这个模型被称为地毯模型，根据此模型，微生物膜上会形成直径大于 10 nm 的瑕疵。通过观测具体实验现象，此模型可能比之前两个模型更为简洁且接近实际情况。此外，还有表面活性剂模型，抗菌聚合物聚集体就像表面活性剂，和细胞膜之间有强静电作用及疏水-疏水相互作用，干扰细胞膜连续性，直接导致形成大面积"表面缺陷"，进而导致细胞膜瓦解溃散[41][图 10-1（d）]，此机理也可以很好地解释为什么宿主防御肽可以造成细胞膜大面积溃散[35]。无论是在孔洞机理还是在非孔洞机理中，宿主防御肽都作用于细胞膜，通过物理作用破坏细胞膜结构，进而导致细胞膜功能紊乱，最终使微生物死亡。

　　由于宿主防御肽的序列是非特异性的，并且只是通过简单的物理作用与细胞膜结合，因此如果微生物想要发展出对宿主防御肽的耐药性，就需要从根本上改变其细胞膜上磷脂双分子层的组成结构，或者微生物自身需要在不伤害本身蛋白质结构的前提下将宿主防御肽酶解。而以上两种方式实现的可能性几乎都为零[42]。

　　尽管在科学家不断的努力下，个别经典宿主防御肽的基本性质和作用机理得到了确定，但是宿主防御肽仍存在活性不高，不稳定容易被酶解，大量提取比较困难，化学合成得到宿主防御肽成本很高的缺点。因此，宿主防御肽的发展和实际应用受到极大的限制。

10.2　模拟宿主防御肽的尼龙 3 聚合物结构设计及影响因素

10.2.1　尼龙 3 聚合物整体结构的设计

　　宿主防御肽因具有广谱抗菌活性和不易使微生物产生耐药性的优点[31]，近年来在抗菌领域受到科研人员的密切关注。但天然多肽（宿主防御肽）存在不稳定（易被蛋白酶水解）、不易大量制备、价格昂贵、抗菌活性低等缺点，使其在实际应用中受到限制。因此许多科研团队希望通过一些途径来解决这一系列问题。Merrifield 等[18]通过在天然宿主防御肽的序列中引入非天然的 α-D-氨基酸或者 β-氨基酸来优化宿主防御肽的活性，使其在抗菌活性变化不大的情况下，显著提高多肽的结构稳定性。DeGrado 等[43]和 Gellman 等[44]研究人员通过用 β-多肽折叠体（β-peptide foldamer）来模拟宿主防御肽，得到了抗菌活性和稳定性都优于天然宿主防御肽的 β-多肽。以上两种方式虽然可以在不同程度上优化宿主防御肽的性能，但是其合成成本仍然很高，并且难以大量制备。因此科研人员又尝试了其他方法来改善宿主防御肽的不足，其中典型的策略是通过模拟宿主防御肽的结构来合成具有抗菌活性的宿主防御肽模拟物。图 10-2 是多个课题组通过模拟宿主防御肽设计合成的一系列抗菌聚合物，其中包括聚苯乙烯类、聚甲基丙烯酸类、聚甲基丙烯酰胺类、聚降冰片烯类、聚 β-多肽类（尼龙 3）及聚碳酸酯类[45-57]。

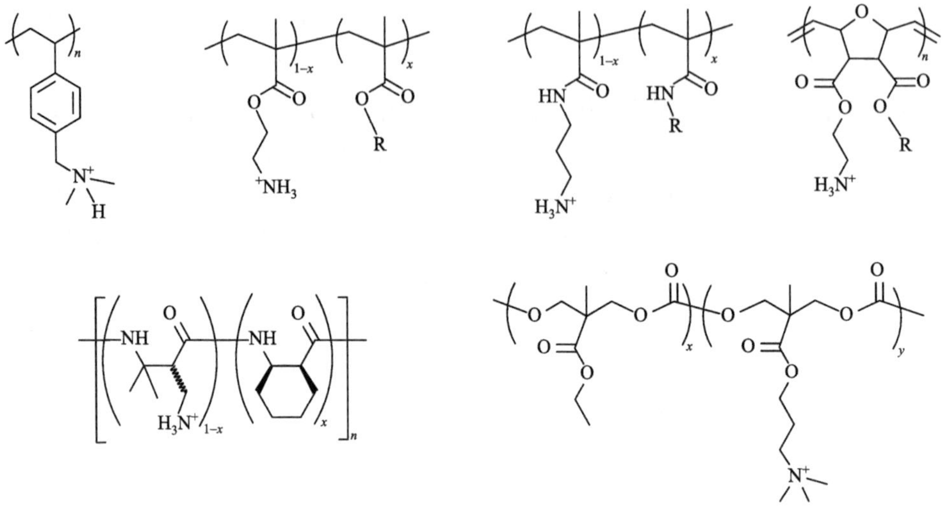

图 10-2　模拟宿主防御肽的抗菌聚合物

　　这些抗菌聚合物具有共同的特点，即都具有正电荷和疏水-亲水的两亲性结构。它们都能通过调节亲水/疏水平衡获得很好的选择性和抗菌活性，其中一些聚合物的抗菌效果甚至优于宿主防御肽，Gellman 课题组研发的尼龙 3 抗菌聚合物[45, 51, 55]就是其中的代表之一。由于其具有高效的广谱抗菌活性、良好的生物相容性、低廉的成本及可调多变的结构，被认为是非常有前景的广谱抗菌剂。尼龙 3 聚合物与宿主防御肽的多肽骨架结构相似，两者的区别在于宿主防御肽由 α-氨基酸构成，而尼龙 3 聚合物由 β-氨基酸构成。因此尼龙 3 聚合物在保持了良好的生物相容性的同时，增加了对蛋白酶的稳定性。为了模拟宿主防御肽的正电荷-两亲性结构，科研人员一般通过将疏水性和正电荷这两种 β-内酰胺单体的阴离子采用开环聚合的方法，来合成具有不同疏水和正电荷比例的尼龙 3 聚合物，并且将不同疏水性、电荷密度和构象倾向的 β-内酰胺单体引入聚合体系中，可以轻易地改变尼龙 3 聚合物的结构，进而调节对不同微生物的活性和选择性。

　　通过优化正电荷和疏水性亚基的结构与比例，调节聚合物的平均分子链长（以下简称链长）或聚合度（degree of polymerization，DP）及引入不同的端基基团，科研人员发现了多种兼具高效抗菌（细菌或真菌）活性和高选择性的尼龙 3 聚合物。其中 DP = 20～30 是较为理想的尼龙 3 聚合物分子链长，使其可以兼具较高的抗菌活性和较好的选择性[51]。以聚合物 63∶37（MM∶CH，摩尔比）为例，如图 10-3 所示，该尼龙 3 聚合物在 DP＜30 时溶血较弱；但是当 DP＞30 且继续增加时，其溶血显著增强；而对于研究中的四类细菌而言，该尼龙 3 聚合物在 DP = 20～30 时具有较低的最低抑菌浓度（minimum inhibitory concentration，MIC），即具有较高的抗菌活性。因此尼龙 3 聚合物在 DP = 20～30 时抗菌活性和选择性的综合评价最佳。而其他影响尼龙 3 聚合物生物活性综合评价的因素较为复杂，下文将依次进行详细的介绍。

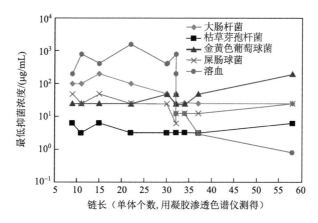

图 10-3　尼龙 3 聚合物 63∶37（MM∶CH）在不同链长下的溶血和 MIC[51]

10.2.2　疏水性亚基的影响

宿主防御肽具有两亲性结构，一般由含有阳离子的氨基酸和含有疏水侧链的氨基酸组成[31]，该结构使其优先与表面带负电的微生物的细胞膜相互作用，而不是表面电中性的哺乳动物细胞。在与微生物细胞膜接触后，宿主防御肽会自发形成二级结构，并将其疏水部分插入膜中脂质区域，进而破坏正常膜结构（图 10-4）。因此宿主防御肽及其模拟物的抗菌功能与抗菌分子的疏水性密切相关。而作为宿主防御肽模拟物代表之一的尼龙 3 聚合物，其疏水性主要体现在疏水性亚基上。

1）疏水性亚基分类

已报道的尼龙 3 疏水性亚基主要可以分为两类：①第一种的亚基侧链均为环烷烃，主要包括 CP、CH、CHp 和 CO；②第二种的亚基侧链为其他结构的非环状烷烃，主要包括 βCP、βDE、TM、HE、βBu 和 βHex 等，这两类疏水性亚基的结构如图 10-5 所示。

2）亚基疏水性的影响

宿主防御肽作用于细胞膜的抗菌机理提示了疏水性亚基的重要性，而尼龙 3 聚合物疏水性的调节主要在于疏水性亚基的结构变化。以整体为环烷烃的亚基侧链为例（图 10-5），疏水性亚基侧链的碳数从左到右依次增加（CP＜CH＜CHp＜CO），

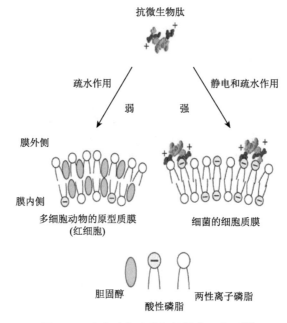

图 10-4　宿主防御肽选择性抗菌示意图[33]

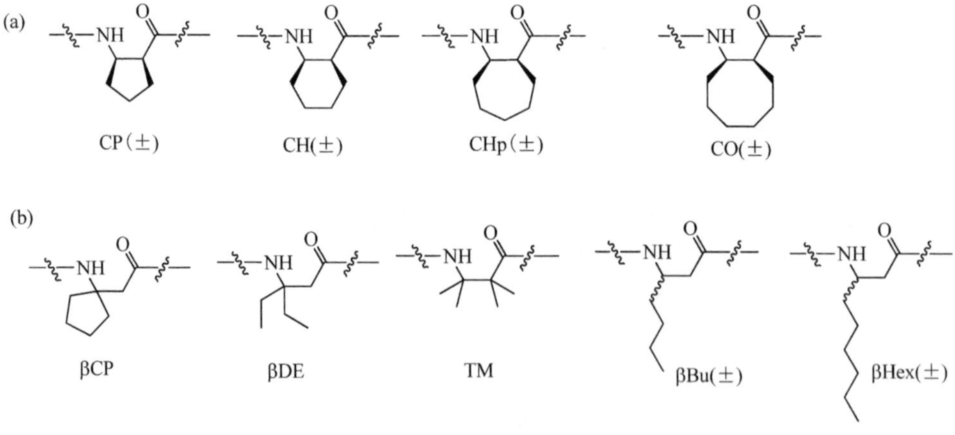

(a)

CP(±)　　CH(±)　　CHp(±)　　CO(±)

(b)

βCP　　βDE　　TM　　βBu(±)　　βHex(±)

图 10-5　尼龙 3 疏水性亚基的分类

而由这些亚基与相同正电荷亚基（MM）组成的四组尼龙 3 聚合物具有逐渐增加的局部疏水性（图 10-6），且每组中均有一系列具有不同亲水-疏水比例的尼龙 3 聚合物，其疏水性亚基比例为 0%～70%，以 10%的比例递增。研究表明[51]，一般当聚合物中疏水性亚基比例大于 40%时，可能会导致溶血的明显增加，但是却更容易得到具有高抗菌活性的尼龙 3 聚合物。但不同组的尼龙 3 聚合物，随疏水性亚基比例的升高，其抗菌活性变化规律并不相同。对于 MM-CO 而言，当 CO

含量从 0%提升至 30%时，其抗菌活性逐渐升高，但是当 CO 含量继续提升后，其抗菌活性逐渐降低；而对于 MM-CP，却没有发现类似的抗菌活性先升高后降低的趋势。对比溶血和对四种细菌的抗菌活性后发现，由疏水性亚基 CH 组成的 MM 系列尼龙 3 聚合物的抗菌功能和溶血活性综合表现最优。并且当疏水性亚基的比例为 37%时，其综合表现最佳。

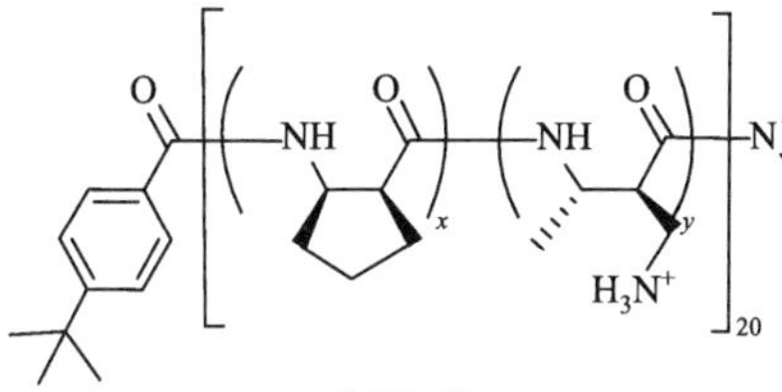

MM-CP

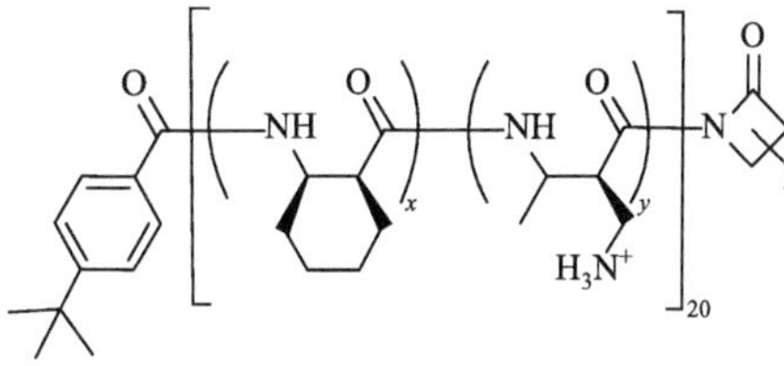

MM-CH

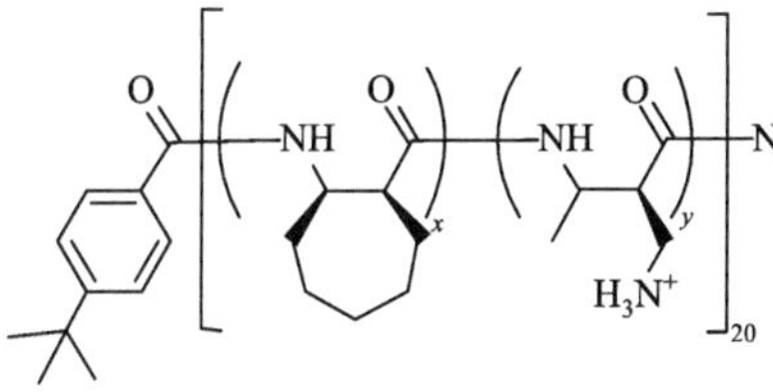

MM-CHp

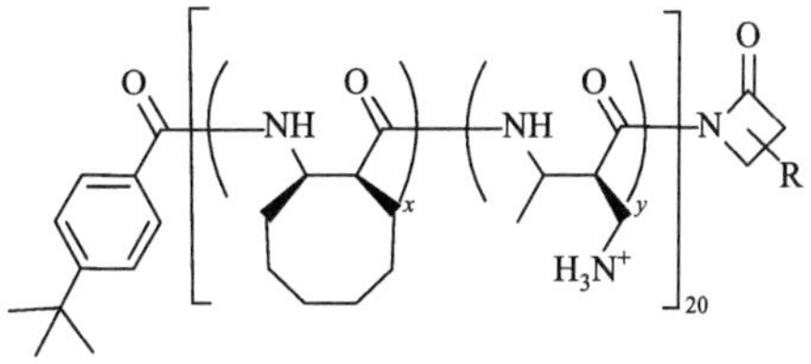

MM-CO

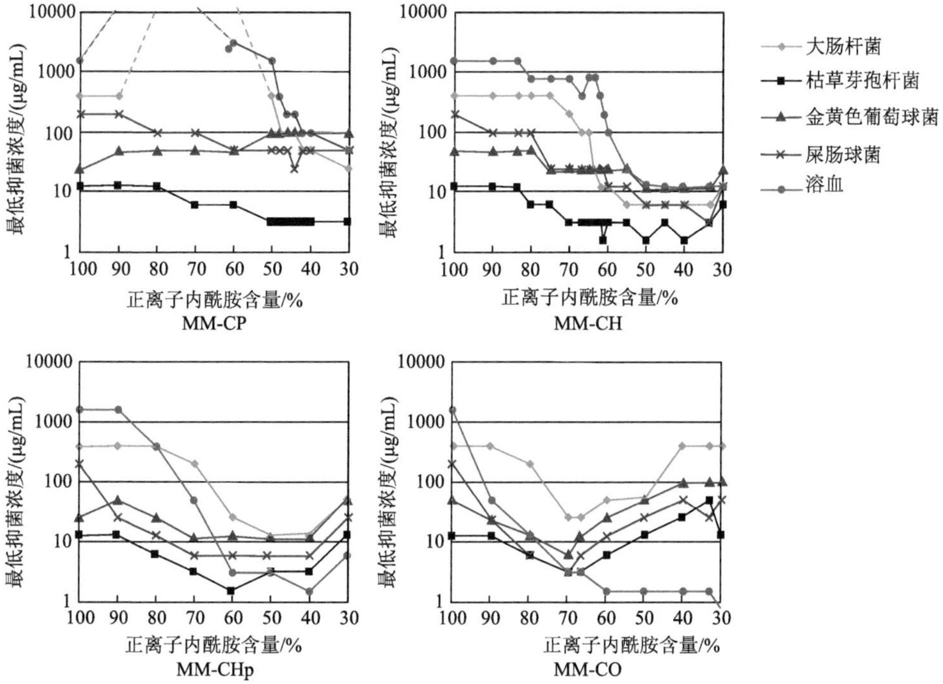

图 10-6　不同疏水性亚基组成的尼龙 3 聚合物的溶血和抗菌活性对比[51]

3）亚基取代模式的影响

宿主防御肽的抗菌机理显示，当宿主防御肽接触微生物细胞膜后，会自发地发生构象变化并形成二级结构（如 α-螺旋），进而破坏细胞膜，这显示了宿主防御肽空间结构对抗菌活性的重要影响。而尼龙 3 聚合物空间结构的调节主要在于亚基的变化，一般可以通过调节侧链取代模式来改变尼龙 3 聚合物的空间构象，从而调节其抗菌功能。图 10-7 是五种不同的尼龙 3 聚合物，它们的疏水性亚基的碳数相同、正电荷亚基相同且正电荷亚基-疏水性亚基比例均为 1∶1；但其疏水性亚基侧链的取代模式各不相同，故可以通过调控相应聚合物骨架结构的空间构象，使它们在溶血和抗菌活性的生物活性方面表现出显著差异[52]。聚合物 1∶1 DM∶TM 的溶血作用明显弱于其他疏水侧链取代模式的尼龙 3 聚合物，并显示了高效抗菌活性，因此聚合物 1∶1 DM∶TM 兼具高效和高选择性的抗菌活性，其生物活性综合评价最佳。

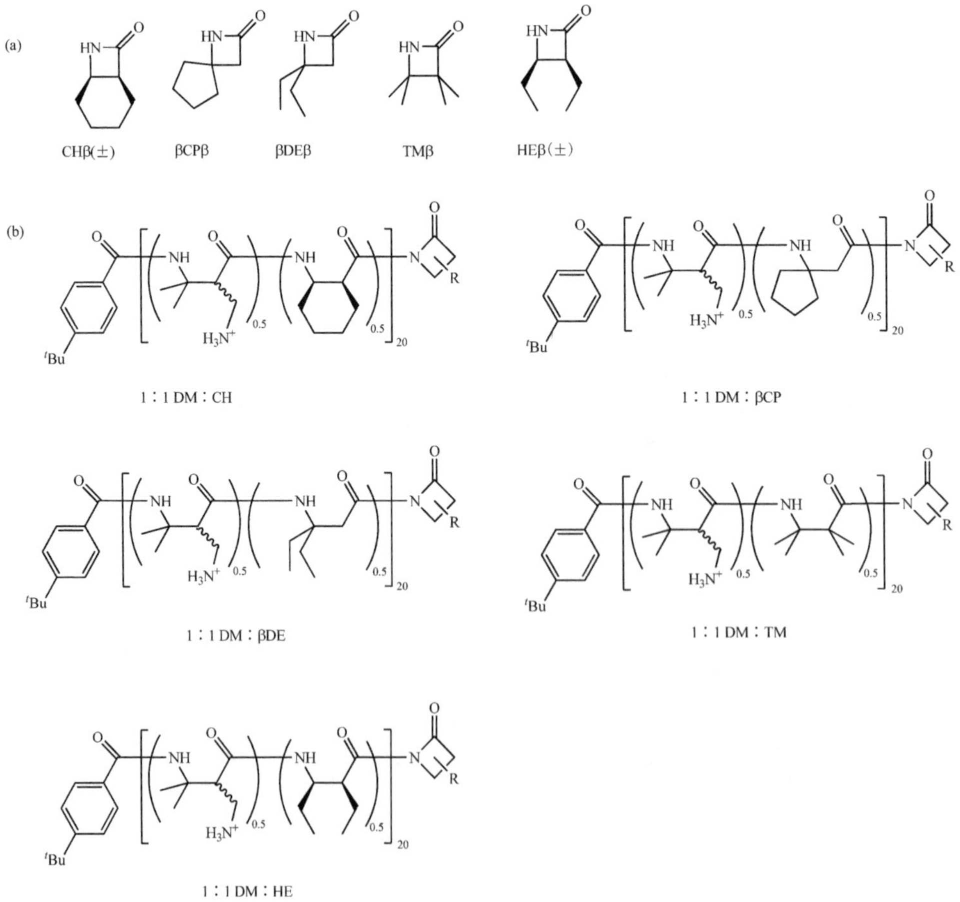

图 10-7　具有不同侧链取代模式的 β-内酰胺单体（a）及其构成的尼龙 3 聚合物（b）[52]

4）亚基分布的影响

在聚合反应中，不同 β-内酰胺单体的反应活性不同，致使不同亚基在尼龙 3 聚合物中的分布也不尽相同。如图 10-8 所示，单体 CH 的反应活性略高于单体 DM，相同比例的 CH 和 DM 单体混合物共聚时，聚合物靠近引发剂一端的部分 CH 所占的比例略高。而亚基 TM 的反应活性明显低于单体 DM，因此对于生物活性综合评价最佳的尼龙 3 聚合物 1∶1 DM∶TM，在靠近引发剂的一侧 DM 单体对应的亚基比例高达 80%，聚合物中的亚基分布接近于两嵌段聚合物的模式。这启发我们进一步研究两嵌段聚合物的抗菌活性。结果显示，相比于相同亚基比例的无规共聚物，两嵌段聚合物的抗菌活性均大幅降低[52]。这表明，尼龙 3 共聚物分子链中不同亚基一定程度的共混分布对聚合物的抗菌活性具有重要作用。

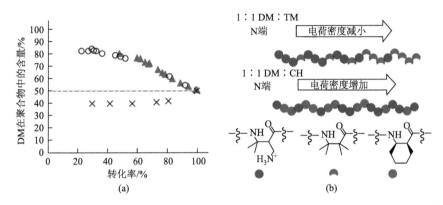

图 10-8　（a）在聚合物 1∶1 DM∶CH（×），1∶1 DM∶TM（○）和 1∶1 DM∶βDE（▲）聚合进程中 DM 所占比例对比；（b）聚合物 1∶1 DM∶CH 和 1∶1 DM∶TM 的亚基分布示意图[52]

10.2.3　正电荷/亲水性亚基的影响

宿主防御肽的抗菌机理显示，宿主防御肽通过自身带有的正电荷与细胞膜外侧带有负电荷的细菌发生初始的静电吸引相互作用，从而进一步与细胞膜发生作用，并选择性地破坏细菌细胞膜，获得抗菌功能。因此，正电荷对于宿主防御肽的抗菌活性和选择性起重要作用。尼龙 3 聚合物正电荷的调节主要在于正电荷/亲水性单体及聚合物中对应亚基的变化，具体表现为正电荷/亲水性单体的骨架上带有两个、一个或者零个甲基取代基团，分别命名为 DM（二甲基取代）、MM（单甲基取代）、βNM（无甲基取代）和 αNM（无甲基取代）四种，其结构如图 10-9 所示。引入不同的正电荷单体可以有效调节尼龙 3 聚合物对细菌、真菌的抗菌活性和选择性等生物活性。

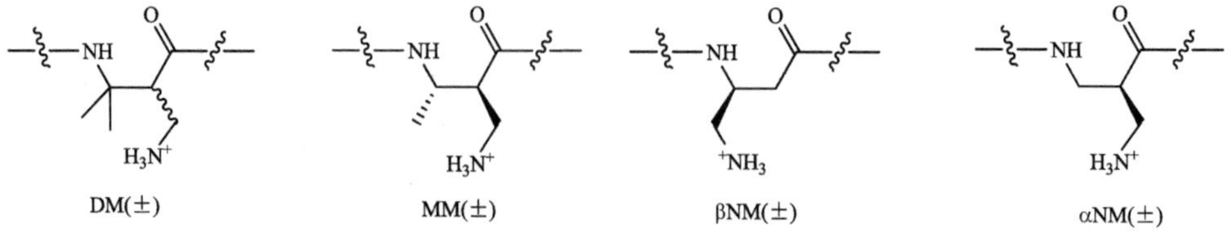

图 10-9　尼龙 3 聚合物主要的正电荷/亲水性亚基

1）亚基对抗细菌活性的影响

正电荷/亲水性亚基 DM 和 MM 的区别主要是：在 DM 的 β 位上是二甲基取代，而 MM 是单甲基取代，这使得由 DM 组成的尼龙 3 聚合物疏水性高于 MM，使其抗菌活性产生差异。将疏水性亚基 CH 分别与正电荷/亲水性亚基 DM 和 MM 组成尼龙 3 聚合物，抗菌研究发现[51]，DM-CH 系列聚合物的抗菌活性总体上高于相对应的 MM-CH 系列聚合物。这可能是因为 DM 相比于 MM 具有更高的疏水性，因此聚合物具有更好的抗菌活性。

2）亚基对抗真菌活性的影响

尼龙 3 聚合物不仅有很好的抗细菌活性，而且一小部分特定结构的尼龙 3 聚合物还具有很好的抗真菌活性，并且没有明显溶血和细胞毒性，具有难得的选择性抗真菌功能[56]。真菌细胞和哺乳动物细胞都是真核细胞，因此很难获得具有选择性和高活性的抗真菌化合物。通过对已发现的选择性抗真菌尼龙 3 聚合物及其类似物分子的构-效关系分析发现，选择性抗真菌功能与聚合物亚基结构的选取有重要关系，但目前尚无明确规律可循[53, 56]。Liu 等[56]合成了 DP 均为 20 的 DM、MM 和 βNM 的均聚物，并进行抗真菌活性、溶血和细胞毒性测试。结果显示，MM 均聚物尽管对成纤维细胞显示出很低的毒性，但对白色念珠菌也显示出很低的抗菌活性。而 DM 和 βNM 均聚物对白色念珠菌都具有很高的抗菌活性；二者的本质区别在于，βNM 均聚物没有明显的溶血和细胞毒性，因此具有选择性，而 DM 均聚物有明显的溶血，故没有选择性。在发现正电荷/亲水性亚基 βNM 对聚合物抗真菌活性和选择性的重要影响后，Liu 等[53]还研究了与 βNM 相似结构的 αNM 所制备聚合物的抗菌活性。研究结果显示，尽管 βNM 和 αNM 在氨基侧链取代位置上（βC *vs* αC）有明显不同，但所得均聚物的抗菌活性没有差别。这表明氨基侧链的取代位置对聚合物的抗真菌功能影响很小。

10.2.4　端基基团的影响

尼龙 3 聚合物端基分为 N 端基团和 C 端基团。由于合成方法的限制，C 端基的可控修饰目前还无法实现，因此对 C 端基基团影响的研究受到限制[58]，目前主要研究 N 端基对尼龙 3 聚合物抗菌活性的影响。Mowery 等[51]合成了一系列具有不同 N 端基团（不同碳原子数基团）的尼龙 3 聚合物 63∶37 MM∶CH，并进行溶血和抗菌活性研究。结果显示（图 10-10），当端基碳数由 2 逐渐增长至 12 时，聚合物的抗菌活性总体逐步提高，但随着端基碳数进一步增加，聚合物的抗菌活性反而下降。当 N 端基团碳数小于等于 8 时，聚合物没有显示出明显的溶血作用。但当 N 端基团碳数进一步增加后，其溶血作用显著增强，并且当 N 端基团碳数在 8～18 内，其溶血作用一直随着碳数的增加而增强。抗菌活性和溶血作用的综合评价指出，当 N 端基团为对叔丁基苯甲酰基时（碳数为 10），尼龙 3 聚合物可以兼具高效抗菌活性和较弱的溶血作用，综合抗菌相关生物功能表现最佳。

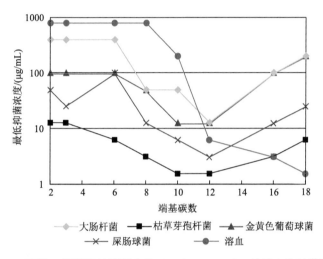

图 10-10　不同 N 端基链长的聚合物 63∶37 MM∶CH 的溶血和抗菌活性[51]

10.3 　抗细菌尼龙 3 聚合物

10.3.1　第一代抗细菌尼龙 3 聚合物

对于宿主防御肽而言（如天蚕素[3]或马盖宁[6]），其抗菌机理一般认为是宿主防御肽与细菌细胞膜相互作用时诱导宿主防御肽发生从自由卷曲结构到 α-螺旋结构的转变，这种宿主防御肽的全局两亲性构象被认为是破坏细菌细胞膜的重要原因。因此，目前许多非天然抗菌低聚物也采用 α-螺旋结构的诱导来解释其具有抗菌活性的原因。而功能化的宿主防御肽模拟物的构象变化是基于与经典螺旋诱导完全不同的构象假设来构建的。如图 10-11 所示，这种设想认为含有阳离子和疏水性亚基的柔性共聚物与带负电荷的细菌细胞膜接触，可导致聚合物骨架扭转，使得阳离子基团和疏水性基团分别富集在聚合物骨架的两侧，形成全局两亲性的不规则构象，而不需要具有 α-螺旋结构[45]。

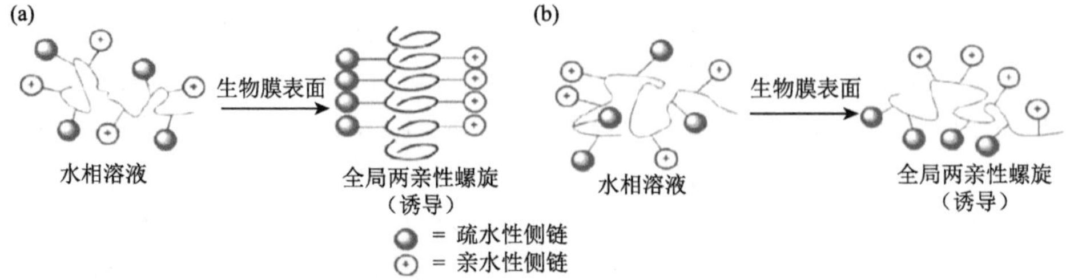

图 10-11 （a）全局两亲性规则 α-螺旋结构的诱导；（b）全局两亲性不规则构象的诱导[45]

　　基于这种假设，如图 10-12 所示，侧链带正电荷的亲水性单体 MM 和疏水性单体 CH 按照不同比例混合后，通过阴离子开环聚合可制备一系列尼龙 3 聚合物。这些聚合物的抗菌活性、溶血及对哺乳动物细胞毒性等可以通过亲疏水亚基的比例进行调节。MM：CH 系列聚合物中阳离子含量在 60%～65% 时，一般具有高效和广谱抗菌活性，以及较低的溶血和哺乳动物细胞毒性[45]。在对含有亲水性和疏水性亚基共聚物的初步研究中发现，尼龙 3 聚合物有效模拟了宿主防御肽的广谱抗菌活性特点和通过作用于细胞膜杀菌的通用抗菌机理。在此研究基础之上，为探索聚合物结构和活性之间的关系，开展了拓展尼龙 3 聚合物分子库的研究工作。首先按照 N-氯磺酰异氰酸酯（CSI）与烯烃的反应[59]，通过逐步增加疏水性亚基侧链环烷烃的碳数可以得到疏水性递增的 β-内酰胺疏水性单体（如图 10-12 所示，疏水性 CPβ＜CHβ＜CHpβ＜COβ）。这些疏水性单体分别与亲水性 β-内酰胺单体 MM（单甲基取代）和 DM（双甲基取代）按比例共聚获得结构多样性更加丰富的第一代尼龙 3 聚合物。经过抗菌活性、溶血和细胞毒性测试等综合评判，筛选出带有疏水性亚基 CH 系列的尼龙 3 聚合物是最优系列[51]。这种结构-活性关系的研究也为尼龙 3 聚合物的进一步优化提供了有效指导。第一代尼龙 3 聚合物展现出的高抗菌活性和哺乳动物细胞选择性，也为之后探索具有更高抗菌活性和更好生物相容性的新型尼龙 3 聚合物奠定了坚实的基础。

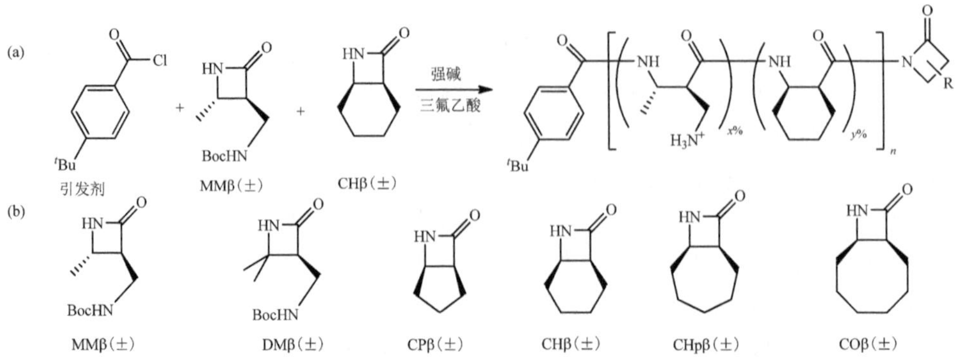

图 10-12 （a）MM：CH 系列尼龙 3 聚合物的制备；（b）拓展后的 β-内酰胺单体库[45]

　　尼龙 3 聚合物具有与宿主防御肽类似的多肽骨架结构和生物相容性。而且，尼龙 3 聚合物由两个不同的单体组成，单体结构的变换使得聚合物具有结构和功能多样性。尼龙 3 聚合物的侧链可以很方便地引入氨基，并作为进一步引发 N-羧基-环内酸酐聚合的活性位点，用于制备以尼龙 3 聚合物为骨架结构，侧链接枝 α-聚肽的杂化多肽聚合物分子刷（α/β CPMBs）。目前，如图 10-13 所示，已经制备了侧链带有多个 α-L-赖氨酸残基的 α/β CPMBs 杂化多肽聚合物分子刷，其能与电负性的细菌细胞膜产生静电作用，并显示出高效杀菌活性。测试发现，作为骨架结构的直链尼龙 3 聚合物对耐甲氧西林金黄色葡萄球菌（MRSA）的 MIC 值为 1.44 μmol/L，制备成 α/β CPMBs 后 MIC 值减小至 0.26 μmol/L [60]。

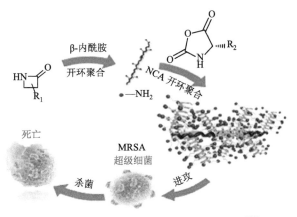

图 10-13　CPMBs 的合成过程及杀菌图解[60]

　　耐药菌感染严重威胁人类生命健康，其中，MRSA 是具有代表性的一类重要的耐药菌。因此，刘润辉等进一步通过扫描电子显微镜（SEM）研究了 α/β CPMBs 与细菌的相互作用，解析 α/β CPMBs 对 MRSA 的杀菌机制。如图 10-14 所示，SEM 表征发现，正常金黄色葡萄球菌的细胞膜表面完整光滑，而与 α/β CPMBs 作用后的细菌出现明显的形态变化和显著的细胞膜缺损[60]。这表明 α/β 杂化聚合物分子刷是通过和细胞膜相互作用并破坏细胞膜从而实现快速杀菌的，与宿主防御肽作用于细菌细胞膜的杀菌机理类似。

　　前期研究表明，模拟宿主防御肽两亲性结构的尼龙 3 聚合物具有高效和广谱的抗菌活性，且细菌对这类抗菌聚合物很难产生耐药性[45, 51, 61]。这些研究都是针对溶液体系和处于分散状态的尼龙 3 聚合物的。近年来，生物医用材料、器械在临床的大量和广泛使用带来了相应的材料表面感染问题。尤其是细菌在材料表面的定植和生物被膜的形成，会造成严重的感染症状，且一般对抗生素具有明显的耐药性。为了解决生物材料表面造成的感染问题，刘润辉等进一步探究了尼龙 3 聚合物共价键稳定接枝到材料表面后是否具有抗菌活性及相应的抗菌机理。

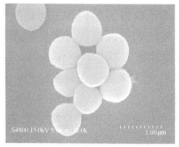
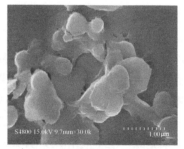

(a) 未处理的正常MRSA (b) 与α/β CPMBs共培养20 min后的MRSA

图 10-14 MRSA 与 α/β CPMBs 共培养后细菌形貌的 SEM 表征[60]

如图 10-15 所示，刘润辉等利用端基为巯基的尼龙 3 聚合物作为模型进行表面修饰抗菌研究，将前期研究优选的尼龙 3 聚合物 HS-(DM$_{0.5}$CH$_{0.5}$)$_{18}$ 接枝于金表面，发现该修饰表面对于革兰氏阴性菌大肠杆菌（*E.coli*）及革兰氏阳性菌 MRSA 都具有高效的杀菌功能。SEM 表征也表明细菌在与尼龙 3 聚合物修饰的表面接触后，发生了明显的形态变化，细胞膜表面出现破损，表明表面共价键接枝修饰的尼龙 3 聚合物通过与细菌细胞膜作用获得抗菌功能。而对照组代表性宿主防御肽马盖宁修饰的表面只对革兰氏阴性菌 *E.coli* 具有活性。这表明尼龙 3 聚合物修饰表面具有更优异的抗菌活性。红细胞与尼龙 3 聚合物修饰的表面接触未发现明显溶血，且 SEM 表征表明，红细胞的细胞形态正常。以成纤维细胞为模型定植在尼龙 3 聚合物修饰的表面，培养一天后未发现明显细胞毒性；两天后发现成纤维细胞大量增殖，长满基材表面，尼龙 3 聚合物修饰的表面不仅没有明显的细胞毒性，还能够促进细胞在表面的生长，特别适合用于植入性生物医用材料表面[62]。

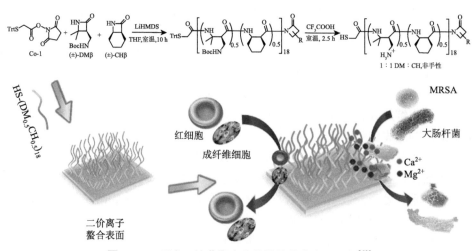

图 10-15 尼龙 3 抗菌聚合物修饰的抗菌表面制备[62]

聚合物刷修饰的表面抗菌机理一般有两种假设：一种是表面修饰的聚合物分子刷足够长，能够直接穿透细菌细胞膜，导致细胞内容物流出和细菌死亡；另一种假设是表面修饰的聚合物分子刷比较短，不足以穿透细菌细胞膜，但是可以置换细胞膜表面起稳定膜作用的二价金属离子（Ca^{2+}、Mg^{2+}），并导致细胞膜稳定性降低甚至被破坏，从而杀死细菌。通过椭圆偏振测定上述表面修饰的尼龙 3 聚合物层湿态厚度为 6.39 nm，表明这一聚合物修饰分子刷无法直接穿透约 50 nm 厚的细菌包膜层，不符合第一种分子链直接穿透细菌细胞膜的机理。图 10-16 的研究发现，在表面抗菌测试中，外加钙、镁离子可显著降低聚合物修饰表面的抗菌活性，这暗示带有正电荷的尼龙 3 聚合物修饰表面可能通过置换细菌细胞膜上起到稳定细胞膜重要功能的 Ca^{2+}、Mg^{2+} 实现抗菌功能。如果在上述表面抗菌活性测试中原位再加入二价离子螯合剂乙二胺四乙酸（EDTA），发现聚合物修饰表面的活性部分恢复。这一结果也验证了尼龙 3 聚合物修饰的表面通过置换细菌细胞膜上 Ca^{2+}、Mg^{2+} 实现抗菌功能[62]。

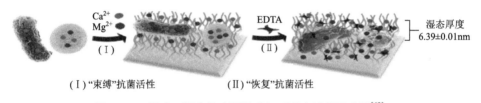

图 10-16　尼龙 3 聚合物表面抗菌机理研究过程示意图[62]

10.3.2　第二代抗细菌尼龙 3 聚合物

天然宿主防御肽通过组成氨基酸的亲疏水比例和主链结构的变化可以获得更高的抗菌活性和对哺乳动物细胞选择性，这表明尼龙 3 聚合物仍然具有进一步优化的空间。多肽骨架结构的空间构象对其生物活性有重要影响，将这一思想引申到尼龙 3 聚合物（β-多肽聚合物）的结构优化和设计中。通过调整尼龙 3 聚合物侧链取代基模式可以有效地调整聚合物多肽骨架的空间构象[52]。第二代尼龙 3 聚合物主要通过改变疏水性亚基侧链的取代模式（结构和位置）调节骨架的空间构象，从而优化聚合物的抗菌活性、溶血和哺乳动物细胞毒性等综合性能。

第二代尼龙 3 聚合物的研究首先集中在通过改变疏水性单体侧链环的尺寸大小来探索结构-活性之间的关系，其中由疏水性 β-内酰胺单体 CHβ 和阳离子/亲水性 β-内酰胺单体 MMβ 或 DMβ 组成的一系列共聚物是最优系列[45]。以 CHβ 为例，合成了如图 10-17 所示的一系列侧链与 CHβ 有相同碳原子数但构象不同的疏水性 β-内酰胺单体，将它们与阳离子/亲水性 β-内酰胺单体 DMβ 共聚得到新型尼龙 3 聚合物。如表 10-1 所示，1∶1 DM∶CH 具有显著优于宿主防御肽的高效抗菌活性，但表现出较强的溶血活性，选择性不够好。而新型尼龙 3 聚合物 1∶1 DM∶TM 与 1∶1 DM∶CH 相比，溶血活性明显降低，同时保持了高效的抗菌活性，具有高度选择性。将这些尼龙 3 聚合物和商用的抗菌聚合物聚六亚甲基双胍（PHMB）及达托霉素进行比较发现，PHMB 表现出高抗菌活性的同时也具有很强的溶血活性；达托霉素是一类作用于细菌细胞膜的脂肽抗生素，虽然对革兰氏阳性菌有高抗菌活性，但是对革兰氏阴性菌（如大肠杆菌）没有活性，在抗菌谱上有所限制。而改变亚基取代模式的新型尼龙 3 聚合物 1∶1 DM∶TM 与商用的 PHMB 和达托霉素相比，在体外活性研究中显示了更好的细胞选择性和更广谱的抗菌活性[52]。

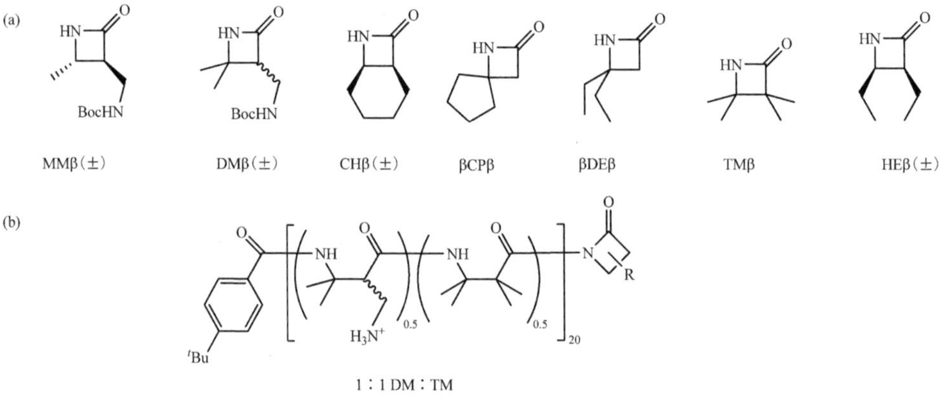

图 10-17　（a）亚基取代模式变化的 β-内酰胺单体；（b）1∶1 DM∶TM 尼龙 3 聚合物结构式[52]

表 10-1　尼龙 3 聚合物的抗菌活性和溶血活性[52]

抗菌剂	MIC[a]/(μg/mL)				HC[b]$_{10}$/(μg/mL)	SI[c]（HC$_{10}$/MIC$_{MRSA}$）
	枯草芽孢杆菌	大肠杆菌	耐万古霉素屎肠球菌	耐甲氧西林金黄色葡萄球菌		
1∶1 DM∶CH	≤1.6	6.3	6.3	6.3	19	3
1∶1 DM∶βCP	3.1	6.3	6.3	6.3	≤3.1	≤0.5
1∶1 DM∶βDE	6.3	25	25	25	≤3.1	≤0.1
1∶1 DM∶TM	≤1.6	13	3.1	6.3	400	63
聚六亚甲基双胍	3.1	3.1	3.1	3.1	13	4
达托霉素	≤1.6	>200	6.3	6.3	>400	>63

a：最低抑制浓度；b：10% 溶血活性；c：基于对 MRSA 最低抑制浓度的选择性。

　　由不同比例的疏水性亚基（具有丁基侧链，简称 Bu）和阳离子亚基（DM）组成的一系列尼龙 3 聚合物，对包括超级细菌 MRSA 在内的多种细菌具有高效和广谱抗菌活性，其对大多数细菌的 MIC 为 3.13～25 μg/mL。如图 10-18 所示，最优聚合物（20∶80 Bu∶DM）可以在 2×MBC 的浓度下 5 min 内杀死超过 98% 的金黄色葡萄球菌（S.a）和铜绿假单胞杆菌（P.a），与需要数小时才能杀菌的抗生素相比，新型尼龙 3 聚合物大大提升了抗菌效率。如此快速的杀菌效率反映了其杀菌机理是破坏细菌细胞膜完整性，进而杀死细菌。而在耐药性实验研究中，发现常用的抗生素诺氟沙星和莫西沙星都会很快地产生几十甚至上百倍的耐药性，而尼龙 3 聚合物（20∶80 Bu∶DM）在持续刺激细菌生长超过 1000 代之后，仍未发现细菌获得耐药性[63]。这表明尼龙 3 聚合物在杀死耐药菌和对抗细菌耐药性方面的巨大应用潜力。这些研究发现表明，尼龙 3 聚合物中通过

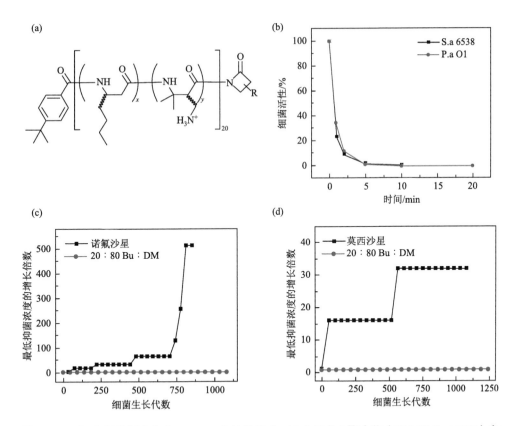

图 10-18　（a）尼龙聚合物（Bu∶DM）的结构式；（b）尼龙 3 聚合物（20∶80 Bu∶DM）在 2×MBC 浓度下的杀菌时间；尼龙 3 聚合物（20∶80 Bu∶DM）及抗生素对 S.a（c）和 P.a（d）的耐药性研究[63]

疏水性亚基取代模式的变化可以筛选出一系列具备高抗菌活性、低溶血活性的新型尼龙 3 聚合物。多肽聚合物亚基侧链取代模式的灵活改变有望推广于优化多肽聚合物结构和生物学功能。

如图 10-19 所示，通过改变尼龙 3 聚合物疏水性亚基侧链结构制备了新型尼龙 3 聚合物（DM：Hex），并通过等离子体表面活化技术和表面共价键连接修饰热塑性聚氨酯（TPU）等常用生物医用材料表面，用于生物医学材料表面的实用性抗菌修饰。经过新型尼龙 3 聚合物修饰后的表面展现了对耐药革兰氏阳性和革兰氏阴性细菌的高效抗菌活性，其中功能最优的尼龙 3 聚合物（50：50 DM：Hex）修饰的表面没有显示出明显溶血活性和哺乳动物细胞毒性，甚至促进哺乳动物细胞在表面的生长[64]。

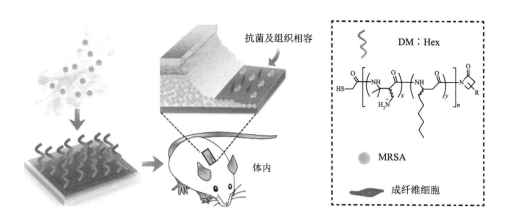

图 10-19　新型尼龙 3 聚合物医用基材表面构筑及其抗菌活性研究[64]

在生物医用材料和器械的制造、运输和储存过程中，材料修饰表面的稳定性和功能耐久性是一项重要的挑战。选取材料表面聚合物修饰前的溴化材料表面和最终聚合物修饰表面，测试表面在两个不同阶段的稳定性。图 10-20 显示溴化表面暴露于环境 8 周（56 天）后，表面的溴基团仍然可以有效地用于尼龙 3 聚合物修饰，并且修饰的表面对 *E.coli* 和 MRSA 的抗菌活性与最新制备的溴化表面没有显著性区别。类似地，尼龙 3 聚合物修饰的表面暴露于环境中 8 周（56 天）后，对 *E.coli* 和 MRSA 依旧保持完好的高效杀菌活性[64]。这些研究表明，建立的活化表面和经尼龙 3 聚合物修饰的表面均具有很好的稳定性与功能持久性，适用于生物医用材料、器械的生产、运输和存储需要。

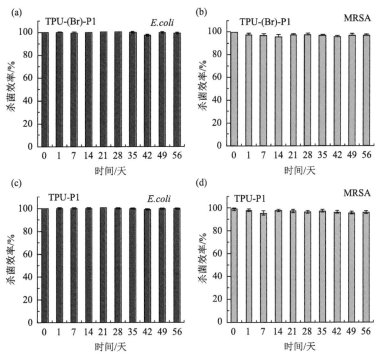

图 10-20 TPU-(Br)-P1 表面对 *E.coli*（a）和 MRSA（b）的抗菌活性及 TPU-P1 表面对 *E.coli*（c）和 MRSA（d）的抗菌活性[64]

如图 10-21 所示，尼龙 3 聚合物 50：50 DM-Hex 修饰的 TPU 片材在表面污染 MRSA 后，植入小鼠皮下 11 天后，受感染的周围组织中的 MRSA 菌落数相对于未经抗菌聚合物修饰的 TPU 对照组减少明显，降低值为菌落计数对数值 3.4。这一结果表明，尼龙 3 聚合物修饰的生物材料表面能有效地降低植入材料引起的 MRSA 感染，与未经修饰的空白 TPU 对照组相比，展现了显著的抑制感染

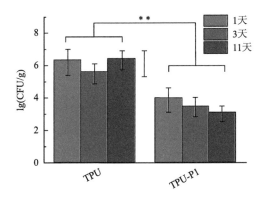

图 10-21 聚合物修饰 TPU 及空白 TPU 在皮下植入 11 天后组织菌落数对比[64]

效果[64]。这些结果意味着通过尼龙 3 聚合物修饰的生物医用材料和器械表面在抗感染发生方面具有潜在的实际应用价值。

10.3.3　尼龙 3 聚合物对细菌孢子的活性研究

艰难梭菌（*Clostridium difficile*）早已被美国疾病控制和预防中心（CDC）列为美国抗生素耐药性的最高级别威胁。艰难梭菌是一类严格的厌氧菌，主要以休眠孢子的形式寄生于宿主肠道内，当孢子转化为营养细胞后会产生致病毒素而引发感染症状。而治疗艰难梭菌感染最常用的临床方法还是使用抗生素，如临床特效药万古霉素。但是由于孢子外部被致密的蛋白质保护层包裹，一般的抗菌药物很难穿透，可能导致无法有效地杀死细菌，所以临床报道有对万古霉素耐药的菌株。如表 10-2 所示，针对艰难梭菌，刘润辉等研究了一系列尼龙 3 聚合物对孢子和营养细胞的抗菌活性，发现 1∶1 DM∶TM 聚合物对艰难梭菌孢子和营养细胞均具有很好的活性，包括对万古霉素耐药的 630ΔErm 细菌孢子。尼龙 3 聚合物可以同时杀死艰难梭菌的营养细胞，并阻断其孢子向营养细胞的转化，为艰难梭菌感染的治疗提供了新的思路[65]。

表 10-2　尼龙 3 聚合物和抗生素对艰难梭菌营养细胞和孢子的抗菌活性[65]

抗菌剂	R20291 细菌孢子		630ΔErm 细菌孢子	
	MIC[a]	OIC[b]	MIC	OIC
1∶1 DM∶TM	12.5	3.13	12.5	6.25
万古霉素	0.5	0.25	1	>32

a：营养细胞生长的最低抑制浓度（MIC，μg/mL）；b：孢子生长的最低抑制浓度（OIC，μg/mL）。

10.4　抗真菌尼龙 3 聚合物

侵入性真菌感染对人类的健康有着严重的威胁，全世界每年至少有 150 万人因此而死亡。死亡原因中 30%～40%是念珠菌感染，20%～30%是播散性隐球菌病，少部分是曲霉菌感染。真菌感染在免疫缺陷的人群中非常普遍，如经过抗癌化疗、长期使用激素、经过器官移植、患艾滋病等人群。目前临床使用较多的抗真菌药物有唑类、棘白菌素类、多烯类和嘧啶类。相比于抗细菌药物，抗真菌药物的发展更具挑战性。真菌是真核生物，与正常哺乳动物细胞结构相似，因此很难发现具有高选择性的抗真菌药物。除此之外，临床还会出现对现有抗真菌药物产生耐药性的真菌菌株，这促使研究者努力开发新的抗真菌药物。

10.4.1　高选择性抗真菌尼龙 3 聚合物

近年来，一些尼龙 3 聚合物相继被发现具有高效的抗真菌活性和较低的哺乳细胞毒性，展示出优异的选择性[56]。这类尼龙 3 聚合物由侧链带六元环的疏水性单元（CH）和侧链带氨基的亲水性单元（βNM）共混聚合而成，结构如图 10-22 所示，这类共聚物的抗真菌活性研究以临床分离的白色念珠菌（K1 菌株）为对象开展。通过测试这类共聚物的最低抑制浓度（MIC），10%的溶血浓度（HC_{10}）和10%的 NIH 3T3 细胞致死浓度（IC_{10}）来综合评价尼龙 3 聚合物的抗真菌活性和选择性。研究以临床高效抗真菌药物两性霉素 B（AmpB）为对照，结果如表 10-3 所示。两性霉素 B 具有超高的抗真菌活性，对白色念珠菌的最低抑制浓度低至 0.78 μg/mL，但是这伴随着较高的毒性，在 1.5 μg/mL 的浓度下就会显示出明显的细胞毒性。βNM 均聚物同样具有高效的抗真菌活性，最低抑制浓度为 3.1 μg/mL。值得注意的是，βNM 均聚物在 400 μg/mL 的浓度下依然没有明显的细胞毒性和溶血活性，展示出优异的选择性。当聚合物掺入疏水性单元 CH 的比例超过 40%时，抗真菌活性随着疏水单元的增多而减小，而细胞毒性和溶血活性依然保持较低水平。

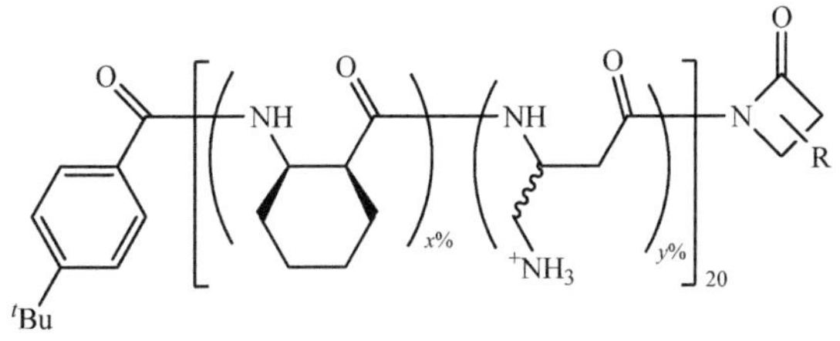

图 10-22　尼龙 3 聚合物 CH∶βNM 的结构式

表 10-3　尼龙 3 聚合物的生物活性[66]

聚合物组成	DP	PDI	MIC/(μg/mL)	IC_{10}/(μg/mL)	HC_{10}/(μg/mL)
60∶40 CH∶NM	23	1.29	100	>400	100~200
50∶50 CH∶NM	23	1.29	50	>400	200
40∶60 CH∶NM	21	1.29	13	>400	>400
30∶70 CH∶NM	20	1.26	6.3	>400	>400
20∶80 CH∶NM	22	1.33	3.1	100~200	>400
10∶90 CH∶NM	17	1.24	3.1	>400	>400
NM	20	1.13	3.1	>400	>400
MM	22	1.03	200	>400	>400

续表

聚合物组成	DP	PDI	MIC/(µg/mL)	IC₁₀/(µg/mL)	HC₁₀/(µg/mL)
DM	18	1.13	6.3	50	3.1
AmpB	N/A	N/A	0.78	<1.5	ND

注：PDI 代表多分散性指数。

为研究化学结构对尼龙 3 聚合物抗真菌功能的影响，研究者采用不同的带正电荷单元（DM、MM、βNM）和疏水性单元（CP、CH、CHp、CO、CD）共聚[52]，构建了一个正电荷比例从 100% 到 40% 变化的聚合物库。单体的结构如图 10-23 所示。图 10-24 评价了该尼龙 3 聚合物库的每个聚合物对白色念珠菌的最低抑制浓度和溶血活性。对于含 βNM 的尼龙 3 聚合物而言，如 βNM：CP 系列，当疏水性单元仅有较少的增加时，抗真菌活性就会显著降低；对于含其他疏水单元的聚合物而言，疏水性单元增加也会造成其抗真菌活性的减弱，同时疏水性单元的较高增多会导致溶血活性的出现。因此对于 βNM 系列聚合物而言，为了同时保持其高的抗真菌活性和低的溶血活性，不掺入疏水性基团和仅掺入很少量的疏水性基团是最好的选择。对于 MM 系列聚合物而言，虽然 MM 单元比 βNM 单元多一个侧链甲基，但 MM 均聚物的抗真菌效果却不如 βNM 均聚物，并且随着疏水性单元的引入，抗菌活性无明显改善。DM 单元比 MM 单元又多一个甲基，而 DM 均聚物具备较好的抗真菌活性，但是同样具有高溶血活性，没有选择性。抗真菌活性与结构的关系十分复杂，即使微小的化学结构的改变都可能造成非常大的抗真菌活性变化和溶血活性变化，这可能是因为不同的化学结构具有不同的抗真菌机理，未来有待深入的研究。

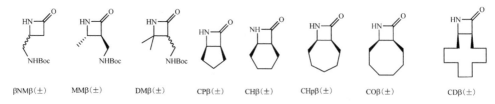

βNMβ(±)　MMβ(±)　DMβ(±)　CPβ(±)　CHβ(±)　CHpβ(±)　COβ(±)　CDβ(±)

图 10-23　尼龙 3 单体的结构

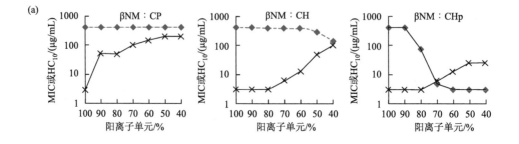

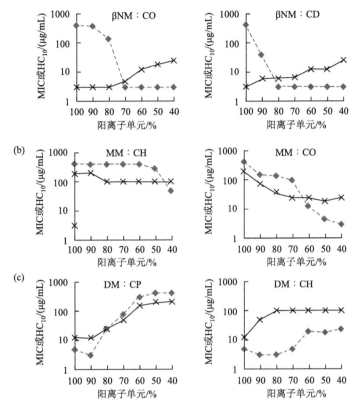

图 10-24　尼龙 3 共聚物对白色念珠菌的最低抑制浓度和 10%溶血活性

——×——MIC　——◆——HC$_{10}$

βNM 均聚物对白色念珠菌的抗菌活性和选择性最好，研究者通过合成不同链长的 βNM 均聚物并且用于多种不同菌株进行测试，如对氟康唑耐药的 K1 和 Gu5 菌株，对氟康唑和两性霉素 B 都耐药的 C4 和 E4 菌株，以寻找该均聚物的最佳链长。研究者发现当聚合物的链长增加时，抗真菌活性也相应增强，直到聚合物的链长达到 20 氨基酸残基左右时，活性基本达到最高值，随着链长继续增长，活性保持不变。值得一提的是，βNM 均聚物对上述 4 种耐药菌株都有非常好的抗真菌活性，如表 10-4 所示，对于高效抗真菌药物两性霉素 B 都耐药的 C4 和 E4 菌株，βNM 均聚物仍然有较低的杀菌浓度（MIC = 25 μg/mL，12.5 μg/mL）。除了真菌感染最普遍的白色念珠菌外，新型隐球菌和烟曲霉菌也是两类常见的感染性真菌，且具有很高的致死率，βNM 系列的尼龙 3 聚合物对新型隐球菌同样具有超高的活性（表 10-5）。烟曲霉菌被认为是非常难杀灭的真菌，βNM 均聚物对烟曲霉菌的活性不高，但 βNM：CH 共聚物如 60：40βNM：CH 对这类真菌有较好的杀菌效果。虽然其抗菌活性不如两性霉素 B，但相比于溶血活性非常高、选择性差的两性霉素 B，这类尼龙 3 聚合物存在明显的优势。

表 10-4　尼龙 3 聚合物对耐药白色念珠菌的抗菌活性

化合物	MIC[a]/(μg/mL)			
	K1	Gu5	C4	E4
氟康唑	>200	>200	>200	>200
氟康唑	$MIC_{50}=3.1^{b}$	$MIC_{50}>200^{b}$	$MIC_{50}>200^{b}$	$MIC_{50}>200^{b}$
两性霉素 B	0.8	0.8	≥200	>200
$^{t}BuBz\text{-}(\beta NM)_{4}$	12.5	12.5	>200	>200
$^{t}BuBz\text{-}(\beta NM)_{6}$	6.3	6.3	200	100
$^{t}BuBz\text{-}(\beta NM)_{8}$	6.3	6.3	200	50
$^{t}BuBz\text{-}(\beta NM)_{20}$	3.1	6.3	50	12.5
$^{t}BuBz\text{-}(\beta NM)_{45}$	3.1	3.1	25	12.5
$^{t}BuBz\text{-}(\beta NM)_{70}$	3.1	3.1	25	12.5
$^{t}BuBz\text{-}(\beta NM)_{105}$	3.1	3.1	25	12.5

a：最低抑制浓度，这里等于最低杀菌浓度；b：抑制 50%真菌生长的浓度。

表 10-5　尼龙 3 聚合物对新型隐球菌和烟曲霉菌的抗菌活性

化合物	MIC[a](MIC_{50}^{b})/(μg/mL)		HC10/(μg/mL)	
	新型隐球菌	烟曲霉菌	红细胞	SI[c]
氟康唑	1.6	>200（>200）	>400	>250
两性霉素 B	0.8	6.3（4.7）	0.8	1
50∶50 βNM∶CH	6.3	150（50）	200	32
60∶40 βNM∶CH	3.1	150（50）	>400	>130
70∶30 βNM∶CH	3.1	200（75）	>400	>130
80∶20 βNM∶CH	3.1	200（100）	>400	>130
90∶10 βNM∶CH	3.1	>200（100）	>400	>130
$^{t}BuBz\text{-}(\beta NM)_{20}$	3.1	>200（200）	>400	>130
$^{t}BuBz\text{-}(\beta NM)_{80}$	3.1	>200（200）	>400	>130

a：最低抑制浓度；b：抑制 50%真菌生长的浓度；c：选择性指数。

10.4.2　尼龙 3 聚合物对真菌生物被膜的活性研究

白色念珠菌高达 80%的感染与这类真菌的生物被膜相关。真菌生物被膜是真菌组成的群落，单个真菌相互融合，形成网络状结构和物理屏障，体系具有更多的细胞外基质和更复杂的环境。因此成熟生物被膜具有更强的耐药性，可高达上千倍耐药。高效和高选择性的抗真菌化合物本身就报道较少，对成熟真菌生物被膜具有选择性、高活性的抗真菌化合物更是鲜有报道。上述提到的 βNM 系列的尼龙 3 聚合物对抑制生物被膜的形成和杀死成熟生物被膜内真菌有显著的功能[54]（表 10-6）。其中长链的 βNM 均聚物$(\beta NM)_{105}$对三种白色念珠菌生物被膜的形成具有最佳的抑制作用（$SMIC_{80}$ = 9.4～12.5 μg/mL，杀死 K1 和 E4 成熟生物被膜中超过 80%真菌的最低抗菌化合物浓度），疏水性单元 CH 的引入会降低生物被膜形成的抑制活性。对于培养48 h 的成熟生物被膜，βNM 系列均聚物和共聚物的活性差别不大，$SMIC_{80}$ 值为37.5 μg/mL，而对 Gu5 菌株 $SMIC_{80}$ 值为 50～75 μg/mL，如表 10-7 所示。相比于抗真菌药物氟康唑在超过 1000 μg/mL 高浓度下对真菌生物被膜依然无明显作用，尼龙 3聚合物在相对很低的浓度下就展示出对生物被膜的高活性。两性霉素 B 虽然对 K1和 Gu5 这两株菌活性较高，但是对 E4 菌株的生物被膜没有明显活性，且有明显的哺乳动物细胞毒性。而 βNM 聚合物，在 2000 μg/mL 浓度下依然没有明显溶血，展示出非常优异的选择性（图 10-25）。通过对成熟生物被膜的活/死染色（图 10-26）可以看到，药物空白对照组和氟康唑组的成熟生物被膜完好，基本没有真菌死亡；而聚合物$(\beta NM)_{105}$ 或两性霉素 B 处理的生物被膜则显示出相似的大量的真菌死亡和生物被膜破坏现象，与定量活性测试结果吻合。

表 10-6　尼龙 3 聚合物对白色念珠菌生物被膜形成的抑制活性

聚合物	$SMIC_{80}$/(μg/mL)		
	K1	Gu5	E4
70∶30 βNM∶CH	37.5	37.5	75
80∶20 βNM∶CH	18.8	18.8	37.5
90∶10 βNM∶CH	12.5	9.4	18.8
βNM	18.8	18.8	18.8
$(\beta NM)_{105}$	9.4	9.4	12.5
两性霉素 B	2.4	0.8	>100
氟康唑	>500	>500	375

表 10-7　尼龙 3 聚合物对白色念珠菌成熟生物被膜的抑制活性

聚合物	SMIC$_{80}$/(μg/mL)		
	K1	Gu5	E4
70：30 βNM：CH	37.5	50	75
80：20 βNM：CH	37.5	75	50
90：10 βNM：CH	37.5	75	37.5
βNM	37.5	75	37.5
(βNM)$_{105}$	50	75	37.5
两性霉素 B	6.3	6.3	>200
氟康唑	>1000	>1000	1000

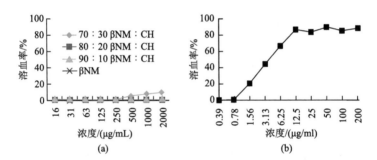

图 10-25　尼龙 3 聚合物（a）和两性霉素 B（b）的溶血活性

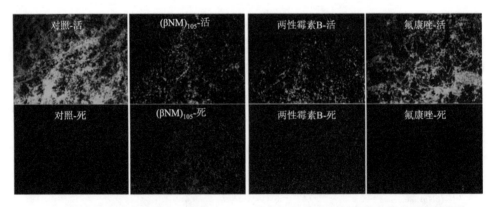

图 10-26　白色念珠菌成熟生物被膜（48 h）药物处理前后的死/活染色荧光显微镜照片

10.5　总结与展望

　　宿主防御肽具有抗菌谱广、难以使微生物产生耐药性的突出优点，被认为是解决耐药菌感染和微生物耐药性问题最有效的研究思路之一。天然宿主防御肽化学合成成本高，而通过生物提取方式制备得到的宿主防御肽有免疫和微生物污染的风险，且其自身结构不稳定，容易被蛋白酶水解，因此这类抗菌化合物的应用被大大限制。尼龙 3 聚合物与宿主防御肽有类似的多肽骨架结构，模拟了宿主防御肽的正电荷/亲水性-疏水性的两亲性结构特点。尼龙 3 聚合物针对性地解决了宿主防御肽的上述主要缺点。尼龙 3 聚合物基于阴离子开环合成的方法也适于大量制备，并可以显著降低经济消耗。目前的初步研究中，尼龙 3 聚合物已经对多种耐药菌展现了广谱、高效的抗菌活性和良好的生物相容性。而且其杀菌机理与宿主防御肽类似，即通过破坏微生物的细胞膜实现杀菌。这种作用于微生物细胞膜的抗菌机理表明尼龙 3 聚合物可以有效避免微生物耐药性的产生。尼龙 3 亚基结构和组成对尼龙 3 聚合物的抗菌等活性表现出了可调节的性能，结合尼龙 3 聚合物的结构多样性，预示着今后可通过化学结构的改造进一步优化和发现抗菌功能更好的聚合物。尼龙 3 聚合物在溶液抗菌和表面修饰抗菌方面均展示出很好的前景，预示着这一研究方向在抗菌药物、抗菌材料、抗菌表面涂层等领域都有着广泛的发展空间和应用潜力。尼龙 3 聚合物修饰的材料表面在体内植入实验中也展现了较为理想的抗菌效果，为生物材料和医疗器械领域的实际应用奠定了基础。

参 考 文 献

[1] Boman H G, Nilsson I, Basmuson B. Inducible antibacterial defence system in drosophila. Nature, 1972, 237: 232-235.

[2] Hultmark D, Steiner H, Rasmuson T. Purification and properties of three inducible bactericidal proteins from hemolymph of immunized pupae of hyalophora cecropia. European Journal of Biochemistry, 1980, 106: 7-16.

[3] Steiner H, Hultmark D, Engstromt A, et al. Sequence and specificity of two antibacterial proteins involved in insect immunity. Nature, 1981, 292: 246-248.

[4] Selstedls M E, BrownY D M, DeLange D R J, et al. Primary structures of MCP-1 and MCP-2, natural peptide antibiotics of rabbit lung macrophages. The Journal of Biological Chemistry, 1983, 258（23）: 14485-14489.

[5] Selsted M E, Harwig S S, Ganz T, et al. Primary structures of three human neutrophil defensins. Journal of Clinical Investigation, 1985, 76（4）: 1436-1439.

[6] Zasloff M. Magainins, a class of antimicrobial peptides from Xenopus skin: isolation, characterization of two active forms, and partial cDNA sequence of a precursor. Proceedings of the National Academy of Sciences of the United States of America, 1987, 84: 5449-5453.

[7] Wang G, Li X, Wang Z. APD3: the antimicrobial peptide database as a tool for research and education. Nucleic Acids Research, 2016, 44（D1）: 1087-1093.

[8]   Waghu F H, Barai R S, Gurung P, et al. CAMPR3: a database on sequences, structures and signatures of antimicrobial peptides. Nucleic Acids Research, 2016, 44（D1）: 1094-1097.

[9]   Fan L, Sun J, Zhou M, et al. DRAMP: a comprehensive data repository of antimicrobial peptides. Science Reports, 2016, 6: 24482.

[10]   Steiner H. Secondary structure of the cecropins: antibacterial peptides from the moth hyalophora cecropia. Federation of European Biochemical Societies Letters, 1982, 137（2）: 283-287.

[11]   Merrifield R B, Vizioli L D, Boman H G. Synthesis of the antibacterial peptide cecropin a（1-33）. Biochemistry, 1982, 21: 5020-5031.

[12]   Epand R M. The amphipathic helix: its possible role in the interaction of glucagon and other peptide hormones with membrane receptor sites. Trends in Biochemical Sciences, 1983, 8: 205-207.

[13]   Steiner H, Andreu D, Merrifield R B. Binding and action of cecropin and cecropin analogues: antibacterial peptides from insects. Biochimica et Biophysica Acta, 1987, 939（2）: 260-266.

[14]   Boman H G, Faye I, Hofsten P V, et al. On the primary structures of lysozyme, cecropins and attacins from hyalophora cecropia. Developmental and Comparative Immunology, 1985, 9: 551-558.

[15]   Andreu D, Merrifield R B, Steiner H, et al. Solid-phase synthesis of cecropin A and related peptides. Proceedings of the National Academy of Sciences of the United States of America, 1983, 80: 6475-6479.

[16]   Andreu D, Merrifield R B. N-terminal analogues of cecropin a: synthesis, antibacterial activity, and conformational properties. Biochemistry, 1985, 24: 1683-1688.

[17]   Bessalle R, Kapitkovsky A, Gorea A, et al. All-D-magainin: chirality, antimicrobial activity and proteolytic resistance. Federation of European Biochemical Societies, 1990, 274（1）: 151-155.

[18]   Wade D, Boman A, Wxhlin B, et al. All-D amino acid-containing channel-forming antibiotic peptides. Proceedings of the National Academy of Sciences of the United States of America, 1990, 87: 4761-4765.

[19]   Juvvadi P, Vunnam S, Merrifield R B. Synthetic melittin, its enantio, retro, and retroenantio isomers, and selected chimeric analogs: their antibacterial, hemolytic, and lipid bilayer action. Journal of the American Chemical Society, 1996, 118（38）: 8989-8997.

[20]   Boman H G, Wade D, Boman I A, et al. Antibacterial and antimalarial properties of peptides that are cecropin-melittin hybrids. Federation of European Biochemical Societies, 1989, 259（1）: 103-106.

[21]   Wade D, Andreu D, Mitchell S A, et al. Antibacterial peptides designed as analogs or hybrids of cecropins and melittin. International Journal of Peptide and Protein Research, 1992, 40: 429-436.

[22]   Andreu D, Ubach J, Boman A, et al. Shortened cecropin A-melittin hybrids Significant size reduction retains potent antibiotic activity. Federation of European Biochemical Societies, 1992, 296（2）: 190-194.

[23]   Holak T A, Engstrom A, Kraulis P J, et al. The solution conformation of the antibacterial peptide cecropin a: a nuclear magnetic resonance and dynamical simulated annealing study. Biochemistry, 1988, 27: 7620-7629.

[24]   Christensen J F B, Merrifield R B, Mauzerall D. Channel-forming properties of cecropins and related model compounds incorporated into planar lipid membranes. Proceedings of the National Academy of Sciences of the United States of America, 1988, 85: 5072-5076.

[25]   Piers K L, Hancock R E W. The interaction of a recombinant cecropin/meiittin hybrid peptide with the outer membrane of *Pseudomonas aeruginosa*. Molecular Microbiology, 1994, 12（6）: 951-958.

[26]   Piers K L, Brown M H, Hancock R E W. Improvement of outer membrane-permeabilizing and lipopolysaccharide-binding activities of an antimicrobial cationic peptide by c-terminal modification. Antimicrobial Agents and Chemotherapy, 1994, 38（10）: 2311-2316.

[27]　Piers K L, Brown M H, Hancock R E W. Recombinant DNA procedures for producing small antimicrobial cationic peptides in bacteria. Gene, 1993, 134（1）: 7-13.

[28]　Wakabayashi H, Matsumoto H, Hashimoto K, et al. *N*-acylated and D enantiomer derivatives of a nonamer core peptide of lactoferricin B showing improved antimicrobial activity. Antimicrobial Agents and Chemotherapy, 1999, 43（5）: 1267-1269.

[29]　Lai J R, Huck B R, Weisblum B, et al. Design of non-cysteine-containing antimicrobial β-hairpins: structure-activity relationship studies with linear protegrin-1 analogues[†]. Biochemistry, 2002, 41（42）: 12835-12842.

[30]　Porter E A, Weisblum B, Gellman S H. Mimicry of host-defense peptides by unnatural oligomers: antimicrobial β-peptides. Journal of the American Chemical Society, 2002, 124（25）: 7324-7330.

[31]　Hancock R E W, Sahl H G. Antimicrobial and host-defense peptides as new anti-infective therapeutic strategies. Nature Biotechnology, 2006, 24（12）: 1551-1557.

[32]　Patil A, Hughes A L, Zhang G. Rapid evolution and diversification of mammalian alpha-defensins as revealed by comparative analysis of rodent and primate genes. Physiological Genomics, 2004, 20（1）: 1-11.

[33]　Zasloff M. Antimicrobial peptides of multicellular organisms. Nature, 2002, 415（24）: 389-395.

[34]　Wimley W C. Describing the mechanism of antimicrobial peptide action with the interfacial activity model. ACS Chemical Biology, 2010, 5（10）: 905-917.

[35]　Chan D I, Prenner E J, Vogel H J. Tryptophan-and arginine-rich antimicrobial peptides: structures and mechanisms of action. Biochimica et Biophysica Acta, 2006, 1758（9）: 1184-1202.

[36]　Qian S, Wang W, Yang L, et al. Structure of the alamethicin pore reconstructed by X-ray diffraction analysis. Biophysical Journal, 2008, 94（9）: 3512-3522.

[37]　Qian S, Wang W, Yang L, et al. Structure of transmembrane pore induced by Bax-derived peptide: evidence for lipidic pores. Proceedings of the National Academy of Sciences, 2008, 105（45）: 17379-17383.

[38]　Park S C, Kim J Y, Shin S O, et al. Investigation of toroidal pore and oligomerization by melittin using transmission electron microscopy. Biochemical and Biophysical Research Communications, 2006, 343（1）: 222-228.

[39]　Azad M A, Huttunen-Hennelly H E K, Friedman C R. Bioactivity and the first transmission electron microscopy immunogold studies of short de novo-designed antimicrobial peptides. Antimicrobial Agents and Chemotherapy, 2011, 55（5）: 2137-2145.

[40]　Gazit E, Miller I R, Biggin P C, et al. Structure and orientation of the mammalian antibacterial peptide cecropin P1 within phospholipid membranes. Journal of Molecular Biology, 1996, 258（5）: 860-870.

[41]　Liu L, Xu K, Wang H, et al. Self-assembled cationic peptide nanoparticles as an efficient antimicrobial agent. Nature Nanotechnology, 2009, 4（7）: 457-463.

[42]　Zasloff M. Antimicrobial peptides of multicellular organisms: my perspective. Advances in Experimental Medicine and Biology, 2019, 1117: 3-6.

[43]　Hamuro Y, Schneider J P, DeGrado W F. De novo design of antibacterial β-peptides. Journal of the American Chemical Society, 1999, 121（51）: 12200-12201.

[44]　Porter E A, Wang X F, Lee H S, et al. Antibiotics: non-haemolytic β-amino-acid oligomers. Nature, 2000, 404（6778）: 565.

[45]　Mowery B P, Lee S E, Kissounko D A, et al. Mimicry of antimicrobial host-defense peptides by random copolymers. Journal of the American Chemical Society, 2007, 129（50）: 15474.

[46] Palermo E F, Sovadinova I, Kuroda K. Structural determinants of antimicrobial activity and biocompatibility in membrane-disrupting methacrylamide random copolymers. Biomacromolecules, 2009, 10（11）: 3098-3107.

[47] Kuroda K, DeGrado W F. Amphiphilic polymethacrylate derivatives as antimicrobial agents. Journal of the American Chemical Society, 2005, 127（12）: 4128-4129.

[48] Wang Y Q, Xu J J, Zhang Y H, et al. Antimicrobial and hemolytic activities of copolymers with cationic and hydrophobic groups: a comparison of block and andom copolymers. Macromolecular Bioscience, 2011, 11（11）: 1499-1504.

[49] Karen L, Madkour A E, Ashlan M, et al. Antimicrobial polymers prepared by ROMP with unprecedented selectivity: a molecular construction kit approach. Journal of the American Chemical Society, 2008, 130（30）: 9836.

[50] Nederberg F, Zhang Y, Tan J P K, et al. Biodegradable nanostructures with selective lysis of microbial membranes. Nature Chemistry, 2011, 3（5）: 409-414.

[51] Mowery B P, Lindner A H, Weisblum B, et al. Structure-activity relationships among random nylon-3 copolymers that mimic antibacterial host-defense peptides. Journal of the American Chemical Society, 2009, 131（28）: 9735-9745.

[52] Liu R H, Chen X Y, Chakraborty S, et al. Tuning the biological activity profile of antibacterial polymers via subunit substitution pattern. Journal of the American Chemical Society, 2014, 136（11）: 4410-4418.

[53] Liu R H, Chen X Y, Falk S P, et al. Structure-activity relationships among antifungal nylon-3 polymers: identification of materials active against drug-resistant strains of *Candida albicans*. Journal of the American Chemical Society, 2014, 136（11）: 4333-4342.

[54] Liu R H, Chen X Y, Falk S P, et al. Nylon-3 polymers active against drug-resistant *Candida albicans* biofilms. Journal of the American Chemical Society, 2015, 137（6）: 2183-2186.

[55] Liu R H, Chen X Y, Gellman S H, et al. Nylon-3 polymers that enable selective culture of endothelial cells. Journal of the American Chemical Society, 2013, 135（44）: 16296-16299.

[56] Liu R H, Chen X Y, Hayouka Z, et al. Nylon-3 polymers with selective antifungal activity. Journal of the American Chemical Society, 2013, 135（14）: 5270-5273.

[57] Chakraborty S, Liu R H, Lemke J J, et al. Effects of cyclic vs acyclic hydrophobic subunits on the chemical structure and biological properties of nylon-3 copolymers. ACS Macro Letters, 2013, 2（8）: 753-756.

[58] Jihua Z, Markiewicz M J, Mowery B P, et al. C-terminal functionalization of nylon-3 polymers: effects of C-terminal groups on antibacterial and hemolytic activities. Biomacromolecules, 2012, 13（2）: 323-331.

[59] Graf R, Lohaus G, Börner K, et al. β-Lactams, their polymerization and use as raw materials for fibers. Angewandte Chemie International Edition, 2003, 1（9）: 481-488.

[60] Zhang D F, Qian Y X, Zhang S, et al. Alpha-beta chimeric polypeptide molecular brushes display potent activity against superbugs-methicillin resistant *Staphylococcus aureus*. Science China Materials, 2019, 62（4）: 604-610.

[61] Hayouka Z, Chakraborty S, Liu R, et al. Interplay among subunit identity, subunit proportion, chain length, and stereochemistry in the activity profile of sequence-random peptide mixtures. Journal of the American Chemical Society, 2013, 135（32）: 11748-11751.

[62] Qian Y, Qi F, Chen Q, et al. Surface modified with a host defense peptide-mimicking β-peptide polymer kills bacteria on contact with high efficacy. ACS Applied Materials & Interfaces, 2018, 10（18）: 15395-15400.

[63] Zhang Q, Ma P C, Xie J Y, et al. Host defense peptide mimicking poly-peptides with fast, potent and broad spectrum antibacterial activities. Biomaterials Science, 2019, 7（5）: 2144-2151.

[64]　Qi F, Qian Y, Shao N, et al. Practical preparation of infection-resistant biomedical surfaces from antimicrobial β-peptide polymers. ACS Applied Materials & Interfaces, 2019, 11（21）: 18907-18913.

[65]　Liu R, Suarez J M, Weisblum B, et al. Synthetic polymers active against *Clostridium difficile* vegetative cell growth and spore outgrowth. Journal of the American Chemical Society, 2014, 136（41）: 14498-14504.

[66]　Pütsep K, Carlsson G, Boman H G , et al. Deficiency of antibacterial peptides in patients with morbus Kostmann: an observation study. Lancet, 2002, 360（9340）: 1144-1149.

（刘润辉　张东辉　马鹏程　张 强　张 思　周睿毅）

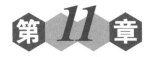

第 *11* 章

>>

硬组织再矿化和抗菌材料

11.1 ▶ 硬组织脱矿和细菌微环境的特点

11.1.1 硬组织概述

硬组织是生物体通过生物矿化而形成的高度钙化物,较为典型的代表有牙、骨、贝壳等。对人体而言,牙和骨是硬组织的主要构成部分,其临床研究价值受到广泛的关注。牙釉质、牙本质、牙骨质是牙中的"硬"质材料[1](图 11-1)。其中,牙釉质是牙齿的最外层,厚度为 1～2 mm,由 96%的羟基磷灰石(HA)无机质和

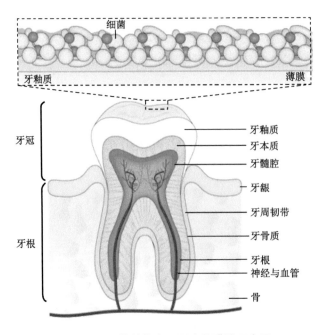

图 11-1 牙体结构和牙面生物膜的示意图

4%的有机质组成[2]。而位于其下层的牙本质水化程度高,矿物质含量低,约含 50%的无机质,30%的有机质。牙骨质包绕于牙根和牙颈部牙本质的外面,通过牙周韧带连接牙槽骨。骨骼和牙齿的主要成分相似,都是羟基磷灰石,不同的是骨骼中的羟基磷灰石含量约为 70%[3]。对于硬组织而言,矿化程度极大地影响其力学性能,例如矿化程度最高的牙釉质,硬度与模量最高,在人的一生中承担着咀嚼、撕咬等重任。类似地,对骨而言,矿化程度越高,骨质越硬[4]。

羟基磷灰石作为硬组织中无机质的主要成分,其化学计量的钙磷比约为 1.67,但是,天然羟基磷灰石中还存在着一些杂质,如替换羟基和磷酸根的碳酸根、钠离子和镁离子等,这使得羟基磷灰石结晶不完善,晶体存在缺陷。釉柱是构成牙釉质的基本单元,由六棱柱状晶体有序排列而成,通常长 250~1000 nm,宽 60~100 nm,其晶体学 c 轴与纳米纤维生长方向平行[5],高度有序且紧密地覆盖于整个牙冠的表面。而在骨组织中,羟基磷灰石晶体的尺寸有一定的变化范围,厚度为 2~10 nm,长度为 20~50 nm,宽度为 15~30 nm[6],这些晶体的尺寸和形状共同影响着骨的强度。

11.1.2　硬组织脱矿的原因

由于病理和生理环境等变化,硬组织可能发生脱矿现象。对于牙体组织而言,在正常的生理环境下,牙体的脱矿和再矿化处于动态平衡。但在某些特殊情况下,牙体的脱矿大于再矿化,从而形成不同程度的损伤。在牙体硬组织相关病变中,龋病是最为普遍的临床常见病,它的发生是一个复杂的过程。20 世纪 70 年代,由微生物学家 Newbrun 完善的龋病病因的四联因素理论是目前认可度最高的一种解释,四个要素分别为:宿主、菌群、适宜底物、存留时间。这四个要素中缺少任何一个环节都会干扰龋的形成。例如,龋病发展初期,细菌首先附着在牙体表面,分泌复杂的基质(主要为糖分及蛋白),形成生物膜(图 11-1),而这些分泌物进一步保护生物膜不被清除(图 11-2)。随后,细菌糖代谢所产生的酸使得牙齿局部 pH 降低,导致牙体脱矿[7],当 pH 不断下降时,脱矿会进一步加剧,最终形成龋洞。可见,在缺乏菌群生物膜的情况下,龋损很难发生。

对于骨组织而言,骨质的缺失可能是由人体正常的老化出现的骨质流失所导致,也可能是由激素代谢紊乱及炎症所引发的骨质溶解所导致。骨质疏松便是骨质流失所引起的典型疾病之一,患者以女性居多,其原因是随着年龄的增长和体内雌激素水平的下降,体内的破骨细胞异常活跃,致使骨吸收大于骨重建,最终导致骨质疏松[8]。另一种常见的骨质溶解多见于炎症引起的骨吸收,如在某些龋病模型中,当患者的病灶深入牙槽骨时,会进一步向下渗透,引发强烈的炎症反应,导致下颌骨的吸收[9]。

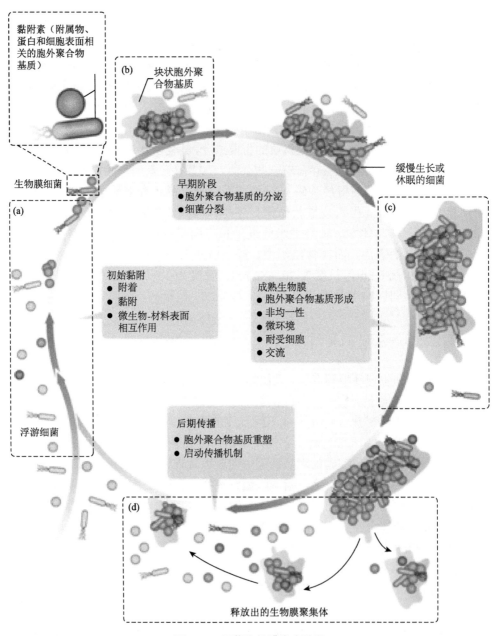

黏附素（附属物、蛋白和细胞表面相关的胞外聚合物基质）

生物膜细菌

(b) 块状胞外聚合物基质

缓慢生长或休眠的细菌

早期阶段
● 胞外聚合物基质的分泌
● 细菌分裂

(a)

初始黏附
● 附着
● 黏附
● 微生物-材料表面相互作用

成熟生物膜
● 胞外聚合物基质形成
● 非均一性
● 微环境
● 耐受细胞
● 交流

(c)

浮游细菌

后期传播
● 胞外聚合物基质重塑
● 启动传播机制

(d)

释放出的生物膜聚集体

图 11-2　细菌生物膜发育阶段

11.1.3　硬组织周围细菌微环境的特点

1. 口腔内细菌微环境的特点

人类口腔是一个结构复杂、微小生命十分活跃的场所。口腔中适宜的温度、湿度、丰富的营养源再加上复杂的结构和不同的理化性质，为口腔内各种微生物的生长、繁殖和定居提供了非常适宜的环境，同时也造就了口腔微生物的多样性。

婴儿出生时口腔一般是无菌的，即使有少数菌，也是在分娩过程中污染的[10]。随着与外界的接触，出生后 6～10 h，口腔细菌的数量便会明显增加。其中，唾液链球菌（*Streptococcus salivarius*）是最早在口腔中定居的链球菌，在新生儿出生后 1～2 天内就可从其口腔观察到，出生几天后，口腔中的早期菌群主要包括葡萄球菌属（*Staphylococcus*）、某些口腔链球菌（*Streptococcus* spp.）、乳杆菌属（*Lactobacillus*）等。新生儿口腔中定植的厌氧菌相对较少，韦荣氏菌属（*Veil-lonela*）是最早在口腔中定植的厌氧微生物，在出生一周后的新生儿口腔中即可检出，另外白色假丝酵母菌（*Candida albicans*）在新生儿口腔中的检出率可达 80%。

幼儿期口腔的特征是乳牙的萌出。这一过程增加了细菌定植的环境，尤其是磨牙的萌出，导致了滞留区的增加，使得口腔中微生物的数量明显增加，其种类也更加复杂。Milens 调查了学龄前儿童牙齿上的正常菌群，结果发现，在门齿、磨牙的唇面和舌面（除下门齿外），链球菌属是优势菌属，而下门齿的优势菌属是放线菌属（*Actinomyces*），此外，他还发现了革兰氏阴性杆菌和丝状菌。Milens 认为许多潜在的口腔致病菌是学龄前儿童的共生口腔菌群，它们的存在并没有导致明显的疾病发生。到了青春期，恒牙的完全萌出使口腔生态环境相对恒定。几乎所有成人口腔中的菌群都能在青春期口腔中分离到。另外，厌氧微生物相对增多，类杆菌、梭杆菌和螺旋体数量增加。在成年期早期，口腔微生物的定植数量和种类达到高峰。与其他时期相比，这个时期的口腔菌群组成更为复杂多变。

口腔结构复杂，如牙齿的龋洞、牙根与齿龈基部、牙菌斑内部等均可造成严格的厌氧环境，而齿龈与牙体表面、口腔黏膜等为好氧环境，又可造成兼性厌氧环境。因此，口腔微生物呼吸类型同时存在好氧、兼性厌氧、专性厌氧与微需氧微生物类群等（表 11-1）[11]。对于龋患活跃和广泛性牙周炎的口腔环境而言，微生物生态的变化非常明显，前者以变形链球菌和其他产酸菌数量明显增加为特征；后者则以龈下菌斑厌氧的可动菌和螺旋体的增加为特征。

表 11-1 口腔中分离到的不同呼吸类型的微生物[11]

呼吸类型	口腔微生物代表
好氧（aerobes）	假丝酵母菌属（白色假丝酵母菌等）；奈瑟氏球菌属（干燥奈瑟菌 N. sicca，微黄奈瑟氏球菌 N. subflava，黄色奈瑟氏球菌 N. flava 等）；诺卡氏菌属（星状诺卡氏菌 Nocardia asteroides，巴西诺卡氏菌 N. basiliensis 等）等
兼性厌氧（facultative anaerobes）	葡萄球菌属（金黄色葡萄球菌 S. aurens，表皮葡萄球菌 S. epidermidis，腐生葡萄球菌 S. saprophyticus 等）；链球菌属（血链球菌 S. sanguis，变形链球菌 S. mutant，唾液链球菌等）；乳杆菌属（口腔乳杆菌 L. orale 等）等
专性厌氧（obligate anaerobes）	葡萄球菌属（解糖葡萄球菌 S. saccharolyticus 等）；消化链球菌属（延展消化链球菌 Peptostreptococcus productus，微小消化链球菌 P. micros，短小消化链球菌 Pediococcus parvulus 等）；乳杆菌属（嗜酸乳杆菌 Lactobacillus acidophilus，唾液乳杆菌 L. salivarius，干酪乳杆菌 L. casei 等）等
微需氧（microaerophiles）	弯曲杆菌属（唾液弯曲杆菌 Campylobacter sputorum，简洁弯曲杆菌 C. concisus 等）等

2. 骨植入材料细菌感染

骨科假体植入后葡萄球菌感染是世界范围内比较棘手的问题，据美国国家卫生研究院统计分析，80%的人体植入物失效是由细菌感染导致的。例如，细菌感染已成为关节置换术后一个灾难性的并发症。在美国，初次置换术后感染率约为1%，翻修术后感染率增至 3%。在中国，关节置换术后感染率为 1%~9%，而关节翻修术后感染率可高达 40%。金黄色葡萄球菌是创伤感染中最常见的病原体，可引发败血症、疖、脓肿等。临床统计显示，导致关节假体感染的主要致病菌为表皮葡萄球菌。表皮葡萄球菌存在于人体的体表，是人体皮肤黏膜微生态的组成部分，但是，由于其寄生部位的改变，成为医疗感染中最为常见的致病因素。表皮葡萄球菌所分泌的黏附因子使其易于在各种医疗器械表面（静脉导管、人造关节、人造血管、心脏起搏器及隐形眼镜等）黏附，并进一步发展为生物膜，抵抗机体免疫系统和抗生素的攻击。

细菌生物膜的发展分为四个阶段：①浮游菌的初始黏附。细菌利用存在于表面的黏附因素，定植/附着在植入体表面。②早期生物膜的形成。细菌开始分裂，并分泌胞外聚合物（extracellular polymeric substance，EPS），EPS 嵌入细胞与细胞之间，增强其相互黏附作用。③生物膜的成熟。生物膜中的 EPS 作为多功能庇护支架，为细菌在复杂多变的环境下生存提供了坚实的保障。④细菌的传播。菌体从生物膜中游离出来，再次成为浮游菌。整个过程如图 11-2 所示[12]，通常认为，要想针对性地应对细菌感染，可以从生物膜发展的不同阶段着手。例如，通过干扰和减弱细菌与表面的相互作用，阻止浮游菌的定植；抑制 EPS 的分泌和细菌分裂，避免早期生物膜的形成；针对生物膜的病理性环境（低 pH 或低氧），利用物理清除、降解 EPS、杀死休眠细菌等手段，清理成熟生物膜。

对硬组织脱矿和细菌微环境具有响应性的化学结构

11.2.1　具有矿化功能的化学结构

对脱矿牙体进行再矿化，是防治牙体硬组织龋性或非龋性损伤的重要途径。另外，在骨植入材料表面修饰一层矿化涂层，也是提高植入材料骨相容性和骨传导、诱导性的常用方法。人体硬组织的主要成分是羟基磷灰石，许多诱导羟基磷灰石再矿化的物质中都存在羧酸和磷酸基团，在特殊的蛋白及生物环境中，这些基团可以形成微晶，同时对晶体生长产生抑制或促进作用。很多带有类似酸性基团的小分子物质一般都具有很好的再矿化能力。吴晓光等[13]研究证明 L-丝氨酸（L-Ser）和 L-天门冬氨酸（L-Asp）存在和浓度变化对碳酸钙粉体形貌和含量影响较大：在 L-Ser 存在下，晶体形貌发生长棒状→短棒状→球状→片状的转变；L-Asp 的酸性作用使晶体表面刻蚀，形成类似金字塔式的三角形蚀坑，最终"截断"形成颗粒状；随着氨基酸浓度的增加，碳酸钙含量明显降低；在相同 L-Ser 浓度条件下，由碳酸钙转化生成的羟基磷灰石保留了原有碳酸钙的形貌；低浓度（小于 5.00 mmol/L）的 L-Ser 可促进碳酸钙转化为羟基磷灰石，而高浓度的 L-Ser 具有抑制作用。浙江大学唐睿康等[14]将纳米磷灰石颗粒涂覆于酸蚀后的牙釉质表面，并利用谷氨酸的吸附诱导功能，调控晶体生长，在生理环境（模拟体液）中得到了定向排列束状的类釉质晶体层。

Tay 等[15]将聚丙烯酸和聚乙烯基磷酸作为相应的磷酸钙与胶原结合的基质蛋白类似物，使用含有波特兰水泥/磷酸盐的流体体系，使得磷酸蚀刻的人牙本质发生了纤维内和纤维间的再矿化。当聚丙烯酸包含在含磷酸盐的流体中时，生成了亚稳态的无定形磷酸钙纳米前体。在加入聚乙烯基磷酸和聚丙烯酸后，这些纳米前体被吸附到脱矿的胶原基质上，并转化成稳定的磷灰石纳米晶体，其沿着微纤维（纤维内再矿化）和胶原原纤维的表面（纤维间再矿化）组装，因此可用于酸蚀牙本质的再矿化，以及部分龋坏的牙本质修复。

天津医科大学张旭等[16]利用羧甲基壳聚糖（carboxymethyl chitosan，CMC）的羧基螯合作用以稳定无定形磷酸钙（amorphous calcium phosphate，ACP），并同时引入阿仑膦酸盐（alendronate，ALN）和甘氨酸来进行釉质再矿化实验。结果显示，ALN 对釉质的特异性吸附能增强矿化剂与牙釉质表面的结合强度，形成定向而有序排列的束状羟基磷灰石晶体。此外，一些对金属离子具有较强结合能力的高分子（如聚丙烯酸等）均被证明具有很好的诱导再矿化的能力。例如，Kim 等[17]研究表明，聚丙烯酸可以作为矿化的模板，稳定磷酸钙纳米前驱体，并很好地实现硬组织胶原内矿化。

另外，其他具有羧基的柠檬酸、带有羟基木糖醇、多巴胺等[18]小分子物质，也可以通过氢键、共价键等作用使矿物质之间及矿物质与基质之间产生紧密排列的矿物质颗粒并沉积矿化。然而，如果有机小分子不能够很好地与矿物质结合，便不能起到有效的矿化效果。某些多肽及蛋白质尤其是非胶原蛋白可有效促进再矿化过程，研究比较多的就是聚酰胺-胺（PAMAM）树枝状高分子。

PAMAM 是一类分子结构独特和表面基团易于改性的树枝状高分子，其尺寸可控、结构明确、分子量均一，近年来被广泛研究和应用于仿生材料的制备。因其不同代数的尺寸可类比各种蛋白质，且表面端基易于改性为氨基酸中常见的羧基、氨基、磷酸根，所以 PAMAM 可被用于蛋白质的模拟，有"人工蛋白"的美誉。生物再矿化的过程就是一个生物体内的有机基质与无机矿物离子相互作用，并在有机基质的调控下得到具有特殊形态和性能的矿物的过程。在大部分生物矿化体系中，蛋白质可发挥疏水有机基质和酸性大分子模板的作用，对矿物晶体的成核、生长起到决定性的作用。与釉原蛋白相似，PAMAM 在微量金属离子的作用下，能够自组装成纳米球、链、带状等多级结构，此外，PAMAM 树枝状高分子可用于模拟生物矿化体系中的酸性蛋白，诱导或调控矿物的成核和结晶[19]。李继遥等[20]制备了以羧酸根为外围基团的羧酸化 PAMAM（PAMAM-COOH）聚合物，并在酸蚀的釉质晶体上得到了排列良好的棒状晶体。李建树等[21]在 PAMAM-COOH 聚合物的基础上接枝了具有强吸附功能的 ALN，得到了 ALN-PAMAM-COOH 高分子（图 11-3），ALN 对釉质的特异性吸附作用增强了整个树枝状高分子对釉质的结合力。体外试验表明，在人工唾液中，ALN-PAMAM-COOH 能诱导 HA 在人牙釉质晶体表面进行原位再矿化，并可使其显微硬度恢复至原釉质晶体的 95.5%；在小鼠口腔内的体内试验结果显示，ALN-PAMAM-COOH 诱导 HA 再矿化的厚度能达到 11 μm 以上，而未经 ALN 修饰的 PAMAM-COOH，再矿化厚度仅有 6 μm。随后，他们[22]将表面强吸附与诱导矿化的外围基团合二为一，使用磷酸二甲酯（dimethyl phosphate）修饰第 4 代 PAMAM，制备了低细胞毒性的磷酸化改性的 PAMAM（PAMAM-PO$_3$H$_2$）。经体外试验发现，在人工唾液中，PAMAM-PO$_3$H$_2$ 能诱导 HA 形成有序定向排列的 HA 晶体，且新生晶体多数与原牙釉质表面垂直，动物实验也获得了类似的结果。

除了类蛋白质的 PAMAM 树枝状高分子以外，许多具有酸性基团的多肽序列也是进行矿化的很好选择。人类牙本质磷蛋白（dentin phosphoprotein，DPP）中含有数个重复的多肽序列：天冬氨酸-丝氨酸-丝氨酸（aspartate-serine-serine，DSS）序列，其可以调节生物矿化过程。将 8 个该重复序列（8DSS）处理后的脱矿釉质进行再矿化，其表面硬度由 0.21 GPa 恢复至 2.20 GPa，弹性模量由 22.57 GPa 恢复至 64.93 GPa；而未经处理的对照组表面硬度只能恢复至 0.69 GPa，弹性模量只能恢复至 33.34 GPa。

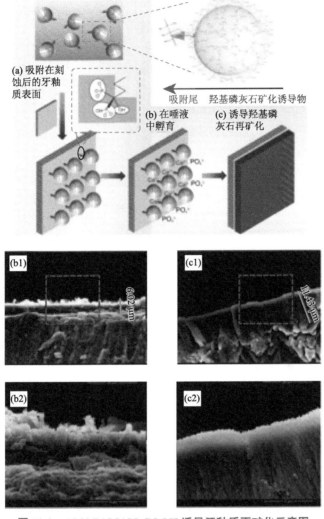

图 11-3　ALN-PAMAM-COOH 诱导牙釉质再矿化示意图

在人工唾液中浸泡 4 周后，用 PAMAM-COOH［（b1），（b2）］和 ALN-PAMAM-COOH［（c1），（c2）］处理的
酸蚀牙釉质横截面的 SEM 照片；（b2）和（c2）分别是（b1）和（c1）中红色方块区域的放大照片

即使彻底清洁牙面后，20 min 之内也会再形成一层唾液获得性膜（SAP），它可以非常强地吸附在牙齿表面，并进一步发挥润滑（减轻磨耗磨损）、保护（抵抗酸的侵蚀）和调控再矿化的生理作用。李建树团队[23]受唾液获得性膜的富酪蛋白启示，从中筛选、优化了一个强吸附硬组织的多肽序列 DDDEEKC，如图 11-4 所示。PAMAM 与该多肽链相结合可以制备出具有多功能，稳定性良好的生物矿化涂层，该涂层不仅能够实现对 HA、磷酸三钙、碳酸钙、珍珠、牙本质、牙釉质、骨骼等的普遍吸附，而且还可以通过后接枝胶原的方式促进细胞的黏附和增殖等。

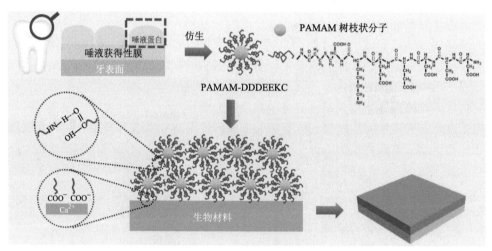

图 11-4　唾液获得性膜启发制备多功能的 PAMAM-DDDEEKC 涂层

综上所述，目前实现硬组织再矿化的物质几乎都是带有羧酸根、磷酸根等负电基团的小分子或者大分子物质，未来要想实现更好的硬组织矿化需要更多地从仿生的角度入手，调节矿物的多级结构和功能。

11.2.2　对细菌微环境具有响应性的化学结构

对口腔微环境而言，致龋菌产酸导致局部低 pH 是其最为重要的特征。因此，具有酸性响应的化学结构在口腔环境中具有较大的应用前景。通常而言，具有 pH 响应的化学结构可大致分为以下三类：阴离子型、阳离子型、两性 pH 响应型。

阴离子型一般带有酸性羧基基团，当 $pH > pK_a$ 时，羧基失去质子成为阴离子，亲水性增加，分子基团之间排斥力作用明显，进而导致基团之间间距增大，结构疏松，体积增加。可利用此特点，制备载药聚合物，依靠 pH 的改变释放药物进行抗菌。

阳离子型通常带有可离子化的碱性氨基基团，氨基在 pH 降低时发生质子化，水合作用增强，响应机理与阴离子型类似。例如，史林启等[24]构建了一种 pH 敏感的混合壳层聚合物胶束（mixed-shell polymeric micelle，MSPM），并将其用于增强药物载体在细菌生物膜中的渗透作用和对细菌细胞的靶向吸附作用。该聚合物胶束的壳层由亲水性的 PEG 和 pH 敏感的聚 β-氨基酯（PAE）组成。在正常生理 pH 条件下（pH 7.4），PAE 链段表现为疏水性，紧缩在胶束核层。因此，胶束仅仅暴露出具有良好生物相容性的 PEG 壳层，使其能很好地渗透并累积在金黄色葡萄球菌生物膜中。当胶束到达细菌细胞附近的酸性环境中时，核层中的 PAE 链段会发生质子化从而带有正电荷，并从疏水性转变为亲水性，暴露在胶束外层。表面带有正电荷的载药胶束会通过静电相互作用靶向吸附到带有负电荷的细菌细胞表面，提高细菌细胞周围的载药胶束浓度。最后，载药胶束会被细菌分泌的脂肪酶降解，从而释放出所负载的抗菌药物三氯生。该方法不但有效地避免了生物膜对抗菌药物的渗透抗性，而且增强了抗菌药物的生物利用度和杀菌效果。徐福建等[25]针对感染性骨缺损的治疗，灵活设计并构建了一种具有可持续反应的自适应抗菌多孔植入体。从天然骨中提取的多孔羟基磷灰石是一种典型的种植体，首先通过低细胞毒性的乙二胺功能化聚甲基丙烯酸缩水甘油酯（PMA）刷对其进行功能化，然后将硫酸庆大霉素（GS）（临床上的一种氨基糖苷类抗生素）与酸性响应键连接，制成智能型抗菌植入体。GS 的释放可由细菌代谢诱导的酸性环境触发，从而产生自适应性抗菌反应。由于该植入体在中性条件下具有良好的载药量和化学稳定性，因此其在长期使用中仍然呈现良好的抗菌性能。

两性 pH 响应型结构同时含有酸性基团和碱性基团。通常情况下，可通过控制两种基团的比例调节其响应 pH。由于同时存在两种基团，这种设计通常可用于细菌的捕杀-释放。例如，江绍毅等[26]制备了含有羧酸甜菜酯前驱体的聚合物，在未水解的情况下，该聚合物带季铵正电荷，可杀死接触到的细菌，而一旦聚合物水解酯键断裂，羧酸根呈负电，便形成抗污的羧酸甜菜碱基团，将杀死的细菌释放，从而实现智能的捕杀-释放细菌过程。

11.3 硬组织再矿化和抗菌表面的构筑及应用

11.3.1 硬组织再矿化的方法

1. 再矿化剂

早期研究表明，天然牙齿的成分里含有大量的氟磷灰石矿物。因此，在预防龋病过程中，氟化物的使用是一种传统的预防手段[2]，也是临床上再矿化能力评判的金标准。含氟制剂用于再矿化有很多优点：对软组织无腐蚀性刺激，不会使牙齿变色，安全有效，价格较便宜等，可通过含氟牙膏、漱口水等方式推广应用，简单易行。一般认为，氟化物能促进早期龋釉质发生再矿化的机理是通过形成氟羟基磷灰石及氟化钙（CaF_2）实现的。在牙齿的抗菌与再矿化修复中，氟化物的应用已有 50 多年历史，是目前最常用的防龋方法。氟磷灰石比羟基磷灰石更为稳定，这源于氟离子与钙离子更强的结合力。研究表明，不同浓度的氟离子形成的物质不同，低浓度氟离子与釉质接触后形成氟磷灰石，而高浓度氟离子形成氟化钙。虽然氟化物防龋已取得明显效果，但随着氟化物的应用，其毒副作用也日渐显现。人体吸收过量的氟后会导致氟中毒，主要的病症就是氟斑牙和氟骨症。因此，人们也在探索其他可行的再矿化方法。

　　考虑到牙体自身存在着磷酸钙解离-沉积的动态平衡，为促使牙面的无机物往沉积的方向进行，可以选用一些无机盐类调节 pH，增大钙磷离子的浓度，常见的有纳米羟基磷灰石（nano-hydroxyapatite，nHA）、碳酸氢钠、磷酸钙等。

　　此外，酪蛋白磷酸多肽（CPP）和无定形磷酸钙形成的复合物（CPP-ACP）是一种含有生物活性钙离子和磷酸盐离子的乳状牙科护理材料，自 Reynolds 发现其矿化功能以来，已被广泛添加到牙膏、漱口水、无糖口香糖中。酪蛋白磷酸多肽可与难溶的无定形磷酸钙结合，形成可溶的复合物，进而将磷酸钙固定于牙体表面。磷酸钙解离释放钙磷离子，缓冲口腔中的 pH，降低釉质的脱矿，促使其再矿化。

　　随着对硬组织脱矿病理的分析和再矿化机理研究的深入，研究者们从硬组织的天然形成过程考虑，利用仿生矿化[1]的方式模拟硬组织再矿化过程，复制出能与天然硬组织化学组成相同和生物力学性能匹配的矿化相。11.2.1 节中介绍了一些具有矿化功能的化学结构，这里将与天然蛋白相关的工作进行一些简述。牙釉蛋白在牙齿硬组织的再矿化过程中起到重要的作用[5]。富含牙釉蛋白的细胞外釉质有机基质在牙釉质发育过程中不断分泌、组装、加工和矿化。釉原蛋白自组装被认为是控制釉质棱镜内含碳酸盐的氟化羟基磷灰石晶体的取向和生长的关键因素。Fan 等[27]利用重组牙釉蛋白（rP172），通过改良的仿生沉积方法对蚀刻的牙釉质表面进行再矿化，形成含有针状的氟化羟基磷灰石晶体的矿物层。研究发现，在 rP172 浓度低于 33 mg/mL 时未观察到显著效果。在 1 mg/L 氟和 33 mg/mL rP172 浓度的存在下，开始形成从牙釉质表面生长的融合晶体。釉原蛋白以剂量依赖性方式促进针状氟化羟基磷灰石取向束的形成。

　　Ruan 等[28]通过制备含有牙釉蛋白的壳聚糖水凝胶，利用牙釉蛋白超分子自组装诱导矿化磷酸钙簇取向排列形成线形链，这些牙釉蛋白-磷酸钙复合链进一步与釉质晶体融合，最终演变成釉质状的晶体，达到良好的促进再矿化的目的。

　　许多由牙釉蛋白衍生的多肽也被用于硬组织再矿化的研究。Gungormus 等[29]发现牙釉蛋白衍生肽 5（ADP5）上的多肽序列有利于在脱矿的人牙本质上形成牙骨质样羟基磷灰石矿物层，并支持体外牙周韧带细胞的附着。Kwak 等[30]使用无机焦磷酸盐（PPi）控制牙釉质再生的速率，并结合富含亮氨酸的牙釉蛋白肽（LRAP），调节晶体的形状和生长方向。在没有 LRAP 的情况下，不考虑釉质的晶体取向，会形成大的、随机分布的板状弱附着 HA 晶体。然而，在 0.04 mg/mL LRAP 存在时，成束的小针状 HA 晶体构成密集填充的矿物层，并垂直且牢固地覆着于蚀刻表面上，相反，在平行于釉柱的方向少有晶体生成。这些结果表明 LRAP 优先与成熟釉质晶体的 ab 表面相互作用，抑制其定向生长，从而选择性地促进沿釉质晶体的 c 轴的线性生长。

　　细胞外磷脂主要存在于钙化结节周围，基质小泡被认为是磷脂的主要来源。这些基质小泡出现在矿化组织中，如骨、牙本质、牙釉质，它们具有重要的细胞功能，引发磷酸钙晶体的成核生长。研究表明，囊泡的磷脂也会参与初期的矿化。将基质小泡浸泡于亚稳态磷酸钙缓冲溶液中孵育，即使在缺少碱性磷酸酶的情况下仍有晶体形成。Murphy 等[31]模拟生物矿化过程，将磷脂小泡（基质小泡）作为矿化离子的隔室，进一步运输、控制晶体的形态和大小。他们合成了温度敏感性脂质体，这种脂质体载体在室温下不能释放钙离子和磷酸根，但在生理温度下却能加速释放，形成钙磷过饱和状态，从而促进钙磷盐的沉积。将该脂质体应用于人牙本质和牙釉质，可以观察到，在体温下羟基磷灰石晶体在牙釉质、牙本质表面沉积。

2. 其他手段

仿生矿化具有许多突出的优势，如矿化过程与天然牙釉质的形成最为接近，矿化条件温和，所得晶体与待修复组织相似等。然而，仿生矿化需要耗费较长的时间，这也成为限制其临床应用的最大障碍。李全利等[32]创新性地将直流电场引入了矿化体系，利用电场的驱动作用加快离子在凝胶中的移动，促进钙磷离子向脱矿的牙釉质表面及胶原纤维内部扩散，实现胶原纤维空隙内的再矿化，加快矿化的速度。实验表明，经过 6 次循环（每次处理 2 h 后），羟基磷灰石晶体大量沉积并紧密排列，最终将牙本质的表面完全覆盖（图 11-5）。

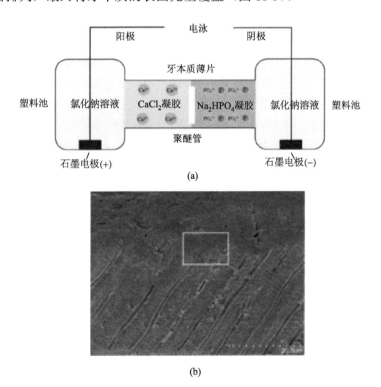

图 11-5　（a）电流辅助的矿化体系示意图；（b）牙本质上覆盖矿化层封堵牙本质小管

此外，一些其他方法也被用以辅助硬组织再矿化。例如，激光处理在牙科学领域中的应用已有 40 多年的历程。Nelson 等[33]研究发现，CO_2 激光照射牙釉质表面后，釉质晶体结构发生了改变，其晶体增大，出现熔融状态，封闭微孔，这增强了抗酸能力，釉质表层下龋损减少 50%。他们认为激光照射可有效清洁窝沟并促进窝沟釉质对氟化物的吸收。这可能是因为激光照射瞬间产生的高温使窝沟中的有机物及无机物气化，一方面清洁了窝沟，另一方面使牙釉质表面出现许多裂纹，有利于氟化物沿裂纹进入牙釉质深层，增强牙釉质的抗酸性，减少釉质脱矿的发生。除了 CO_2 激光处理的方式外，臭氧也被认为是一种比较理想的再矿化方法。臭氧能裂解氨基酸之间的化学键，从而通过氧化作用去除附着在脱矿牙本质上的蛋白质，使牙本质通道开放并发生再矿化。此外，臭氧还具有杀灭致龋微生物的强大作用，可减少细菌产酸，使牙表面微环境 pH 升高，促进再矿化，有利于早期龋的愈合。

11.3.2 硬组织中的抗菌手段

植入物相关感染在临床上经常发生，常常导致治疗失败，甚至危及患者的健康。由于植入物表面通常与细菌首先接触，因此人们在表面功能化方向做了许多努力，以达到抗感染的目的。

对于任何接触到生物液体或组织的界面而言，非特异性生物分子或微生物吸附的生物污垢是一个普遍而持久的挑战。在体内的装置，如植入物、导管、生物传感器或组织工程支架上，蛋白质吸附可导致不良的免疫反应，并可能促进细菌的定植和感染。PEG 一直是应用最广泛的防污聚合物，因此它常被称为防污聚合物的"金标准"[34]。就表面应用而言，Prime 和 Whiteside 首次报道了 PEG 衍生物的潜力，实验表明寡聚乙二醇（OEG）自组装单分子层（SAMs）是有效的蛋白质排斥涂层[35]。此外，两性离子也被广泛报道具有良好的抗污性。当然，防止细菌黏附只是其中一方面，更为重要的是抑制细菌繁殖，以下是常用的抗菌手段。

1. 离子抗菌

包覆不同成分的抗菌离子是赋予牙科材料抗生物膜性能最常用的策略。

氟离子：氟化物被广泛地添加于玻璃离子水门汀、树脂复合材料、牙膏中。已有研究表明氟化物不仅能抑制胞外多糖的生成，同时还能削弱游离菌与已附着菌的连接作用。有学者发现氟化物也能干扰细胞内糖的生成，作用于代谢过程中的酶（如烯醇化酶、磷酸化酶），进而使细菌失去营养，抑制其生成。

银离子：银粒子已应用到修复材料、植入物等不同领域。牙科材料在水溶液中释放的银离子可以附着在细菌膜上并穿透生物膜，通过与细菌 DNA 和细菌电子传递链中代谢酶的巯基结合而导致细菌失活、阻止细菌的繁殖。

锌离子：氧化锌（ZnO）通过释放氧和锌离子而表现出抗生物膜的特性。已有研究表明，ZnO 所释放的活性自由基能抑制浮游微生物的生长[36]。此外，锌还可以抑制葡糖基转移酶的活性，减少变形链球菌生物膜的形成[37]。

季铵盐：含有季铵盐的复合树脂已被应用于抗生物膜的牙科填充材料[38]。阳离子单体能够抑制葡糖基转移酶相关基因的表达，减少生物膜形成酶的数量，从而减少 EPS 的形成和细菌黏附[39]。

氯己定（CHX）：氯己定与细菌表面的负电荷结合，导致细胞成分发生不可逆的损失，并进一步产生膜损伤和酶抑制，从而减少口腔生物膜的形成[40]。

2. 天然抗菌物质

植物提取物：余志芬[41]研究发现柠檬提取物对变形链球菌葡糖基转移酶和细胞外多糖的合成、变形链球菌蔗糖酶活性、变形链球菌乳酸脱氢酶活性及糖代谢产酸能力具有抑制作用，并且随着药物浓度的升高其抑制作用增强。郭洁[42]研究发现茶多酚可以有效减少牙体硬组织中钙离子的溶出，抑制牙骨质的脱矿，具有抑制根面龋的作用。

抗菌肽（AMPs）：抗菌肽[43]是一种天然的防御性物质，能清除细菌，广泛存在于哺乳动物、昆虫和植物等真核生物中。目前，500 多种独特的抗菌肽被分类，其结构被认为受特定环境因素所影响。这些多肽具有几个一致的特征，包括由 20～50 个氨基酸残基组成，具有不同的疏水区和亲水区，以及生理 pH（7.4）下的净正电荷性。其中，亲水区含有丰富的赖氨酸和精氨酸残基，这些氨基酸残基在生理条件下被质子化并带正电荷。正是这种净正电荷使抗菌肽能够选择性地与细菌结合，并导致细菌死亡。例如，Chen 等[44]采用 PLA-mPEG 嵌段共聚辅助沉淀法合成无定形磷酸钙，将鸡免疫球蛋白吸附在纳米微球上，磷酸钙在体内溶解释放磷酸根和钙离子促进矿化，而鸡免疫球蛋白则起到抗菌的作用。

3. ROS 抗菌

Naha 等[45]开发了用于清除致龋菌生物膜的修饰有葡聚糖的氧化铁颗粒，简称 Dex-NZM，它保持了氧化铁的催化性能，并利用葡聚糖提高了纳米粒对生物膜的选择性。在变形链球菌生物膜的酸性 pH 条件下，氧化铁催化产生 ROS，降解生物膜中的 EPS 并杀灭细菌，有效地减少了龋齿的产生。而在中性的生理条件下，氧化铁的催化活性大大降低，产生的自由基也急剧减少，因而正常组织不会受到损伤，体现出良好的生物相容性。

11.3.3 抗菌与再矿化结合的策略

在现有研究中，抗菌与再矿化相结合的策略常见于口腔牙体的修复过程中。如前所述，牙釉质、牙本质的脱矿，以及龋齿的产生均与口腔中的产酸菌密切相关，而牙釉质表面存在着磷酸钙盐的沉淀-溶解平衡，即脱矿和再矿化的可逆过程。若再矿化强于脱矿，则龋病有愈合的可能。磷酸钙的沉积与离子浓度及环境 pH 息息相关，因此，为了有效地进行牙齿修复，应将抗菌与再矿化有机地结合起来，一方面，阻止产酸菌对牙体的酸蚀，恢复脱矿区的局部 pH；另一方面，诱导磷酸钙的再矿化。

吴红虞等[46]通过实验研究证实含有钙、磷、锡等微量元素的矿化液具有促进再矿化的作用，但是要与氟化物同时作用效果才明显。而氟化物的过量使用会对人体造成很大的伤害，因此，无氟，同时集抗菌与再矿化一体的新型材料的研制得到了研究者的极大关注。

目前，研究者关注较多的是对 nHA 的研究。nHA 是无机生物陶瓷中最具应用潜力的一类新型生物材料，它的主要成分是 $Ca_{10}(PO_4)_6(O_H)_2$。nHA 有很好的生物相容性，能与人体中的硬组织及软组织紧密结合并促进组织修复，同时它还具有可塑性强、脆性小、降解快等特点。由于 nHA 微粒在形态、晶体结构和结晶度上与天然骨中的磷灰石更相似，因此其具有更好的生物活性，对人体牙釉质具有极高的相容性和亲和力。杨越雄[47]研制了 nHA 牙膏，通过体外吸附实验、再矿化作用的观察及临床疗效观察等证明，含 2%的 nHA 牙膏降低菌斑指数的程度是空白牙膏的 2 倍，并能减少患者口腔的牙菌斑，对龋齿、牙周病有一定的防治作用。滕立群等[48]研制的 nHA 牙膏对唾液蛋白、葡聚糖的吸附作用分别是空白对照组的 3.8 倍和 2.9 倍，可明显促进人工龋的矿化作用，提高牙釉质的抗龋能力。然而单纯 nHA 的抗菌性能毕竟有限，因此为进一步改善 nHA 粒子的防龋作用，可对其进行复合改性，制备具有实际应用价值的 nHA 防龋材料。常用来改性的方法有表面活性剂修饰、高分子复合化、金属离子掺杂等。例如，林英光[49]系统地考察了 nHA 掺杂锶离子、锌离子、铈离子及与壳聚糖的复合改性，以及改性物质对 nHA 的结构、抗菌、再矿化、吸附、安全性等性能的影响，并由此得到结论：nHA 复合改性后的材料的抗菌性能、抑制变形链球菌的产酸等代谢性能、促进龋损釉质的再矿化性能及吸附性能等抗龋性能得到明显提高。

除复合材料外，开发新型抗菌和再矿化黏合剂也很重要。程磊等[50]合成了抗菌单体，并复合磷酸钙纳米粒，首次开发出一类具有抗菌和再矿化能力的生物活性纳米复合材料和纳米结构黏合剂。研究表明，纳米无定形磷酸钙（nanoamorphic calcium phosphate，NACP）-季铵二甲基丙烯酸酯（QADM）纳米复合材料具有很强的抗菌活性。将 QADM 掺入 NACP 纳米复合材料中，大大降低了口腔细菌生物膜活力、代谢活性、菌落个数（CFU）和乳酸的产生。该 NACP-QADM 纳米复合材料经水浸泡 6 个月后，其强度和模量与没有抗菌性能的商业组相比，并没有显著差异，更为重要的是，其抗菌能力得到很好的保持。随后，他们将 QADM 和纳米银（NAg）掺入牙科黏合剂和底漆中，发现其对牙菌斑微生物生物膜具有强效抗菌作用。这种含 NACP-QADM-NAg 的抗菌黏合剂可有效抵抗牙齿沟槽中的残留细菌，以及由于渗漏而入侵的细菌，从而抑制继发龋。这种方法可以广泛应用于其他牙科树脂复合材料和黏合系统。Li 等[51]将不同质量浓度的甲基丙烯酸十二烷基二甲胺（dimethylaminododecyl methacrylate，DMADDM）添加到黏接剂中，与商用黏接剂相比，添加后能有效减少变异链球菌的数量并保持黏接强度不变；随着添加剂质量浓度的继续升高，黏接剂抗菌效应进一步增强。这种添加了 NACP 和 DMADDM 的黏接剂及复合树脂可以抑制致龋菌生长及生物膜产酸，促进牙体组织的再矿化，加快牙髓炎症的愈合。

另外，李建树等[52]通过简单改性制备磷酸化聚酰胺-胺树枝状高分子，将疏水药物芹菜素包覆于内部空腔中，树枝状高分子可与脱矿的牙本质强烈结合，在人工唾液中诱导矿化封闭牙本质小管，而芹菜素的释放可以防止细菌进一步侵蚀牙本质，如图 11-6 所示。此外，他们[53]从唾液获得性膜中筛选出 DDDEEKC 多肽序列，将其与原花青素结合，利用多肽序列实现再矿化，原花青素实现抗菌，实现了牙釉质的抗菌和再矿化的结合。

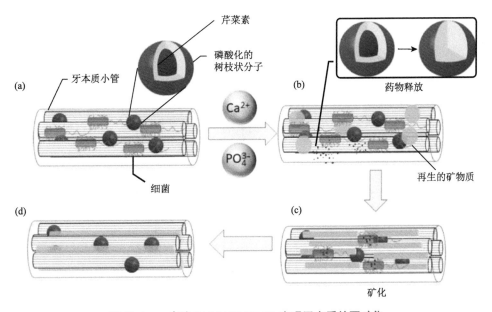

图 11-6　一步法 PAMAM-PO$_3$H$_2$ 实现牙本质的再矿化

　　作为人体直接接触外界的开放场所,口腔中存在着数以亿计的微生物。得益于多样化的氧浓度微环境,好氧、微需氧、厌氧等上百种细菌在口腔中和平共生,相互拮制。近期研究发现,这些细菌不仅影响着口腔健康,还与心血管、免疫等全身性疾病存在着密切的关联。龋齿影响着全世界近三分之一的人口,源于口腔中产酸菌的肆虐。因此,龋病的治疗不仅要实现脱矿硬组织的再矿化,更要抑制产酸菌的失衡。针对产酸菌的特点,具有 pH 响应的自适应性药物策略吸引了大量的关注,一方面,药物在酸性环境下释放,特异性地作用于产酸菌;另一方面,释放大量的钙磷盐,以促进硬组织再矿化。值得注意的是,健康的口腔并不是将菌彻底消灭,而是实现口腔中有益于人体的微生态平衡,因此,靶向性抵抗致病菌,对维持口腔健康极为重要,这也将会是未来的发展方向。

参 考 文 献

[1] Pitts N B, Zero D T, Marsh P D, et al. Dental caries. Nature Reviews Disease Primers, 2017, 3: 1-16.

[2] Chen H, Tang Z, Liu J, et al. Acellular synthesis of a human enamel-like microstructure. Advanced Materials, 2006, 18: 1846-1851.

[3] Salgado A, Coutinho O, Reis R L. Bone tissue engineering: state of the art and future trends. Macromolecular Bioscience, 2004, 4: 743-765.

[4] Currey J D. How well are bones designed to resist fracture? Journal of Bone and Mineral Research, 2003, 18: 591-598.

[5] 葛俊, 崔福斋, 吉宁, 等. 人牙釉质分级结构的观察. 牙体牙髓牙周病学杂志, 2006 (2): 61-66.

[6] Grabner B, Landis W J, Roschger P, et al. Age- and genotype-dependence of bone material properties in the osteogenesis imperfecta murine model (oim). Bone, 2001, 29: 453-457.

[7] Takahashi N, Nyvad B. Caries ecology revisited: microbial dynamics and the caries process. Caries Research, 2008, 42: 409-418.

[8] Rachner T D, Khosla S, Hofbauer L C. Osteoporosis: now and the future. The Lancet, 2011, 77: 1276-1287.

[9] 钱国珍. 特发性下颌骨骨质溶解. 国外医学: 口腔医学分册, 1980 (6): 384.

[10] Carlsson J, Gothefors L. Transmission of *Lactobacillus jensenii* and *Lactobacillus acidophilus* from mother to child at time of delivery. Journal of Clinical Microbiology, 1975, 1: 124-128.

[11] 丁迎春, 平文祥, 孙剑秋, 等. 人类口腔小生境微生物的多样性. 生物多样性, 1996 (2): 43-48.

[12] Koo H, Allan R N, Howlin R P, et al. Targeting microbial biofilms: current and prospective therapeutic strategies. Nature Reviews Microbiology, 2017, 15: 740-755.

[13] 吴晓光, 李毅, 陶红, 等. L-丝氨酸与 L-天门冬氨酸对羟基磷灰石仿生矿化的影响. 吉林大学学报(理学版), 2014, 52 (2): 353-359.

[14] Li L, Mao C, Wang J, et al. Bio-inspired enamel repair via Glu-directed assembly of apatite nanoparticles: an approach to biomaterials with optimal characteristics. Advanced Materials, 2011, 23: 4695-4701.

[15] Tay F R, Pashley D H. Guided tissue remineralisation of partially demineralised human dentine. Biomaterials, 2008, 29: 1127-1137.

[16] Wang H, Xiao Z, Yang J, et al. Oriented and ordered biomimetic remineralization of the surface of demineralized dental enamel using HAP@ACP nanoparticles guided by glycine. Scientific Reports, 2017, 7: 40701.

[17] Kim Y K, Gu L S, Bryan T E, et al. Mineralisation of reconstituted collagen using polyvinylphosphonic

acid/polyacrylic acid templating matrix protein analogues in the presence of calcium, phosphate and hydroxyl ions. Biomaterials, 2010, 31: 6618-6627.

[18] Chen Y, Gu W, Pan H, et al. Stabilizing amorphous calcium phosphate phase by citrate adsorption. CrystEngComm, 2014, 16: 1864-1867.

[19] Li J, Yang J, Li J, et al. Bioinspired intrafibrillar mineralization of human dentine by PAMAM dendrimer. Biomaterials, 2013, 34: 6738-6747.

[20] Chen L, Yuan H, Tang B, et al. Biomimetic remineralization of human enamel in the presence of polyamidoamine dendrimers *in vitro*. Caries Research, 2015, 49: 282-290.

[21] Wu D, Yang J, Li J, et al. Hydroxyapatite-anchored dendrimer for *in situ* remineralization of human tooth enamel. Biomaterials, 2013, 34: 5036-5047.

[22] Chen M, Yang J, Li J, et al. Modulated regeneration of acid-etched human tooth enamel by a functionalized dendrimer that is an analog of amelogenin. Acta Biomaterialia, 2014, 10: 4437-4446.

[23] Yang X, Huang F, Xu X, et al. Bioinspired from salivary acquired pellicle: a multifunctional coating for biominerals. Chemistry of Materials, 2017, 29: 5663-5670.

[24] Liu Y, Busscher H J, Zhao B, et al. Surface-adaptive, antimicrobially loaded, micellar nanocarriers with enhanced penetration and killing efficiency in staphylococcal biofilms. ACS Nano, 2016, 10: 4779-4789.

[25] Jin X, Xiong Y H, Zhang X Y, et al. Self-adaptive antibacterial porous implants with sustainable responses for infected bone defect therapy. Advanced Functional Materials, 2019, 29: 1807915.

[26] Mi L, Jiang S. Integrated antimicrobial and nonfouling zwitterionic polymers. Angewandte Chemie International Edition, 2014, 53: 1746-1754.

[27] FanY, Sun Z, Moradian-Oldak J. Controlled remineralization of enamel in the presence of amelogenin and fluoride. Biomaterials, 2009, 30: 478-483.

[28] Ruan Q, Zhang Y, Yang X, et al. An amelogenin-chitosan matrix promotes assembly of an enamel-like layer with a dense interface. Acta Biomater, 2013, 9: 7289-7297.

[29] Gungormus M, Oren E E, Horst J A, et al. Cementomimetics-constructing a cementum-like biomineralized microlayer via amelogenin-derived peptides. International Journal of Oral Science, 2012, 4: 69-77.

[30] Kwak S Y, Litman A, Margolis H C, et al. Biomimetic enamel regeneration mediated by leucine-rich amelogenin peptide. Journal of Dental Research, 2017, 96: 524-530.

[31] Murphy W L, Messersmith P B. Compartmental control of mineral formation: adaptation of a biomineralization strategy for biomedical use. Polyhedron, 2000, 19: 357-363.

[32] Wu X T, Cao Y, Mei M L, et al. An electrophoresis-aided biomineralization system for regenerating dentin- and enamel-like microstructures for the self-healing of tooth defects. Crystal Growth & Design, 2014, 14: 5537-5548.

[33] Nelson D G A, Shariati M, Glena R, et al. Effect of pulsed low energy infrared laser irradiation on artificial caries-like lesion formation. Caries Research, 1986, 20: 289-299.

[34] Konradi R, Acikgoz C, Textor M. Polyoxazolines for nonfouling surface coatings: a direct comparison to the gold standard PEG. Macromolecular Rapid Communications, 2012, 33: 1663-1676.

[35] Prime K L, Whitesides G M. Self-assembled organic monolayers: model systems for studying adsorption of proteins at surfaces. Science, 1991, 252: 1164-1167.

[36] Aydin S B, Hanley L. Antibacterial activity of dental composites containing zinc oxide nanoparticles. Journal of Biomedical Materials Research, Part B, 2010, 94: 22-31.

[37] He G, Pearce E I, Sissons C H. Inhibitory effect of $ZnCl_2$ on glycolysis in human oral microbes. Archives of Oral

Biology, 2002, 47: 117-129.

[38] Li F, Chai Z G, Sun M N, et al. Anti-biofilm effect of dental adhesive with cationic monomer. Journal of Dental Research, 2009, 88: 372-376.

[39] Ooshima T, Matsumura M, Hoshino T, et al. Contributions of three glucosyltransferases to sucrose-dependent adherence of *Streptococcus mutans*. Journal of Dental Research, 2001, 80: 1672-1677.

[40] Shen Y, Stojicic S, Haapasalo M. Antimicrobial efficacy of chlorhexidine against bacteria in biofilms at different stages of development. Journal of Endodontics, 2011, 37: 657-661.

[41] 余志芬. 柠檬提取物对变形链球菌致龋相关酶活性及代谢产物的影响. 天津: 天津医科大学, 2010.

[42] 郭洁. 茶多酚溶液抑制人工根面龋作用的实验研究. 石家庄: 河北医科大学, 2010.

[43] Yeaman M R, Yount N Y. Mechanisms of antimicrobial peptide action and resistance. Pharmacological Reviews, 2003, 55: 27-55.

[44] Chen F, Yang B, Qi C, et al. An amorphous calcium phosphate nanocomposite for storing and sustained release of IgY protein with antibacterial activity. RSC Advances, 2015, 5: 100682-100688.

[45] Naha P C, Liu Y, Hwang G, et al. Dextran-coated iron oxide nanoparticles as biomimetic catalysts for localized and pH-activated biofilm disruption. ACS Nano, 2019, 13: 4960-4971.

[46] 吴红虞, 周学东, 谭红. 微量元素矿化液促进釉质频再矿化层形成机理的研究. 华西口腔医学杂志, 2000, 4: 219-221.

[47] 杨越雄. 羟基磷灰石牙膏的研究. 华中理工大学学报, 2000, 28 (1): 86-92.

[48] 滕立群, 吕奎龙, 孙庆顺. 纳米羟基磷灰石在牙膏中的应用研究. 黑龙江医学, 2002, 25 (2): 5-6.

[49] 林英光. 纳米羟基磷灰石复合改性材料的制备及其抗龋性能研究. 广州: 华南理工大学, 2007.

[50] Xu H H K, Cheng L, Zhang K, et al. Nanostructured dental composites and adhesives with antibacterial and remineralizing capabilities for caries inhibition// Subramani K, Ahmed W, Hartsfield J K. Nanobiomaterials in Clinical Dentistry. New York: William Andrew Publishing, 2013: 109-129.

[51] Li F, Weir M D, Chen J, et al. Effect of charge density of bonding agent containing a new quaternary ammonium methacrylate on antibacterial and bonding properties. Dental Materials, 2014, 30: 433-441.

[52] Zhu B, Li X, Xu X, et al. One-step phosphorylated poly(amide-amine)dendrimer loaded with apigenin for simultaneous remineralization and antibacterial of dentine. Colloids and Surfaces B: Biointerfaces, 2018, 172: 760-768.

[53] Zhang S, He L, Yang Y, et al. Effective in situ repair and bacteriostatic material of tooth enamel based on salivary acquired pellicle inspired oligomeric procyanidins. Polymer Chemistry, 2016, 7: 6761-6769.

（丁春梅　李建树）

关键词索引